Charlotte Isler

Die Schwestern-helferin

Mit 90 Abbildungen

Springer-Verlag
Berlin Heidelberg New York 1978

Charlotte Isler, R. N.
Senior Editor, RN Magazine
101 Station Road
Irvington-on-Hudson
New York, N. Y. 10533

Ins Deutsche übersetzt von
Gunter und Monica Kaiser
Römerstraße 40
7071 Böblingen/Rems

Titel der amerikanischen Ausgaben:
The Nurses' Aide, Second Edition
© 1968, 1973
und
Workbook for the Nurses' Aide
© 1973
Springer Publishing Company, Inc.
New York, N. Y.

ISBN-13: 978-3-540-08594-2   e-ISBN-13: 978-3-642-66861-6
DOI: 10.1007/978-3-642-66861-6

Library of Congress Cataloging in Publication Data. Isler, Charlotte. Die
Schwesternhelferin. Translation of The nurses' aide. Includes Index.
1. Nurses' aides. I. Title.
RT84.I815 1978 610.73 78-1619

Satz: Elsner & Behrens GmbH, Oftersheim.

2123/3140-543210

Vorwort

Als Berufsneuling muß die Schwesternhelferin in kurzer Zeit
eine Menge lernen. Obwohl sie gewöhnlich ohne pflegerische
Kenntnisse ins Krankenhaus kommt, muß sie darauf vorbereitet sein, oft nach nur wenigen Wochen der Einführung pflegerische Aufgaben zu übernehmen. Von der Unterrichtsschwester
wird jede Schwesternhelferin in ihre Aufgaben und Pflichten
eingeführt, ohne deren Kenntnis sie dem Pflegepersonal keine
wirkliche Hilfe sein kann.

Dieses Buch sollte ursprünglich der Unterrichtsschwester
diese Aufgabe einfacher machen und den Lernprozeß der
Schwesternhelferin erleichtern. Überarbeitet und auf den neue-
sten Stand gebracht, beginnt es mit einem Rundgang durch das
Krankenhaus und seine verschiedenen Abteilungen, wo die
Schwesternhelferin über den Mitarbeiterstab und seine verschie-
denen Arbeitsbereiche informiert wird. Anschließend werden
Aufnahme eines Patienten und seine verschiedenen Bedürfnisse
während des Aufenthalts im Krankenhaus beschrieben. Der
Hauptteil dieses Buchs erklärt, wie die Schwesternhelferin diese
Bedürfnisse erfüllen kann.

In jedem Krankenhaus gibt es Richtlinien, die detailliert ausführen, wie die verschiedenen Tätigkeiten und Maßnahmen im
Krankenhaus durchzuführen sind. In diesem Buch wird nicht
nur auf die korrekte Durchführung all dieser Pflegemaßnahmen
Wert gelegt, sondern sie werden auch immer wieder in Verbindung gebracht zu den menschlichen und persönlichen Bedürfnissen des Patienten. Die Schwesternhelferin lernt, sein Verhalten und seine Beweggründe verstehen, wenn er in seiner Weise
auf Streß und Belastung eines Krankenhausaufenthalts reagiert.
Sie lernt auch, der Angst, unter der die meisten Krankenhauspatienten leiden, entgegenzuwirken, sie zu verringern, ja
manchmal sogar auszuschalten. In diesem Sinne führt dieses
Buch die Schwesternhelferin in verständlicher Sprache und
durch sorgfältige Illustrationen in die ihr neue Rolle einer geschickten und einfühlsamen Pflegekraft ein. In dem Maß, in
dem die moderne Medizin und Krankenpflege an Vielfalt zunimmt, nimmt auch der Bedarf an geschickten und mitfühlen-
den Schwesternhelferinnen zu.

Um das Buch für Lehrer und Schüler noch praktischer und
ergiebiger zu machen, wurde ein „Arbeitsheft" als Teil II ange-
fügt. Jedes Kapitel des Teiles II behandelt das Material des entsprechenden Kapitels im Teil I und ist als Wiederholungshilfe
gedacht.

Die Fragen, Quizfragen, praktischen Übungen und Diskussionsthemen sollen dazu anregen, die dort behandelten Themen von verschiedenen Gesichtspunkten aus zu betrachten. Beim Überdenken des Lehrstoffs und angeregt durch die gleichzeitig beginnende Stationsarbeit, werden neue Gedanken und Fragen auftauchen. Sie sollen im Unterricht mit den anderen Schwesternhelferinnen diskutiert werden. Dieses Arbeitsheft erleichtert die Wiederholung von Bekanntem, deckt Lücken auf und zeigt, wo Wissen noch vertieft werden muß.

Ich hoffe, daß die zur Diskussion vorgeschlagenen Themen über das Krankenhaus hinaus Interesse wecken, so daß es nicht auf das Krankenhaus beschränkt bleibt, sondern auch andere soziale Bereiche mit einschließt.

Ich möchte zahlreichen Lehrern und Schwesternhelferinnen danken, die mir in der Praxis demonstrierten, wie Schwesternhelferinnen unterrichtet werden und wie sie ihre Pflichten erfüllen. Im besonderen möchte ich Frau Sylvia M. Barker, R. N., M. A., Associate Director of Nursing, vom The Mount Sinai Hospital in New York und Frau Janet H. Freeman, R. N., M. A., Director of Nursing, vom Jewish Home and Hospital, Kingsbridge Division, Bronx, New York danken, die jederzeit zur klärenden Diskussion bereit waren und mir wertvolle Ratschläge gaben. Ich hoffe, daß dieses Buch zusammen mit dem Arbeitsheft den Lehrschwestern den Unterricht erleichtert und daß den Schwesternhelferinnen das Kennenlernen ihres neuen Arbeitsgebietes Freude macht.

Charlotte Isler, R. N.
Irvington-on-Hudson, New York

Inhaltsverzeichnis

Teil I
Lehrbuch

Der erste Tag im Krankenhaus

In diesem Kapitel wird behandelt:

- *Wie man sich auf diesen Tag vorbereitet*

- *Allgemeines über das Krankenhaus*

- *Wie es im Krankenhaus aussieht: ein Rundgang durch die verschiedenen Abteilungen*

- *Personalstruktur des Krankenhauses*

- *Warum eine gute Kommunikation und Zusammenarbeit aller im Krankenhaus Beschäftigten nötig ist*

Ihre Entscheidung, in einem Krankenhaus zu arbeiten, liegt sicher schon einige Zeit zurück. Vor Wochen oder Monaten haben Sie sich für den Beruf einer Schwesternhelferin entschlossen. Sie suchten eine Arbeitsstelle, es macht Ihnen Spaß, Menschen zu helfen, und Sie wissen, daß Sie sich gut zur Krankenpflege eignen. Warum sollten Sie nicht Ihr Interesse für den pflegebedürftigen Menschen mit dem Wunsch verbinden, einen interessanten und verantwortungsvollen Beruf auszuüben?

Schon bei Ihrer Bewerbung werden Sie bemerkt haben, wie willkommen Sie sind und wie dringend Sie gebraucht werden. Sie haben erfahren, daß in Krankenhäusern, Privatkliniken und anderen Pflegeeinrichtungen die Nachfrage nach Schwesternhelferinnen groß ist, und das erste Informationsgespräch wird Sie darin bestärkt haben, daß Ihre Entscheidung richtig war. Von da ab haben Sie sich auf diesen ersten Tag im Krankenhaus gefreut.

Während dieser Tag näherrückte, haben Sie sich sicher manchmal gefragt, ob im Krankenhaus wohl alles so sein wird, wie Sie sich das vorgestellt haben. Werden die Patienten für das, was Sie für sie tun, dankbar sein?

Werden Sie mit ihnen zurechtkommen? Woher werden Sie wissen, was von Ihnen erwartet wird und welche Pflichten von Tag zu Tag auf Sie zukommen? Wer wird Ihnen die pflegerischen Grundbegriffe beibringen, die Sie benötigen, um Patienten mit den unterschiedlichsten Krankheiten zu pflegen, ohne sie zu gefährden? Schließlich werden Sie sich vielleicht fragen, ob Sie sich in einem Krankenhaus mit 1 000 Betten und mehr nicht verlaufen werden, während Sie auf Ihrer Station dringend gebraucht werden.

Ihre Fragen sind berechtigt, doch brauchen Sie sich keine Sorgen zu machen. Sie nehmen wahrscheinlich in Ihrem Krankenhaus an einem gründlichen Einführungskurs teil, wo Sie alles über die Pflege der Patienten mit den unterschiedlichsten Krankheiten, die Ihnen später anvertraut werden, erfahren. Wenn Sie an einem größeren Haus beginnen, werden Sie wahrscheinlich zusammen mit anderen Schwesternhelferinnen auf Ihre neue Arbeit vorbereitet werden.

Der erste Tag als Schwesternhelferin

Eine examinierte Schwester leitet den Kurs. Sie ist Ihre Unterrichtsschwester. (Sollte keine Unterrichtsschwester vorgesehen sein, übernimmt die Stationsschwester oder eine dienstältere, erfahrene Schwester diese Aufgabe). Am allerersten Morgen begrüßt Ihre Unterrichtsschwester Sie und Ihre Kolleginnen als neue Mitglieder des Pflegepersonals. Sie wird Ihnen sagen, wie dringend geschickte und verständnisvolle Schwesternhelferinnen gebraucht werden. Sicher erzählt sie Ihnen etwas über Alter und Geschichte des Hauses, die Bettenzahl, welche Patienten am häufigsten vertreten sind und was geplant ist, um in Zukunft eine noch bessere Krankenversorgung zu gewährleisten. Sie erklärt Ihnen auch, wo Sie Ihre Kleidung und Ihr Gehalt bekommen. Sie weiß sehr gut, daß Sie am ersten Tag und in den folgenden Wochen viele Fragen haben. Sie weiß auch, daß Sie folgende Fragen am meisten interessieren: Wie sieht dieses Krankenhaus von innen aus? Hat es 30 oder 3000 Betten? Sie möchten Ihr Krankenhaus endlich kennenlernen. Das soll nun geschehen: Sie machen eine Führung durch die ganze Klinik.

Erster Rundgang

Am besten beginnt man den ersten Rundgang am Haupteingang im Erdgeschoß. Man findet kein Krankenhaus, das einem zweiten gleicht. Daher kann die folgende Beschreibung nur eine allgemeine Einführung dessen sein, was Sie in Ihrem Haus sehen werden.

Das Erdgeschoß. Neben dem Haupteingang befindet sich gewöhnlich deutlich gekennzeichnet die Pforte, wo sich jeder Besucher — und falls einmal nötig, auch Sie selbst — nach den verschiedenen Abteilungen und Stationen erkundigen kann. In den meisten Krankenhäusern befinden sich außerdem folgende Abteilungen und Büros im Erdgeschoß: Verwaltung, Schwesternbüro, ein Warteraum, ein Büro für freiwillige Helfer und ein Kiosk. In vielen Fällen ist im Erdgeschoß auch der Sozialdienst untergebracht. An einem Nebeneingang ist die Krankenwagenauffahrt.

Der Keller. Wenn die Unternehmungslust Ihrer Gruppe so groß ist, daß Sie das Krankenhaus vom Keller bis zum Dach erforschen möchten, wird Ihnen die Kursschwester als nächstes den Keller zeigen; in den meisten Krankenhäusern ist der Keller für Sicherheit, Heilung und Wohlergehen der Patienten genauso wichtig, wie jeder andere Bereich des Hauses. Hier befinden sich die Stellen, die für Ernährung, Reinigung des Hauses, der Wäsche (zum Beispiel Nachthemden oder Schlafanzüge) und der Dienstkleidung der Beschäftigten — einschließlich der der Schwesternhelferinnen — zuständig sind: nämlich Küche und Diätküche, Hauswirtschaftsabteilung und Wäscherei. Das Wohlergehen der Patienten in den Stockwerken darüber ist in großem Maße vom reibungslosen Arbeiten dieser Dienste abhängig. Sie sind für den Patienten ebenso wichtig wie seine Behandlung. Weiterhin dient der Keller als Lagerplatz für nicht im Gebrauch befindliche Ausrüstungsgegenstände. Gelegentlich befindet sich das Einkaufsbüro, von dem alle Gebrauchsgüter bestellt und eingekauft werden, ebenfalls hier unten. Schließlich befinden sich im Keller Räume des technischen Personals, das für die Überwachung und Instandhaltung aller Maschinen und der im Krankenhaus verwendeten Geräte verantwortlich ist und auf diese Weise ein sicheres und einwandfreies Funktionieren sowohl einer einfachen Nachttischlampe wie der hoch komplizierten Ausrüstung des Operationssaals garantiert.

Das Labor. Wenn Sie mit Ihrer Kursschwester den Aufzug betreten, steht vielleicht eine junge Frau (oder ein junger Mann) im weißen Labormantel neben Ihnen, die ein kleines Gestell mit Reagenzgläsern in der Hand hat. Oder Sie machen einem Pfleger Platz, der einen Patienten auf einer Liege oder in einem Rollstuhl hereinschiebt. Vielleicht treffen Sie besorgte Familienangehörige auf dem Weg zu einem schwerkranken Verwandten. Wenn Sie aussteigen und auf die Station gehen, wo Sie später arbeiten werden, kommen Sie möglicherweise am Labor vorbei, wo die Laborantin (oder der Laborant), die Sie gerade gesehen haben, Proben eines Patienten untersucht.

Der Patient, der im Rollstuhl an Ihnen vorbeigefahren wird, ist vielleicht gerade auf dem Weg in die Röntgenabteilung. Noch bevor Sie dem ersten bettlägerigen Patienten gegenüberstehen, haben Sie schon einen flüchtigen Blick in das Krankenhausleben getan. Es wird Ihnen langsam klar, daß ein effektiver Krankenhausbetrieb ohne einen großen Stab spezialisierter Mitarbeiter — neben Ärzten und Schwestern — nicht möglich ist.

Bettenstation. Wenn man auf die Bettenstation kommt und durch eine Pflegeeinheit geht, muß man natürlich sehr genau aufpassen, um während des Rundgangs so viel wie möglich von der Schwesternarbeit mitzubekommen. Die Kursschwester wird Sie auf eine Station mit Einzel- und Mehrbettzimmern führen. Vielleicht ist gerade Stationsvisite. Eine Schwester berichtet einem oder mehreren Ärzten, welche Fortschritte die Patienten gemacht haben, und macht sich Notizen über die vom Arzt angeordneten weiteren Maßnahmen; oder sie notiert sich einen Patientenwunsch, den sie nach der Visite erfüllen will. Man kommt auch am Schwesternzimmer vorbei. Hier werden Bücher und Kurven geführt und die Anweisungen des Arztes schriftlich festgehalten. Die ganze „Schreibarbeit" ist notwendig, um die Kurve des Patienten und die Krankenhausunterlagen immer wieder auf den letzten Stand zu bringen. Dies machen Schwestern, Ärzte oder andere zur Krankenpflege Berechtigte.

Man sieht, wie Schwestern Medikamente austeilen oder in den Unterlagen des Patienten nachlesen (ein Ordner mit verschiedenen Formularen jeweils eines Patienten, der alle den Aufenthalt des Patienten im Krankenhaus betreffenden Informationen enthält). Man sieht auch Schwesternhelferinnen bei ihrer Arbeit — eine hilft vielleicht einem bettlägerigen Patienten beim Waschen, eine andere hilft einem gangunsicheren Patienten aus dem Bett und führt ihn vorsichtig zu einem in der Nähe stehenden Stuhl; eine weitere ist dabei, Temperatur zu messen oder die Wasserkrüge auf dem Nachttisch der Patienten nachzufüllen. Hierbei sollten Sie gut aufpassen. Diese Arbeiten gehören nämlich zu den vielen wichtigen, pflegerischen Tätigkeiten, deren Durchführung auch Sie erlernen werden. Beim Zuschauen werden Sie sicher

Lust bekommen, gleich mitanzupacken. Aber das hat noch Zeit. Ihre Kursschwester wird Sie langsam in die Arbeit einführen, so daß Sie bis dahin alles Wissenswerte über Ihre Patienten und Ihre pflegerischen Pflichten auf der Station, auf die Sie eingeteilt werden, erfahren.

Inzwischen zeigt Ihnen die Kursschwester den Aufenthaltsraum oder das Fernsehzimmer, wo die Patienten mit ihrem Besuch oder mit anderen Patienten sprechen oder sich entspannen können. Wenn ein Patient nicht in der Lage ist, selbst in diese Räume zu gehen, kann er in einem Rollstuhl dorthin gefahren werden. Ein Krankenhaustag kann für die Patienten sehr lang werden; jede Abwechslung ist deshalb willkommen.

Schwesternarbeitsraum. Auf jeder Pflegeeinheit gibt es mindestens einen Arbeitsraum. Das ist ein sehr nützlicher Raum, da die zur Pflege des Patienten notwendigen Geräte hier gelagert werden und zahlreiche pflegerische Tätigkeiten hier beginnen oder enden. Nach der Behandlung werden die benutzten Geräte hier gereinigt und wieder zusammengesetzt. Wenn Sie erst einer Pflegeeinheit zugeteilt sind, wird Ihnen die Kursschwester oder die Stationsschwester zeigen, wo jedes Gerät seinen Platz hat (so daß Sie es finden, wenn Sie darum gebeten werden); sie wird Ihnen auch zeigen, wie der Arbeitsraum sauber und in Ordnung gehalten wird, und Ihnen die Anwendung der verschiedenen Reinigungsmittel für die entsprechenden Geräte erklären.

Untersuchungsmaterial wird im Arbeitsraum gesammelt und von Boten ins Labor gebracht; einige Proben werden in diesem Raum untersucht. In älteren Krankenhäusern gibt es gewöhnlich nur einen Arbeitsraum pro Pflegeeinheit. In den neueren Häusern dagegen gibt es meist zwei Arbeitsräume oder einen in zwei Bereiche unterteilten Raum. Bei zwei Räumen oder Bereichen wird einer von beiden meist als „Schmutzraum" benützt. Im „sauberen" Bereich befinden sich dagegen Geräte zur Behandlung, Lösungen, Desinfektions- und Säuberungsmittel. Im „Schmutzraum" befinden sich: ein Spülbecken für Steckbecken und Urinflaschen, Urinmeßgläser und Reagenzien zur Urinuntersuchung. Weiterhin gibt es einen Ausguß zur Reinigung der benutzten Labor- und Behandlungsgeräte, Ständer mit Plastiktüten für gebrauchte Wäsche und gelegentlich einen Wäscheabwurfschacht. Unabhängig von seiner Einrichtung hat der Arbeitsraum die Aufgabe, dem Pflegepersonal ein möglichst hygienisches und dabei praktisches Arbeiten zu ermöglichen.

Der Operationssaal. Am wenigsten bekannt ist die chirurgische Abteilung – auch wenn Sie im Fernsehen schon mehrfach einen Operationssaal (OP) gesehen haben. In den meisten Krankenhäusern ist das eine streng abgetrennte Abteilung, zu der nur das OP-Personal und natürlich die zur Operation vorgesehenen Patienten Zutritt haben. Diese strikten Vorschriften sind nötig, um Krankheitskeime fernzuhalten. Die Mitglieder des OP-Teams müssen besondere OP-Kleidung anziehen, bevor sie durch die Tür mit der Aufschrift: „Betreten verboten! Nur für OP-Personal!" eintreten. Wenn Sie vor dieser Tür stehen, wird Ihnen die Unterrichtsschwester wahrscheinlich den Aufwachraum zeigen, in dem besonders ausgebildete Schwestern frischoperierte Patienten überwachen, bevor diese auf ihre Zimmer zurückverlegt werden.

Zentralversorgung. Dies ist eine weitere lebenswichtige Abteilung des Krankenhauses. Der größte Teil der Geräte und des Vorrats an Material, das im Krankenhaus verbraucht wird, werden hier gelagert, sterilisiert (die Keime werden nach den verschiedensten Methoden und Verfahren abgetötet) und dann an die entsprechenden Abteilungen abgegeben.

Auf Ihrem Rundgang durch das Krankenhaus gehen Sie vielleicht auch über die Kinderstation. Die verschieden großen Betten deuten darauf hin, daß hier Kinder aller Altersgruppen – vom Säugling bis zum Vierzehnjährigen – aufgenommen werden. Man sieht nicht nur an den Betten, daß hier Kinder behandelt werden, sondern man hört sie auch, wie sie mit ihren Freunden spielen, sich mit den im Krankenhaus zur Verfügung stehenden Spielsachen vergnügen oder die Rollstuhlfahrten als Abwechslung betrachten und entsprechend genießen. Selbst wenn sie schwer krank sind, interessieren sich die meisten Kinder für das, was andere Kinder tun. Im Krankenhaus läßt man sie an Spielen teilnehmen und beschäftigt sie, auch wenn sie nicht aktiv mitmachen können. Schwestern, Schwesternhelferinnen und Eltern versuchen, die Interessen eines jeden Kindes zu erkennen. Ein Lehrer oder eine Kindergärtnerin gibt ihnen Anregungen zum Basteln und zum Malen.

Wochenstation. Wenn es in Ihrem Krankenhaus eine Wochenstation gibt, dann wird Ihre Kursschwester es nicht versäumen, Sie dorthin und zu der daran anschließenden Neugeborenenabteilung zu führen; sie darf allerdings nicht betreten werden. Durch die großen Fenster können jedoch die frischgebackenen Väter und Großeltern den Nachwuchs bewundern.

Ambulanz. Zum Schluß werden Sie noch eine weitere Abteilung kennenlernen: die Ambulanz oder Poliklinik. Die Patienten dieser Abteilung leben im Gegensatz zu den stationären Patienten zu Hause. Sie kommen, gewöhnlich nach Voranmeldung, in die Ambulanz, um untersucht oder behandelt zu werden. Wenn der Arzt feststellt, daß der Patient beobachtet und intensiver behandelt werden muß, kann er ihn stationär aufnehmen. Andererseits kann ein Patient, der aus dem Krankenhaus entlassen worden ist, zur Nachuntersuchung an die Ambulanz verwiesen werden, damit die zu Hause fortschreitende Besserung überwacht werden kann.

Organisation des Krankenhauses

Am Ende Ihres Rundgangs kehren Sie mit Ihrer Kursschwester in das Unterrichtszimmer zurück und erfahren etwas über die Organisation und den Aufbau des Krankenhauses. Schon an Ihrem ersten Tag wird Ihnen klar, daß eine Anstalt mit so großer Verantwortung wie ein Krankenhaus bis ins kleinste Detail organisiert sein muß, um reibungsloses und wirksames Arbeiten zu garantieren. Die Organisation eines Krankenhauses, d. h. die Koordination der verschiedenen Arbeitsbereiche, untersteht dem Direktor oder dem Verwalter des Krankenhauses. Er ist über jede Station gründlich informiert, überwacht alle Aktivitäten, setzt sich mit jedem Problem auseinander und bemüht sich um Verbesserungen von Behandlung und Pflege der Patienten. Die Leiter jeder Abteilung berichten ihm täglich. Auf diese Weise erfährt er, was im Krankenhaus vor sich geht, welche Probleme aufgetaucht sind und wie sie gelöst wurden. Jede Abteilung, von der Hauswirtschafts- bis zur Inneren und zur Chirurgischen Abteilung, arbeitet nach einem eigenen Plan. In vielen, ja in den meisten Krankenhäusern ist jede Arbeit und der dafür Verantwortliche bis ins kleinste Detail in diesem Plan festgehalten. Er ist besonders für Neulinge eine große Hilfe, da sie in ihm über jede ihnen unbekannte Aufgabe nachlesen können. Ebenso können alle Mitglieder des Personals sich über selten durchgeführte Maßnahmen, die leicht in Vergessenheit geraten, informieren.

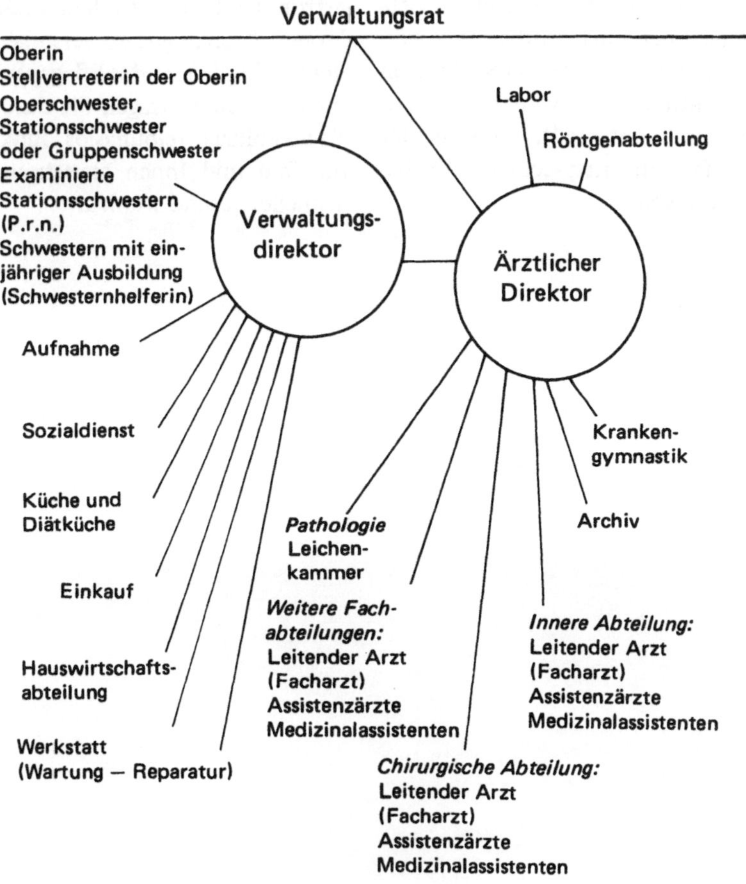

Abb. 1. Beispiel für Organisation und Aufbau eines Krankenhauses

Da so viele verschiedene Abteilungen im Krankenhaus zusammenarbeiten müssen, damit alle Patienten versorgt sind, muß diese Zusammenarbeit reibungslos klappen. Das bedeutet, daß sie untereinander in ständiger Verbindung stehen müssen — sei es über das Telefon oder durch schriftliche Notizen. Der Leiter jeder Abteilung weiß, welche Kommunikationsart situationsgerecht ist. Die Aufnahme zum Beispiel muß jederzeit wissen, wieviele Betten auf jeder Station frei sind. Hier wird eine Liste geführt, aus der hervorgeht, welche Betten belegt und welche frei sind. Die Aufnahme wird daher bei der Entlassung eines Patienten benachrichtigt, damit dieses Bett in die Liste der „freien" Betten aufgenommen werden kann.

Auch die Küche ist über die Bettenlage orientiert, so daß die Mengen der täglich zu bereitenden Speisen ausreichen und für viele Patienten eine Spezialdiät vorbereitet werden kann. Während des ganzen Tages können Änderungen eintreten. Sie werden der Diätköchin telefonisch mitgeteilt, damit sie für die nächste Mahlzeit entsprechende Vorbereitungen treffen kann.

Das Schwesternbüro teilt, entsprechend den belegten Betten und der Art der erforderlichen Pflege, das Pflegepersonal ein. Manchmal ändert sich jedoch der Bedarf an Pflegepersonal: auf einer Pflegeeinheit werden zum Beispiel mehr Schwerkranke als auf einer anderen betreut. Daher werden hier mehr Schwestern benötigt. Inzwischen werden auf einer anderen Station möglicherweise mehrere Patienten entlassen, wodurch dort an diesem Tag weniger Schwestern als sonst benötigt werden. Die Pflegeeinheit, die zusätzliche Schwestern benötigt, teilt dies dem Schwesternbüro mit, so daß einige Schwestern von einer weniger belegten Station zur Aushilfe abgezogen werden können.

Ohne gewissenhaftes Arbeiten, gute Kommunikation und Kooperation des Personals kann ein Krankenhaus nicht reibungslos und effizient arbeiten. In dem Maße, in dem Sie lernen, Kranke gut zu versorgen und mit anderen Mitgliedern des Pflegepersonals zusammenzuarbeiten, tragen Sie dazu bei, daß das Krankenhaus reibungslos funktioniert und die ihm und Ihnen anvertrauten Patienten schneller gesund werden.

Sie werden Mitglied des Pflegepersonals

In diesem Kapitel wird behandelt:

- *Ursprünge der Krankenpflege*

- *Florence Nightingale und ihr Bemühen um den Schwesternberuf*

- *Der ständig wachsende Bedarf an Pflegepersonal*

- *Richtlinien für alle Mitglieder des Pflegepersonals*

- *Zuteilung der Pflegearbeiten und ihre Ausführung*

- *Unterschied zwischen direkter Pflege und Team-Pflege*

- *Bedeutung der Stationsübergabe: wie sie abläuft; ihr Zweck*

- *Schichtdienst*

- *Was alles zum Schichtwechsel gehört*

Die Krankenpflege, wie wir sie heute kennen, hat eine lange Geschichte. Seit Bestehen der Menschheit gehören Krankheit und Gebrechlichkeit zum täglichen Leben. Die Pflege des Kranken war zur Wiederherstellung der Gesundheit nötig. Die Krankenpflege, die ärztliche Versorgung der Kranken und die Krankenhausbehandlung haben sich jedoch im Laufe der Jahrhunderte grundlegend gewandelt. Von Generation zu Generation bemüht man sich um bessere Methoden, die Heilung zu beschleunigen.

Krankenpflege in der Frühzeit

In den Anfängen der menschlichen Geschichte wurden Kranke gewöhnlich von Familienangehörigen oder Stammesmitgliedern gepflegt. Später entstanden in verschiedenen Ländern religiöse Pflegeorden, deren Mitglieder Kranke und Bedürftige in ihren Klöstern pflegten. Es gab auch Krankenhäuser, deren Pflege jedoch selten zur Heilung der Patienten führte. Hierfür gab es zahlreiche Gründe. Über den Aufbau des menschlichen Körpers und seine Funktionen beim Gesunden war nicht viel bekannt; viel weniger wußte man über diese beim Kranken. Da die Behandlung nicht oder kaum wissenschaftlich fundiert war, blieb der Erfolg häufig aus. Es gab für die Frauen, die in Krankenhäusern arbeiteten, keine Pflegeanweisungen; sie wurden auch nicht aufgrund ihrer pflegerischen Qualitäten oder ihres Anliegens, Kranken zu helfen, ausgewählt – ganz im Gegenteil. Es handelte sich häufig um Prostituierte oder Gefangene, die zur Arbeit im Krankenhaus gezwungen waren, um ihren Lebensunterhalt zu verdienen. Meist versorgten sie die Kranken nur mit Nahrung. Damals hatte man die Bedeutung der Sauberkeit (Asepsis) und die große Gefährlichkeit und die zerstörerische Kraft der Krankheitserreger noch nicht erkannt. Da die Krankenhäuser häufig unsauber waren und die Patienten unter unhygienischen Bedingungen gepflegt wurden, konnten sich Keime entwickeln und vermehren; dabei wurden gefährliche, oft tödliche Infektionen von einem Patienten zum anderen übertragen; nicht selten wurde auch das Pflegepersonal mit infiziert. Folglich war die Sterblichkeit in den Krankenhäusern häufig sehr groß. Sie verursachte ihren schlechten Ruf, so daß in der Regel nur Arme, Obdachlose und Geistesgestörte dort untergebracht wurden. Jeder versuchte nach Möglichkeit bei Erkrankung einen Krankenhausaufenthalt zu umgehen, da dies für die meisten Menschen einem Todesurteil gleichkam.

Anfänge der modernen Krankenpflege

Eine mutige Engländerin, Florence Nightingale, setzte sich als erste in der Öffentlichkeit für eine bessere Krankenpflege ein und forderte, daß Krankenhäuser aufhören müßten, Todesfallen zu sein. Sie verlangte hygienische, gutausgestattete Häuser mit guter Pflege durch ausgebildete Pflegerinnen und guter ärztlicher Versorgung, in denen Kranke auch gesund werden könnten. Beim Besuch ziviler und militärischer Krankenhäuser in England und im Ausland lernte sie das Elend, den Schmutz und die schlechte Pflege kennen, die den Kranken von unwissenden und uninteressierten Frauen zuteil wurde. Das, was sie sah, erschütterte sie so stark, daß sie sich entschloß, sich mit aller Kraft für die Änderung dieser Zustände einzusetzen.

Im Jahre 1860 gründete sie eine Schule für Krankenpflegerinnen, in die sie nur Bewerberinnen aufnahm, die bereit waren, zu lernen und für das Wohl ihrer Patienten zu arbeiten. Das war der Anfang der Berufskrankenpflege. Später gründeten andere Krankenhäuser Schwesternschulen, um qualifizierte Kräfte zur Pflege ihrer Patienten auszubilden. Im Laufe der Zeit nahm das medizinische Wissen und die pflegerische Erfahrung ständig zu. Die Krankenhäuser wurden besser, die wissenschaftlichen Erkenntnisse umfangreicher. Im selben Maß ging die Gefahr der Infektion zurück, und die Chancen der Patienten gesund zu werden stiegen.

Die Dienstleistungen werden immer wieder erweitert und verbessert. Auf dem Gebiet der Krankenpflege werden zur Ausbildung der Schwestern ständig neue und bessere Wege beschritten. Verschiedene Ausbildungsmethoden werden geprüft und eingeführt.

Richtlinien für Mitglieder des Pflegepersonals

Für alle Mitglieder des Pflegepersonals gelten bestimmte Grundregeln, die eine bestmögliche Pflege und Versorgung aller Patienten sichern sollen. Speziell für Schwesternhelferinnen und ihre Tätigkeit hat der Schwesternverband in den USA (American Nurses' Association) diese Regeln folgendermaßen formuliert:

1. Sie hilft, Menschenleben zu erhalten, Schmerzen zu lindern und setzt sich für die Gesundung ihrer Patienten ein.

2. Sie hat moralische Grundsätze und eine loyale Einstellung zu ihrem Arbeitgeber, ihren Patienten und ihren Mitarbeitern.

3. Sie hat natürliche Lebensgewohnheiten, um selbst bei guter Gesundheit zu bleiben. Dazu gehören: nahrhafte Mahlzeiten, genügend Ruhe und Schlaf, Zeit zur Entspannung und Erholung in der Freizeit (um für den nächsten Arbeitstag Energie zu sammeln) und promptes Melden eigener Krankheitssymptome. Bei Krankheit wird für eine sofortige Behandlung gesorgt (die in der Regel im Krankenhaus möglich ist). Regelmäßige Vorsorgeuntersuchungen müssen eingehalten werden.

4. Sie ist während der Dienstzeit sauber und gepflegt und achtet besonders auf persönliche Hygiene und Sauberkeit. Hierzu gehört ein tägliches Bad oder Duschen, häufiges Haarewaschen, gründliches, tägliches Zähneputzen (und regelmäßige, zahnärztliche Untersuchungen); saubere, kurz geschnittene Fuß- und Fingernägel; saubere und bequeme Kleider und Schuhe.

5. Sie pflegt jeden Patienten ohne religiöse oder rassische Vorurteile und behandelt jeden Patienten mit gleicher Höflichkeit und Rücksicht.

6. Ihre Pflichten erledigt sie verantwortungsvoll und nach bestem Können. Ihre Zusammenarbeit mit anderen ist kooperativ und hilfsbereit. Sie achtet die Arbeit anderer.

7. Vertrauliche Informationen eines Patienten über sich oder seine Krankheit gibt sie nicht weiter und spricht nicht mit anderen über eine Diagnose oder ähnliche Informationen außer mit dem behandelnden Arzt oder der zuständigen Schwester.

8. Sie führt niemals eine pflegerische Maßnahme oder eine Behandlung durch, zu der sie nicht qualifiziert ist, und erfüllt keine Patientenwünsche, wenn sie nicht ganz sicher ist, daß sie dazu befugt ist. Bei Zweifeln erkundigt sie sich bei der diensthabenden Schwester.

9. Mit ihren Patienten bespricht sie weder private Angelegenheiten noch persönliche Probleme.

10. Wohlergehen und Sicherheit der Patienten sind ihr größtes Anliegen. Sie vergewissert sich immer wieder, daß sie ihre Patienten so pflegt, wie sie es gelernt hat. Sie ist gern bereit, ihr noch nicht bekannte, pflegerische Maßnahmen zu erlernen, sich Fertigkeiten anzueignen und veraltete Kenntnisse über Bord zu werfen. Sie ist bemüht, flexibel zu sein und neue Anweisungen oder einen Stationswechsel zu akzeptieren, wenn dadurch die Pflege der Patienten verbessert werden kann.

Aufgabenverteilung

Die Pflege der Patienten bedeutet ununterbrochene Verpflichtung: 24 Stunden am Tag, 7 Tage in der Woche, 365 Tage im Jahr. Die Patienten müssen ohne Rücksicht auf Feiertage, Urlaub oder Katastrophen gepflegt werden. Jede Pflegeeinheit (jedes Stockwerk, jeder Flügel, jede Abteilung, in der Patienten gepflegt werden) hat ihre eigenen pflegerischen Bedürfnisse; diese ändern sich von Tag zu Tag. Die Einteilung des Pflegepersonals für jede Pflegeeinheit wird im Schwesternbüro von einer fähigen und erfahrenen Schwester vorgenommen; sie entscheidet, wieviele Schwestern oder Pflegekräfte auf jeder Pflegeeinheit von Tag zu Tag benötigt werden. Sie weiß, welcher Art und in welchem Umfang jeder einzelne Patient Pflege benötigt.

Das Pflegepersonal jeder Pflegeeinheit besteht im allgemeinen aus einer Stationsschwester, einer Zweitschwester (sie ist meist die dienstälteste Schwester nach der Stationsschwester) und einer oder mehreren Schwestern unterschiedlicher Ausbildung: ausgebildete Schwester, Schwester mit einer einjährigen Ausbildung und Schwesternhelferinnen; wenn dem Krankenhaus eine Schwesternschule angeschlossen ist, können auch Schwesternschülerinnen zum Pflegepersonal gehören.

Jeden Morgen berichtet die Nachtwache (Nachtschwester) jeder Station über den Zustand jedes Patienten. Nach dem Rapport weist die Stationsschwester jedem Mitglied des Pflegepersonals einen oder mehrere Patienten zu*. Bei der Aufgabenverteilung berücksichtigt sie die Bedürfnisse des einzelnen Patienten sowie Geschicklichkeit, Können und Erfahrung ihrer Pflegekräfte. Die einzelnen Aufgaben werden anschließend an einem schwarzen Brett im Schwesternzimmer angeschlagen. Jede Pflegekraft weiß somit genau, welche Patienten ihr an diesem Tag zur Pflege anvertraut sind. In einem Ordner auf dem Tisch der Stationsschwester sind alle Behandlungsmaßnahmen, Medikamente und andere Angaben zur Behandlung jedes einzelnen Patienten festgehalten. Dieser Ordner wird jeden Tag auf den neuesten Stand gebracht, d. h. nicht mehr aktuelle Behandlungen werden gestrichen und neue eingetragen, abhängig davon, ob sich der Zustand des Patienten bessert oder verschlechtert. Anhand dieses Ordners informieren sich die Schwestern, welche Pflegemaßnahmen jeder einzelne Patient benötigt, und können sich vergewissern, daß nichts vergessen wurde.

Jeder wird entsprechend seinem Ausbildungsgrad eingesetzt. Die examinierte Vollschwester verteilt Medikamente und führt schwierigere Behandlungsmaßnahmen durch. Die Schwester mit einer einjährigen Ausbildung führt auch Behandlungsmaßnahmen

---

* Dieser ganze Absatz ist nur als Beispiel aufzufassen. In vielen Krankenhäusern gelten andere Regeln bzw. werden diese Dinge anders gehandhabt.

durch und darf an einigen Krankenhäusern auch Medikamente verteilen. Die Schwesternhelferin hilft beim morgendlichen und abendlichen Waschen, macht Betten, hilft beim Füttern und ist den Patienten behilflich, wenn sie aufstehen oder sich hinlegen wollen. Unter Leitung der Stationsschwester und/oder der Unterrichtsschwester darf sie auch andere Maßnahmen durchführen, die sie beherrscht. Alle Mitglieder des Pflegepersonals beobachten die ihnen anvertrauten Patienten sorgfältig und berichten der diensthabenden Schwester, wenn sie besondere Zeichen oder Veränderungen bemerken.

Krankenpflege im Team

Während in vielen Krankenhäusern eine direkte Verteilung pflegerischer Aufgaben praktiziert wird (die Stationsschwester weist jedem einzelnen seine pflegerischen Aufgaben zu), bevorzugt man an anderen Krankenhäusern die Krankenpflege im Team (Gruppenpflege). In diesen Fällen vertraut die Stationsschwester die Pflege mehrerer Patienten einem Pflegeteam an. Ein solches Team besteht aus der Gruppenschwester, einer oder mehreren Vollschwestern, Schwestern mit einjähriger Ausbildung und Schwesternhelferinnen. Die Gruppenschwester verteilt ihrerseits spezielle Pflegeaufgaben an die Mitglieder ihres Teams. Das Team ist dann gemeinsam für die ihm anvertrauten Patienten verantwortlich.

Da die Mitglieder eines Pflegeteams eng zusammenarbeiten und es immer mit den gleichen Patienten zu tun haben, wissen sie über Bedürfnisse und Pflegeprobleme ihrer Patienten schneller als sonst Bescheid. Während der täglichen Teambesprechungen können sie über ihre Beobachtungen sprechen und sich gegenseitig helfen, wenn es darum geht, neue und bessere Wege zu finden, um den Pflegebedürfnissen eines jeden Patienten gerecht zu werden. Die Gruppenschwester ist in einer Person Lehrerin, Beraterin und Stütze ihres Teams; sie unterrichtet ihre Gruppe und führt sie in neue Techniken ein und hilft weiter, wenn man allein mit einem Problem nicht fertig wird. Die Patienten lernen ihrerseits die Schwestern schnell kennen, da sie nur die Schwestern ihres Teams, und nicht das gesamte Pflegepersonal der Station, kennen müssen.

Im allgemeinen versorgt ein Pflegeteam eine Patientengruppe mindestens für 5 Tage oder eine Woche (manchmal länger), damit die Patienten in den Genuß aller Vorteile der Teamkrankenpflege kommen.

Schichtdienst

In einem Krankenhaus wird der Dienst rund um die Uhr in drei 8-Stunden-Schichten geleistet. In einigen Krankenhäusern dauern diese Schichten von 7 Uhr morgens bis 15.30 Uhr (Tagschicht); von 15 Uhr bis 23.30 Uhr (Abend- oder Entlastungsschicht) und von 23 Uhr bis 7.30 Uhr morgens (Nachtschicht). In anderen Krankenhäusern beginnt die Tagschicht um 7.30 Uhr oder 8 Uhr und die anderen beiden Schichten entsprechend später. Der Schichtwechsel muß reibungslos und rasch vonstatten gehen; die Pflege der Patienten darf hierdurch nicht unterbrochen werden.

Die Schwestern, die ihren Dienst beenden, berichten der nächsten Schicht über den Zustand jedes Patienten, seine fortschreitende Besserung und seine pflegerischen Bedürfnisse. Nach diesem Rapport geht die diensthabende Schwester mit den neuen Schwestern und dem übrigen Pflegepersonal (Schwestern mit einjähriger Ausbildung und Schwesternhelferinnen) über die Station. Sie sehen gemeinsam nach jedem Patienten. Wenn es Fragen bezüglich der Pflege irgendeines Patienten gibt, werden sie bei dieser Gelegenheit gestellt und (so weit möglich) beantwortet. Außerdem gibt es ein „Übergabebuch", in dem alles Wichtige schriftlich festgehalten wird.

Die Schwestern der folgenden Schicht kommen so zeitig auf Station, daß sie den

Rapport hören und über die Station gehen können, bevor die Schwestern der letzten Schicht von Station gehen. Die Anfangszeiten der Schichten überschneiden sich gewöhnlich um eine halbe Stunde, so daß der Rapport noch innerhalb der Dienstzeit möglich ist. Vor Verlassen der Station müssen sich alle davon überzeugen, daß sämtliche Geräte, die Krankenzimmer sowie die Arbeits- und Behandlungsräume der folgenden Schicht sauber und betriebsbereit übergeben worden sind.

Die Pflege Kranker ist eine ständige Herausforderung an das Pflegepersonal. Wohlergehen, Gesundung und Vertrauen des Patienten in das Pflegepersonal sind in großem Maße vom Können, Einsatz und von der Zusammenarbeit jedes einzelnen während jeder Schicht und zu jeder Zeit abhängig.

3 Ein neuer Patient wird aufgenommen

In diesem Kapitel wird behandelt:

- *Welche zwiespältigen Gefühle ein Patient bei seiner Aufnahme ins Krankenhaus hat*

- *Was geschieht, wenn ein neuer Patient im Krankenhaus ankommt*

- *Wie man einen Telefonanruf beantwortet*

- *Wie man einen Patienten auf die Station bringt*

- *Das Krankenblatt des Patienten: was man darunter versteht;*

- *welchen Zweck es erfüllt; wie man damit arbeitet*

- *Wie man bei der Aufnahmeuntersuchung eine Urinprobe gewinnt*

- *Warum das Händewaschen wichtig ist*

- *Wie man dem Arzt bei der körperlichen Untersuchung behilflich ist*

Wenn jemand ins Krankenhaus muß, sieht er dem meist mit sehr gemischten Gefühlen entgegen. Er weiß zwar, daß seine Krankheit eine stationäre Behandlung erfordert und daß man keine Mühe scheuen wird, um ihn so schnell wie möglich zu heilen. Trotzdem beschleichen ihn, teilweise unbewußt, Ängste und Zweifel. Erstens ist es ihm unangenehm, sein Heim und seine Familie gegen das meist völlig unbekannte Krankenhaus einzutauschen, über das er nur wenig weiß und das er nicht näher kennenzulernen beabsichtigte. Zweitens kann er sich nur schwer vorstellen, was ihn im Krankenhaus eigentlich erwartet, auch wenn ihm sein Hausarzt erklärt hat, warum er ins Krankenhaus muß und welche Behandlung er dort bekommt.

Er macht sich über seine Behandlung Gedanken und darüber, ob sie erfolgreich sein

wird. Oder, wenn er operiert werden soll, ob er nach der Operation große Schmerzen haben wird; ob seine Organe wieder normal funktionieren werden; wielange es dauern wird, bis er wieder arbeiten kann; wie teuer ihn der Krankenhausaufenthalt kommen wird. Ein ernsthaft kranker Patient macht sich Gedanken darüber, ob er seine Krankheit überleben wird. Eine Patientin sorgt sich nicht nur um ihren Zustand, der die stationäre Behandlung erforderlich macht, sondern auch um ihre zu Hause gebliebenen Kinder und ob sie während ihrer Abwesenheit gut versorgt sind.

Unabhängig vom Anlaß der Aufnahme und dem Schweregrad der Erkrankung muß der Patient vom Krankenhauspersonal erfahren, was er tun, wohin er gehen und wie er sich an das Leben gewöhnen soll, das sich von seinem gewohnten Tagesablauf so sehr unterscheidet, und wie er es sich im Krankenhaus so angenehm wie möglich machen kann.

Möglicherweise sind Sie es, dem die Ankunft eines neuen Patienten mitgeteilt wird. Die Bedienung des Telefons gehört zu den Aufgaben jeder Pflegekraft. Wenn Sie einen Anruf entgegennehmen, müssen Sie klar und deutlich sprechen, Ihre Station und Ihren Namen nennen. Sie sagen zum Beispiel: „Fünfter Stock, Station 21, Schwester Marion." Es ist möglich, daß der Anrufer mit einem anderen Mitglied des Pflegepersonals sprechen möchte, mit der Stationsschwester oder mit einem auf Ihrer Station arbeitenden Arzt. Wenn Sie die verlangte Person nicht sehen, bitten Sie den Anrufer, einen Moment zu warten, während Sie die gewünschte Person suchen. Sollten Sie diese nicht finden, da sie noch nicht auf der Station ist oder schon gegangen ist, informieren Sie den Anrufer entsprechend und fragen, ob Sie etwas ausrichten können. Seien Sie am Telefon höflich. (Die Haustelefone sind nicht für Privatgespräche gedacht. Sie dürfen nur für dienstliche Gespräche oder auf Wunsch eines Patienten benützt werden.)

Wenn die Aufnahme telefonisch mitteilt, daß für Ihre Station ein neuer Patient aufgenommen wird, merken Sie sich genau den Namen des Patienten und das Zimmer, das für ihn vorgesehen ist. Geben Sie diese Mitteilung sofort an die Stationsschwester weiter. Diese wird Sie unter Umständen bitten, den neuen Patienten an der Aufnahme abzuholen, wo sich der Patient bei seiner Ankunft im Krankenhaus gemeldet hat, vorausgesetzt, daß keine sofortige Notfallversorgung notwendig war.

Als Schwesternhelferin sind Sie für den neuangekommenen Patienten häufig der erste Mensch, mit dem er sich im Krankenhaus unterhalten kann. Jedesmal, wenn Sie bei der Aufnahme eines neuen Patienten behilflich sind, müssen Sie daran denken, daß es keine zwei Patienten gibt, die gleich reagieren, auch wenn ihre Krankheiten ähnlich sein sollten. Aber jeder, der ins Krankenhaus aufgenommen wird, braucht Sicherheit, Vertrauen und die Zuversicht, daß die Menschen, die ihn dort versorgen, ihr Bestes tun, damit er gesund wird. Als Schwesternhelferin haben Sie viele Möglichkeiten, einem Patienten Hoffnung und Vertrauen einzuflößen, wenn Sie ihm vom ersten Augenblick an Ihr Interesse zeigen. Interesse und Anteilnahme machen Ihre Arbeit auch befriedigender, da ein Patient, der mit dem Krankenhauspersonal zusammenarbeitet, die besten Aussichten auf Besserung und Gesundung hat.

Aufnahmeformalitäten

Im Aufnahmebüro erfragt die Sekretärin vom Patienten die Daten und Angaben, die für die Unterlagen des Krankenhauses und des Patienten benötigt werden. Sie notiert seinen Namen, seine Adresse, die vorläufige Diagnose, sein Geschlecht, Alter, Religion (damit das Krankenhaus den zuständigen Priester benachrichtigen kann, wenn der Patient dies wünscht), den Namen und die Adresse des Hausarztes sowie die Telefonnummer des nächsten Angehörigen und seine Adresse. Weiter notiert sie die Krankenkasse oder die private oder gesetzliche Krankenversicherung, die die Krankenhausrechnungen begleichen wird. Wenn die Formalitäten abgeschlossen sind, gibt die Sekretärin Ihnen die nötigen Unterlagen des Patienten, sagt Ihnen, auf welcher Station der Patient aufgenommen wird, und bittet Sie, ihn dorthin zu begleiten. Zuerst stellen Sie sich mit Ihrem Namen vor (z. B. als „Schwester Marion") und sagen dem Patient, daß Sie diejenige sind, die ihn von jetzt ab betreut; sie zeigen ihm damit, daß er nicht nur irgendein „Fall" ist, sondern daß Sie ihn als Individuum ernst nehmen. Das wird ihm helfen, sich mit seiner neuen Situation abzufinden.

Für den neuen Patienten sind Sie eine wichtige Person, da Sie ihn in sein Zimmer für einen, wie er hofft, sehr kurzen Aufenthalt im Krankenhaus führen. Sie wissen, wohin er im Krankenhaus gehen muß; er weiß es nicht. Er verbirgt vielleicht seine Nervosität und Unsicherheit hinter einer Reihe von Fragen oder stellt möglicherweise keine einzige Frage, sondern zieht sich ins Schweigen zurück. Sie wissen jedoch, daß er lediglich unsicher und ängstlich ist, wenn er unfreundlich erscheint. Deshalb nehmen Sie ihm sein Benehmen nicht übel.

Wenn ein Angehöriger oder ein Freund den Patienten begleitet, stellen Sie sich ihm ebenfalls vor und bitten ihn (oder sie), mitzukommen. Abhängig von seiner Krankheit und seinem Befinden kann der Patient in sein Zimmer gehen oder Sie können ihn in einem Rollstuhl oder auf einer fahrbaren Trage in sein Zimmer schieben.

Wie man einen Patienten auf Station vorstellt

Wenn Sie auf Station angelangt sind, auf der der Patient aufgenommen werden soll, gehen

Sie zur Stationsschwester und stellen den Patienten ihr und dem anderen anwesenden Personal vor. Das Krankenblatt des neuen Patienten gibt man der Stationsschwester oder legt es ihr auf den Schreibtisch und führt den Patienten zum Aufnahmeraum der Station. Auf dem Weg dorthin kann man ihm den Aufenthaltsraum und andere Einrichtungen, die für ihn von Interesse sein dürften, zeigen; hierdurch gibt man ihm nicht nur wertvolle Informationen, sondern hilft ihm auch, mit der neuen, fremden Umgebung vertraut zu werden. Dadurch, daß man dem Patienten die anderen Mitglieder des Pflegepersonals vorstellt, gewinnt er das Gefühl, hier Freunde und Bekannte zu haben, die zur Stelle sind, wenn er Hilfe braucht. Da der neuaufgenommene Patient sich sehr oft alleingelassen vorkommt und sich vor dem, was ihn erwartet, fürchtet, hilft ihm dieses freundliche Interesse, ein Gefühl der Sicherheit und Geborgenheit zu entwickeln, das genauso wichtig ist, wie jede Art der Behandlung, und ihm erlaubt, den Krankenhausalltag von Anfang an leichter zu ertragen.

Stellen Sie dem neuen Patienten seinen Bettnachbarn vor und helfen Sie ihm, sich einzurichten. Die Schwester wird Ihnen eine Bettkarte mit Namen des Patienten und sachdienlichen Hinweisen über ihn geben. Sie wird am Fuß- oder Kopfende des Bettes an vorgesehener Stelle befestigt. Man schützt den Patienten beim Ausziehen vor fremden Blicken (wenn er das Zimmer mit anderen Patienten teilt), indem man den Bettvorhang vorzieht. Ist der Patient müde, geht es ihm schlecht, ist er älter oder in irgendeiner Weise behindert, hilft man ihm beim Ausziehen. Man sollte ihn niemals drängen. Geben Sie sich Mühe, ihn fürsorglich zu behandeln, besonders dann, wenn er über Schmerzen oder Unwohlsein klagt. Achten Sie auf auffällige Hautveränderungen wie Schürfungen, Quetschungen oder andere Verletzungen und melden Sie diese der Stationsschwester. Wenn der Patient keinen eigenen Schlafanzug oder kein Nachthemd mitgebracht hat, muß ein Krankenhausschlafanzug oder -hemd bereitliegen.

Man hilft dem Patienten ins Bett und macht es ihm dort bequem. Wenn in Ihrem Krankenhaus neuere Betten mit verstellbarer Höhe üblich sind, muß darauf geachtet werden, daß das Bett auf niedrigster Höhe steht, bevor der Patient sich hineinlegt. Wie der Patient durch Handsteuerung die Betthöhe verstellen und Fuß- und Kopfende heben oder senken kann, muß ihm gezeigt werden. Handelt es sich um einen älteren Bettyp, stellt man einen Fußschemel vor das Bett und stützt den Patienten, wenn er auf den Schemel und von dort ins Bett steigt. Wenn er im Bett bleiben will oder muß, hilft man ihm, es sich bequem zu machen. Man zeigt ihm die im Nachttisch aufbewahrten Utensilien, wie Seife, Papiertücher, Waschschüssel, Handtücher, Waschlappen, Bettpfanne oder Urinflasche. Man erklärt ihm, wie der Bettisch zum Lesen, Schreiben, Waschen, Essen oder anderen Tätigkeiten, zu denen man eine ebene Fläche benötigt, höher oder niedriger gestellt werden kann. Wenn der Patient im Bett bleiben muß, wird die Bettklingel in Reichweite befestigt und ihre Bedienung erklärt. In vielen Krankenhäusern gibt es Gegensprechanlagen. Bei Knopfdruck leuchtet im Schwesternzimmer ein Lämpchen auf. Schwester oder Stationssekretärin können dann über die Gegensprechanlage mit dem Patienten reden, ihm die gewünschte Auskunft geben oder zu ihm gehen, um ihm zu helfen.

Je nachdem, was an Ihrem Krankenhaus üblich ist, wird dem Patienten erlaubt, seine Kleider und seinen Koffer im Krankenhaus aufzubewahren, oder seine Familie wird gebeten, seine Sachen nach Hause mitzunehmen und sie wieder mitzubringen, wenn der Patient entlassen werden soll. Bleiben die Kleider im Krankenhaus, dann bittet man Sie unter Umständen, eine Liste anzufertigen und die Kleider in den Schrank des Patienten zu hängen. Für Wertgegenstände des Patienten, wie Schmuck oder Geld, treffen die Krankenhäuser besondere Sicherheitsvorkehrungen. Sie werden im Safe des Krankenhauses aufgehoben, nachdem eine entsprechende Aufstellung erstellt, vom Patienten unterzeichnet und von einer Schwester oder einem anderen Vertreter des Krankenhauses gegengezeichnet wurde.

Sammeln einer Urinprobe bei der Aufnahmeuntersuchung

Bei der Aufnahme wird bei jedem Patienten eine Urinuntersuchung gemacht. Der Patient bekommt ein Spitzglas (das nur für diesen Zweck benützt wird), eine Urinflasche oder Bettpfanne und wird gebeten, Wasser zu lassen. Im Arbeitsraum wird der Urin in ein Reagenzglas (oder einen Erlenmeyerkolben) umgefüllt (Abb. 2). Die Schwester zeigt

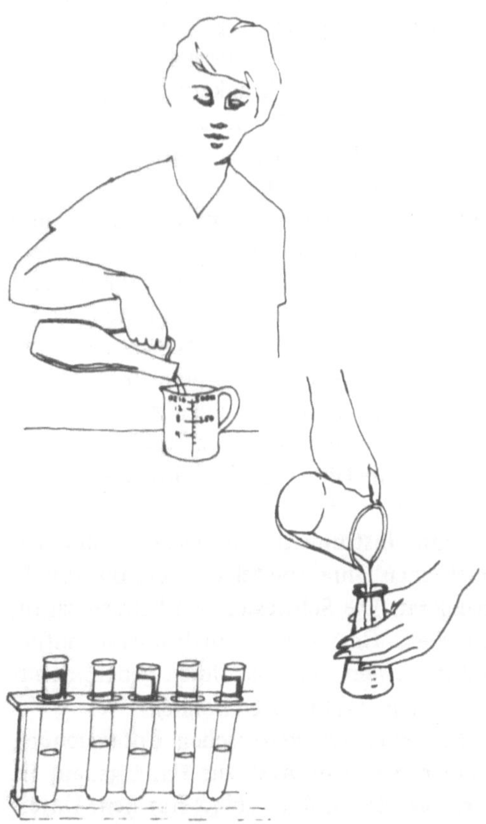

Abb. 2. Die Schwesternhelferin versorgt einen bei der Aufnahmeuntersuchung gewonnenen Urin.

Ihnen, wie ein bereits in der Aufnahme oder von der Stationssekretärin vorbereiteter Aufkleber richtig auf dem Gefäß fixiert wird. Die Urinproben werden zu bestimmten Tageszeiten von einem Boten ins Labor gebracht. (Bei nicht richtig gekennzeichneten Proben ist das Labor gezwungen, eine neue Probe zu verlangen.)

Händewaschen. Nach Versorgen der Urinprobe und bevor irgendetwas anderes getan wird, muß man sich die Hände unter fließendem Wasser mit Seife gründlich waschen. In manchen Krankenhäusern kann der Wasserhahn durch Knie- oder Fußhebel bedient werden, so daß er nicht mit unsauberen Händen berührt werden braucht. Die Hände müssen immer gewaschen werden, nachdem man einen Patienten versorgt hat und bevor man sich dem nächsten zuwendet, ganz unabhängig davon, was man im einzelnen für einen Patienten getan hat. Außerdem muß man sich unbedingt nach Benützen der Toilette sowie nach Entleeren einer Bettpfanne oder einer Urinflasche die Hände waschen. Dadurch wird verhindert, daß Krankheitserreger auf Sie übergehen oder durch Sie von einem Patienten auf einen anderen übertragen werden. Häufiges Händewaschen ist für die Gesundheit des Patienten genauso wichtig, wie jede Behandlung, die Einnahme von Medikamenten oder andere pflegerische Maßnahmen während seines Krankenhausaufenthalts.

Wie hilft man dem Patienten, sich einzurichten

Noch bevor die Stationsschwester weitere Anweisungen für Sie hat, sollten Sie (wenn dem Patienten das Trinken nicht aus irgendeinem Grund verboten ist) eine Karaffe mit kalten Wasser und ein Trinkglas auf seinen Nachttisch stellen. Wenn es eine gedruckte Hausordnung gibt, sollte der Patient sie jetzt zu lesen bekommen. Wenn es keine gibt, teilt man ihm die Essenszeiten, Besuchszeiten und andere Richtlinien des Krankenhauses mit, die für ihn wichtig sind und ihm das Einleben erleichtern. Man fragt ihn, ob er lesen möchte, und bringt ihm wunschgemäß Zeitungen, Illustrierte oder ein Buch. Wenn zum Zimmer ein Fernsehgerät oder ein Radioapparat gehört, zeigt man dem Patienten, wie das Gerät bedient wird, um den gewünschten Sender einzustellen. Manchmal wird ein neuer Patient Ihnen dankbar sein, wenn Sie sich für ein paar Minuten zu ihm setzen, bis er sich damit abgefunden hat, von zu Hause fort zu sein, und die Fahrt ins Krankenhaus sowie die vielen neuen und fremden Eindrücke, die seit seiner Aufnahme auf ihn eingestürmt sind, verdaut hat.

Wenn Sie für den Patienten etwas Zeit erübrigen können, wird er Ihnen vielleicht Fragen über seine Krankheit stellen, die er selbst seinem Arzt nicht zu stellen gewagt hat. Sie können und dürfen selbstverständlich keine dieser Fragen beantworten. Um dem Patienten aber das Gefühl zu geben, daß man auf ihn eingeht, notieren Sie sich seine Fragen und übermitteln sie der Stationsschwester, die vielleicht einige beantworten kann; die übrigen wird sie an den behandelnden Arzt weiterleiten. Vielleicht erzählt Ihnen der Patient, daß er eigene Medikamente mitgebracht hat. Dies ist eine wichtige Mitteilung, die die Stationsschwester unbedingt erfahren muß, da der Patient diese Medikamente ohne Wissen der Schwester einnehmen könnte. Es kann dann unter Umständen geschehen, daß der Patient ein Medikament in doppelter Dosis erhält oder ein Medikament erhält, das sich mit dem, das er ohne Wissen der Schwester eingenommen hat, nicht verträgt.

Einige Patienten kennen ihre Diagnose, wenn sie ins Krankenhaus kommen. Bei anderen müssen zur Sicherung der Diagnose noch bestimmte Labortests, Röntgenuntersuchungen oder andere diagnostische Maßnahmen durchgeführt werden. Es gibt auch Fälle, in denen der Arzt die Diagnose kennt und sie auch den nächsten Angehörigen mit-

geteilt hat, mit diesen jedoch übereingekommen ist, sie dem Patienten in seinem eigenen Interesse nicht oder noch nicht mitzuteilen. Dies kommt vor, wenn der Arzt eine lebensbedrohliche Krankheit vermutet, jedoch noch nicht absolut sicher ist, bevor nicht weitere Tests die Diagnose abrunden. Oder er kennt die Schwere der Krankheit und will den Patienten schonen, indem er ihm nicht die volle Wahrheit sagt. Dadurch bringt man den Patienten oft dazu, die Behandlung zu bejahen, und bestärkt ihn in der Hoffnung, daß ihm geholfen werden kann und es ihm bald besser gehen wird.

Die körperliche Untersuchung

Unter keinen Umständen dürfen Sie mit dem Patienten oder mit seinen Angehörigen über die Diagnose sprechen. Sie können ihm jedoch zusichern, daß er sofort nach Aufnahme von einem Arzt des Krankenhauses gründlich untersucht wird. Wenn der Arzt kommt, werden die Bettvorhänge vorgezogen, um die Intimsphäre des Patienten nicht unnötig zu verletzen. Fragen Sie den Arzt, ob er Ihre Hilfe braucht. In der Regel ist das zu diesem Zeitpunkt noch nicht der Fall, da der Patient es im allgemeinen vorzieht, bei Erhebung der Allgemein- und Krankheitsanamnese und der nachfolgenden körperlichen Untersuchung mit dem Arzt allein zu sein. Wenn der Arzt während der klinischen Untersuchung Ihre Hilfe braucht, wird er Sie rufen. Er wird Sie unter Umständen bitten, ihm bestimmte Instrumente zu reichen, zum Beispiel einen Ohrenspiegel oder ein Blutdruckmeßgerät. Die Schwester wird Ihnen sagen, wo diese Geräte bzw. Instrumente aufbewahrt werden, oder sie Ihnen geben, damit Sie sie dem Arzt bringen können.

Bei einer gynäkologischen Untersuchung können Sie dem Arzt zur Hand gehen. Er wird Sie bitten, das Tablett mit dem Untersuchungsbesteck aus dem Behandlungsraum zu holen. Die Patientin muß für diese Unter-

suchung entsprechend abgedeckt werden.
Man bittet sie, sich flach auf den Rücken zu
legen, legt eine Bettunterlage (mittlerer Größe)
oder ein Badetuch auf die Bettdecke und
schlägt die Bettdecke zum Fußende des Betts
zurück, ohne die Patientin unnötig zu entblößen. Der Arzt zieht einen Gummi- oder
Plastikhandschuh an und versieht die untersuchenden Finger mit Gleitmittel. Zur
Untersuchung fordert er die Patientin auf,
die richtige Untersuchungsstellung einzu-
nehmen. Wenn er mit der Untersuchung
fertig ist, decken Sie die Patientin mit ihrer
Bettdecke zu und ziehen die Unterlage bzw.
das Badetuch unter der Bettdecke hervor.
Anschließend machen Sie es der Patientin
bequem und heben das Kopfende des Bettes,
so weit sie es wünscht, an. Das Untersuchungs-
tablett bringen Sie in das Behandlungszimmer
zurück und reinigen es vorschriftsmäßig.

Versuchen Sie leise zu arbeiten und nach
Möglichkeit nicht mit Schüsseln zu scheppern
und mit Instrumenten zu klirren. Klappern,
poltern und andere unerwartete Geräusche
irritieren und beunruhigen den Patienten.
Ebenso werden lautes Gelächter oder laute
Unterhaltungen des Pflegepersonals oder der
Besucher in Nähe der Patienten als störend
empfunden. Andererseits ist es für den Patienten ebenso unangenehm, wenn eine Pflegekraft zu leise oder undeutlich spricht und er
sie nicht verstehen kann. Sprechen Sie deshalb immer klar und deutlich und sprechen
Sie den Patienten direkt an. Denken Sie
immer daran, daß alles, was Sie sagen, für ihn
wichtig ist und er darum jedes Wort verstehen möchte.

Krankenblatt des Patienten

Nach Abschluß der Aufnahmeuntersuchung
trägt die Schwester die dabei erhobenen Befunde in das Krankenblatt des Patienten ein.
Auch Sie werden in das Anlegen eines Kran-
kenblattes und das Führen der Kurve eingeführt. Später werden Sie den Zustand des Pa-

tienten, die Behandlungs- und Pflegemaßnahmen selbständig protokollieren.

Ein Krankenblatt wird für jeden Patienten
angelegt, unabhängig davon, ob sein Krankenhausaufenthalt kurz oder lang, seine Krankheit banal oder ernst ist. Es besteht aus einem
genauen Bericht über seine persönliche Anam-
nese, seine Krankheitsgeschichte, einschließlich der bisherigen Behandlung und der erhal-
tenen Medikamente; hinzu kommen die Ergebnisse von Laboruntersuchungen und anderen
Untersuchungen. Aus ihm geht hervor, welche Ärzte, Schwestern und andere Pflegekräfte oder Spezialisten ihn versorgten, was
sie für ihn getan haben (einschließlich Tag
und Stunde) und wie sie seinen täglichen Zustand beurteilen.

Das Krankenblatt des Patienten ist nicht
nur eine offizielle Unterlage über den Krankenhausaufenthalt des Patienten, seine Behandlung und seinen Zustand, sondern
auch eine unentbehrliche Information für
Ärzte und Pflegepersonal über die tägliche
Reaktion des Patienten auf die Behandlung,
seine sich ändernden Bedürfnisse und sein
Verhalten.

Bevor der Arzt den Patienten am Morgen
besucht, überfliegt er dessen Krankenblatt
und kann mit einem Blick übersehen, welche
Behandlungsmaßnahmen seit seinem letzten
Besuch durchgeführt wurden und wie der
Patient darauf reagiert hat. Er sieht auch, ob
die von ihm angeordneten Labor- oder Röntgenuntersuchungen gemacht wurden und wie
die Ergebnisse lauten. (Andere Abteilungen,
z. B. das Labor und die Röntgenabteilung,
schicken ihre Befunde auf die Station des
Patienten, wo sie in sein Krankenblatt eingeheftet werden.) Er sieht auch, ob Fachärzte,
die er um eine Untersuchung des Patienten
gebeten hatte, diesen gesehen haben, und liest
ihre Befunde. Die Informationen des Krankenblatts und der Befund der klinischen Untersuchung erlauben ihm, eine Diagnose zu
stellen und die Behandlung Tag für Tag zu
planen.

Wenn der Patient auf Station kommt, heftet die Stationsschwester alle Formulare und Unterlagen in eine Mappe und schreibt darauf den Namen des Patienten, seine Zimmer- oder Bettnummer und den Namen des behandelnden Arztes. Ferner, ob der Patient eine internistische, chirurgische oder eine andersgeartete Behandlung erhalten soll. Die Mappe wird in einem Fach im Schwesternzimmer aufbewahrt.

Das erste Formular enthält u. a. Alter, Geschlecht, Adresse, Telefonnummer, Namen der nächsten Angehörigen und andere persönliche, sachdienliche Angaben. In einem weiteren Formular trägt der Arzt seine Anordnungen ein. Sie betreffen Behandlung, Medikamente, Labor- oder andere Untersuchungen. Auf einem Verlaufsbogen werden die täglichen Anmerkungen des behandelnden Arztes sowie alle Untersuchungsergebnisse und Befunde anderer Ärzte eingetragen. Die Schwester und andere Pflegekräfte tragen die Behandlungs- und Pflegemaßnahmen in die für sie vorgesehene Spalte auf dem Verlaufsbogen ein. In die Kurve werden Temperatur, Puls, Atemfrequenz und andere Angaben eingetragen. Weitere Formulare werden bei Bedarf eingeheftet oder, wie etwa Laboruntersuchungen, an ein bestimmtes Formular geheftet. Der Operationsbericht, die Leistungen der Diätküche, der Krankengymnastik oder anderer Abteilungen, deren Dienste der Patient in Anspruch nimmt, werden auf getrennten, besonders gekennzeichneten Formularen verzeichnet. Hierdurch werden Mißverständnisse vermieden (Arzt und Schwester wissen, wo sie die notwendigen Informationen finden) und das Ordnen der Befunde im Krankenblatt erleichtert.

Auf jedem Formular im Krankenblatt müssen Name des Patienten, seine Station, seine laufende Nummer und die Zimmer- oder Bettnummer eingetragen werden. Das ist sehr wichtig, da die Formulare gelegentlich aus dem Krankenblatt absichtlich oder zufällig herausgenommen werden. Wenn sie nicht gekennzeichnet sind, ist später nicht mehr festzustellen, von welchem Patienten der Befund stammt.

Die Daten des Patienten werden in manchen Krankenhäusern mit einer Schablone (Adrema) oder einer Matrize auf jedes Formular übertragen. Sie wird bei der Aufnahme angefertigt. Diese Schablone wird mit dem Krankenblatt auf die Station geschickt und dort aufbewahrt. Wenn ein neues Formular in das Krankenblatt eingeheftet werden soll, wird es in eine Maschine zusammen mit der Schablone gesteckt. Diese überträgt die Daten des Patienten auf das Formular.

Ein Krankenblatt ist ein vertrauliches Dokument. Keine unautorisierte Person darf es einsehen. Jede autorisierte Person darf es nur vertraulich und zum Besten des Patienten benützen. Sie darf nur mit Mitgliedern des Pflegepersonals über den Inhalt des Krankenblatts sprechen, wobei der private und persönliche Charakter dieser Informationen zu beachten ist.

Sie werden von der Unterrichtsschwester erfahren, wer autorisiert ist und wer nicht. Im großen und ganzen versteht man unter einer autorisierten Person ein Mitglied des Pflegepersonals, das ärztliche, pflegerische oder andere Dienstleistungen, die der Patient benötigt und die vom Arzt angeordnet wurden, erbringt. Ein Angehöriger des Patienten, ein interessierter Besucher oder der Patient selbst sind *nicht* befugt, das Krankenblatt einzusehen. Bei Angehörigen oder Besuchern würde dies einen Vertrauensbruch bedeuten, da die Informationen aufgrund des vertraulichen Verhältnisses zwischen Arzt und Patient gewonnen wurden. Diese Informationen können den Zustand des Patienten oder andere persönliche Aspekte seines Privatlebens und seiner Krankheit betreffen, die der Patient außer seinem Arzt niemandem mitteilen möchte.

Es gibt mehrere Gründe dafür, daß ein Patient sein eigenes Krankenblatt nicht lesen sollte. Bemerkungen und Befunde bleiben dem Patienten meist unverständlich, da sie in der medizinischen Fachsprache niedergeschrieben sind. Der Arzt nimmt sich lieber jeden Tag die Zeit, dem Patienten die in dem Krankenblatt enthaltenen Informationen zu erklären, als ihn über die Bedeutung der verschiedenen Kommentare oder Untersuchungsergebnisse rätseln zu lassen. Auch die Schwestern helfen dem Patienten, die Änderungen seines Zustands, die Behandlung und ihre Ergebnisse zu verstehen; denn letztlich will er ja wissen, was mit ihm geschieht. Es kommt auch vor, daß Befunde eingetragen und abgeheftet werden, die der Arzt dem Patienten nicht in die Hand geben möchte oder wenigstens nicht in so direkter Form, wie es im Krankenblatt eingetragen wird. Das ist häufig der Fall, wenn der Zustand des Patienten ernst oder möglicherweise hoffnungslos ist. Der Arzt wird versuchen, dem Patienten ein so wahrheitsgetreues Bild, wie nur möglich, zu geben, ohne ihn übermäßig zu ängstigen. Vorsichtige Erklärungen des Pflegepersonals in einer dem Patienten verständlichen Sprache sind vorzuziehen, wenn es darum geht, Zuversicht zu vermitteln und den Patienten auf dem laufenden zu halten.

Schließlich hat das Krankenblatt Urkundencharakter. Krankenversicherungen und andere Versicherungsgesellschaften entscheiden an Hand des Krankenblatts über die Höhe ihrer Kostenbeteiligung. Im Falle von Meinungsverschiedenheiten kann es vom Rechtsanwalt (nach Entbindung des Arztes von der Schweigepflicht) oder gelegentlich vom Gericht (das es durch Gerichtsbeschluß anfordern kann) benutzt werden. Dies geschieht auch in den Fällen, in denen dem Patienten während seines Krankenhausaufenthalts ein Unfall oder ein anderes Mißgeschick widerfahren ist. Wenn es zu einer Verhandlung kommt, kann das Krankenblatt hinzugezogen werden, um zu klären, ob der Unfall oder das Mißgeschick durch den Patienten verursacht wurde oder ob das Krankenhaus oder Krankenhauspersonal (oder beide) dafür verantwortlich war, evtl. fahrlässig gehandelt hat. Nach Entlassung des Patienten wird das Krankenblatt im Archiv aufbewahrt. An vielen Krankenhäusern werden die gesamten Unterlagen von Computern gespeichert.

Wenn die Unterrichtsschwester Ihnen beibringt, wie man ein Krankenblatt oder eine Kurve vorschriftsmäßig führt, wird sie nachdrücklich darauf hinweisen, daß man deutlich und lesbar schreiben muß und daß die Pflege-

<table>
<tr><td colspan="2">Städt. Krankenhaus
Heidelberg</td><td>Name: Schmidt, Walter
Anschrift: Marktplatz 23
Station und Zimmernummer: 4/45
Alter: 45 J.</td></tr>
</table>

		Bemerkungen der Schwester (Verlaufsbogen)	
Datum	Uhrzeit	Bemerkungen	Unterschrift
7. Jan. 77			
	8⁰⁰	Urinprobe - 1200 ml zur mikroskopischen Untersuchung	Schwester Marion
	10⁰⁰	Reinigungseinlauf - 1500 ml. Ergebnis: große Mengen eines gut geformten braunen Stuhls.	Schwester Marion
	14⁰⁰	Eiskrawatte für 30 min Schwellung rückläufig	Schwester Marion
	16⁰⁰	Elastische Binde am rechten Knöchel angelegt. Deutliche Besserung	Schwester Marion

Abb. 3. Krankenblatt des Patienten: Eintragungen des Pflegepersonals

oder Behandlungsmaßnahmen orthographisch richtig und urkundenecht mit Tinte oder Kugelschreiber eingetragen werden müssen. Mit einem Bleistift dürfen keine Eintragungen gemacht werden.

Sie werden hauptsächlich zwei Formulare führen: den Verlaufsbogen, bzw. das Krankenblatt mit einer Spalte für Bemerkungen der Schwester und die Temperatur-, Puls- und Atmungskurve. Wie man letztere ausfüllt, wird in Kapitel 7 gezeigt, wo auch das Messen von Temperatur, Puls- und Atemfrequenz besprochen wird.

Bettenmachen, Waschen des Patienten oder Kämmen werden nicht in der Kurve festgehalten, dagegen muß jede Behandlungs- und Pflegemaßnahme, die für den Verlauf der Krankheit von Belang ist, schriftlich niedergelegt werden. Gleichzeitig notiert man Zeit, Wirkung und Reaktion des Patienten. Jede Eintragung unterschreiben Sie mit vollem Namen. Das Krankenblatt- und Kurvenführen muß solange geübt werden, bis Sie jede Eintragung selbständig und in eigener Verantwortung machen können.

Einfache pflegerische Maßnahmen **4**

In diesem Kapitel wird behandelt:

- *Die Bedeutung einfacher Pflegemaßnahmen*

- *Funktion des Krankenbetts*

- *Wie man ein Krankenhausbett richtet*

- *Wie man ein Krankenhausbett macht, wenn der Patient liegen bleiben muß*

- *Wie man einem (einer) bettlägerigen Patient(in) eine Urinflasche (Bettpfanne) reicht*

- *Wie man einem Patienten bei der Mundpflege und beim Waschen behilflich ist und wie man sein Bett macht*

- *Wie der Rücken des Patienten abgerieben wird*

- *Wie man einen Patienten für die Nacht vorbereitet*

Ob bettlägerig oder nicht, der Patient braucht Ruhe, Bequemlichkeit, Sauberkeit und normale Körperfunktionen. Der Kranke muß seinen Körper genauso pflegen, wie er es als Gesunder tut. Die Körperpflege des Patienten muß aber unter Umständen den besonderen, krankheitsbedingten Bedürfnissen angepaßt werden.

Für einen Gesunden ist es selbstverständlich, seine physischen Bedürfnisse ohne fremde Hilfe oder fremden Rat zu erledigen. Er schläft, ruht sich aus, macht es sich bequem, badet und verrichtet seine Bedürfnisse. Ist er krank, muß er plötzlich entdecken, daß er nicht mehr allein auskommt und bei der Erledigung seiner Bedürfnisse auf Hilfe angewiesen ist. Als Mitglied des Pflegepersonals helfen Sie ihm, seinen Bedürfnissen in der Zeit, da er auf Hilfe angewiesen ist, nachzu-

kommen. Körperpflege ist die Grundlage jeder Versorgung des Patienten, da sonst andere, spezifische Behandlungsmaßnahmen und Eingriffe nicht voll wirksam werden können. Für den Kranken gewinnen körperliche Bedürfnisse, wie Ruhe und Bequemlichkeit, Sauberkeit und regelmäßige Körperfunktionen, besondere Bedeutung. Wenn er nicht genügend Ruhe, Bequemlichkeit und Sauberkeit hat und seine Körperfunktionen unregelmäßig sind, kann seine Wiederherstellung sich verzögern oder sein Zustand sich sogar verschlechtern.

Da die Bedürfnisse jedes Patienten anders sind, müssen die grundlegenden Pflegemaßnahmen den Anforderungen jedes Patienten angepaßt werden. Die Vollschwestern erarbeiten daher für jeden Patienten einen nur für ihn geltenden, alle Bedürfnisse berücksichtigenden Plan aus. Niemals haben zwei Patienten genau die gleichen Bedürfnisse, selbst wenn sie die gleiche Krankheit haben. Bei jedem Patient kann sich die Krankheit anders auswirken. Während der eine möglicherweise alle seine körperlichen Bedürfnisse noch selbst erledigen kann, kann ein anderer mit der gleichen Krankheit nur wenig oder nichts mehr selbst erledigen.

Die Schwester, die den Pflegeplan ausarbeitet, entscheidet, welche Pflege und in welchem Ausmaß erforderlich ist. Sie kann beurteilen, ob der Patient aufstehen kann, wie lange er aufbleiben und wie er sich außerhalb des Bettes bewegen kann (allein, mit Unterstützung, im Rollstuhl) oder ob er nur kurze Zeit neben dem Bett in einem Sessel sitzen darf. Sie weiß, ob er allein baden oder duschen kann; wenn er dazu nicht in der Lage ist, weiß sie, welche Hilfe nötig ist. Das gilt auch für die Stuhlentleerung und das Wasserlassen; die Schwester weiß, ob der Patient auf Hilfe angewiesen ist, und wenn ja, wie diese Hilfe aussehen muß. Sie wägt ab, wieviel dem Patienten zugemutet werden kann, und ermuntert ihn, so weit es möglich und sicher ist, sich selbst zu helfen. Auf diese Weise nutzt sie ihre pflegerische Urteilsfähigkeit und Erfahrung, um für jeden Patienten zu entscheiden, *ob* er Hilfe benötigt, *welcher Art* diese sein muß und *wie* sie zu erfolgen hat.

In diesem Kapitel erfahren Sie, wie Sie der Schwester bei einfachen Pflegemaßnahmen behilflich sein können. Mit wachsender Erfahrung werden Sie lernen, wie sich einige dieser grundlegenden Pflegemaßnahmen zum Vorteil des Patienten anpassen und kombinieren lassen. Änderungen seines Verhaltens, die Sie während der Pflege beobachten, helfen der Schwester, den Pflegeplan täglich seinen geänderten Bedürfnissen anzupassen.

Das Krankenbett

Das Krankenbett spielt eine wichtige Rolle bei der Pflege des Patienten. Genauso wie zu Hause benutzt er das Bett zum Ausruhen und Schlafen. Im Krankenhaus hat es jedoch häufig therapeutische Bedeutung. Die richtige Benutzung des Bettes ist für die Genesung jedes einzelnen Patienten genauso wichtig, wie seine Nahrung, seine Medikamente oder andere Behandlungsmaßnahmen.

Das Bett kann zum Beispiel im Zusammenhang mit anderen Behandlungsmethoden dazu dienen, den Patienten in bestimmten Stellungen zu lagern. Bestimmte Krankheiten können erfordern, daß der Oberkörper oder der Unterleib und die Beine des Patienten bis auf eine bestimmte Höhe angehoben werden. In Frage kommen die Seitenlage, die Bauchlage, die Rückenlage oder eine Lage, bei der die Beine über Kopfhöhe angehoben werden. Um diese Positionen einzuhalten, können Kissen verwendet werden. Am Bett können für besondere Maßnahmen und Behandlungen Geräte befestigt werden. Bettruhe ist nicht nur dann nötig, wenn der Patient müde oder schwach ist, sondern auch um die Heilung bestimmter Körperteile zu fördern. Das Krankenhausbett kann auch bei Untersuchungen und zum Wechseln der Verbände benützt werden. Der Patient kann darin gewaschen werden, Bewegungsübungen erlernen oder von einem Zimmer ins andere geschoben werden.

Es ist klar, daß man aufgrund der vielfachen Verwendungsmöglichkeiten seine korrekte Handhabung beherrschen muß. Ebenso wichtig ist es, das Bett in gutem Zustand zu halten, damit jeder Patient vollen Nutzen aus ihm zieht, unabhängig davon, ob er ständig oder nur zeitweise darin liegt. Das Bettenmachen wird nie langweilig, wenn man daran denkt, daß man den Erfolg der Behandlung und die Genesung des Patienten dadurch beschleunigen kann, daß das Bett gekonnt gemacht und in gutem Zustand gehalten wird.

Das Krankenhausbett kann leer oder belegt sein, wenn es gemacht werden muß. Alle Betten, ob belegt oder nicht (weil der Patient aufstehen darf), werden mindestens einmal am Tag gemacht. In den meisten Krankenhäusern werden die Betten morgens gemacht, da dies die beste Zeit hierfür ist, und die Betten der Patienten nach der Nachtruhe zerwühlt und faltig sind.

Wenn ein Patient das Bett verlassen darf, wird sein Bett in dieser Zeit gemacht. Ihre Unterrichtsschwester wird Ihnen zeigen, wie man hierbei vorgeht. Betten und Bettzeug unterscheiden sich leicht von Krankenhaus zu Krankenhaus; infolgedessen unterscheiden sich auch die Methoden des Bettenmachens.

Wie (in den USA) ein Bett gemacht wird

Was wird benötigt?
2 Bettücher (1 Bettlaken und 1 Zwischenlaken)
1 oder 2 Kissenbezüge

1 Unterlage
1 Überdecke
Handtücher und Waschlappen
1 Wäschekorb, wenn nicht ein Wäscheabwurfschacht in der Nähe ist.

Um das Bett richtig zu machen (und um
unnötige Wege zu sparen), nimmt man genügend Bettzeug zum Bett mit, um das benützte Bettzeug zu wechseln. Ein Bett
wird wie folgt gemacht:

Man rückt Nachttisch, Bettisch und
Stuhl des Patienten zur Seite, so daß man unbehindert arbeiten kann. Zuerst nimmt man
die Bettdecke (aus Überdecke, Wolldecke
und dem sog. Zwischenlaken bestehend)
vom Bett. Man faltet jedes Stück, das wieder
benützt werden soll zusammen, und hängt jedes einzeln über den Stuhl. Das übrige Bettzeug wirft man in den Wäschekorb oder den
Wäscheschacht. Wenn man nur *ein* frisches
Laken hat, verwendet man das alte, benützte
Zwischenlaken als Bettlaken, das jeden Tag
gewechselt werden sollte. Anschließend zieht
man das Kissen ab und legt es auf den Stuhl.
Als nächstes nimmt man die Unterlage (ein
ca. 1 Meter breites Tuch, das über der Bettmitte liegt und auf jeder Seite untergesteckt
wird), das darunterliegende Gummi- oder
Plastiktuch (nicht alle Patienten haben ein
solches) und das Bettlaken ab. Alle benutzten Laken kommen in den Wäscheschacht oder Wäschekorb. Wenn das Bett abgezogen ist, schiebt man die Matratze zum
Kopfende des Betts (sie rutscht häufig unter dem Gewicht des Patienten zum Fußende).

Neubeziehen des Bettes: Das frische Bettlaken (oder das aufbewahrte Zwischenlaken)
legt man auf die Matratze, wobei das Laken
am Fußende ein wenig überhängen sollte.
Am Kopfende schlägt man das Bettlaken unter die Matratze und macht eine „Bettecke"
auf einer Seite (Abb. 4a, b, c). Jetzt steckt
man das Bettlaken seitlich unter die Matratze.
Zuletzt legt man das Gummi(Plastik)tuch
und die Unterlage auf das Bett und schlägt
sie unter die Matratze. Nun geht man auf die

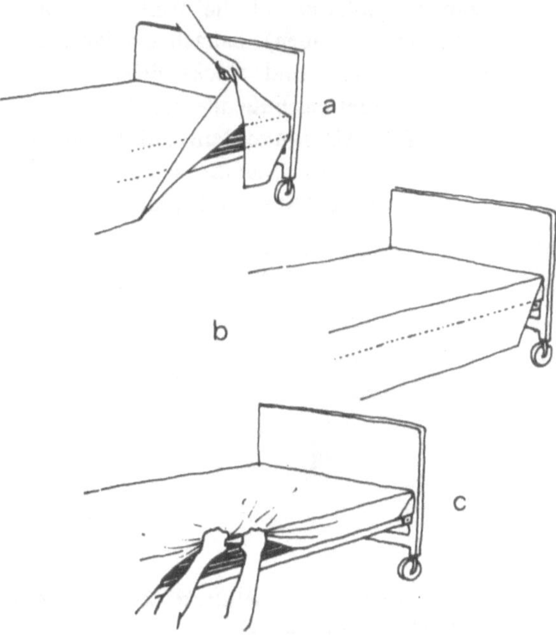

Abb. 4a–c. Neubeziehen eines Bettes: das neue
Bettlaken

andere Seite, faltet das Bettlaken und schlägt
es, wie eben beschrieben, unter die Matratze,
nachdem es fest und glatt ist. Anschließend
zieht man Gummi- oder Plastiktuch und die
Unterlage zu sich herüber und steckt beide
nach Glattziehen fest (Abb. 5). Diese Methode, alle Laken zuerst auf der einen Seite und
anschließend auf der anderen unterzuschlagen, spart Wege und läßt eine straffe Oberfläche entstehen, die länger glatt und faltenlos bleibt.

Anschließend legt man das neue Zwischenlaken auf das Bett (so, daß etwa 25 bis 30 cm

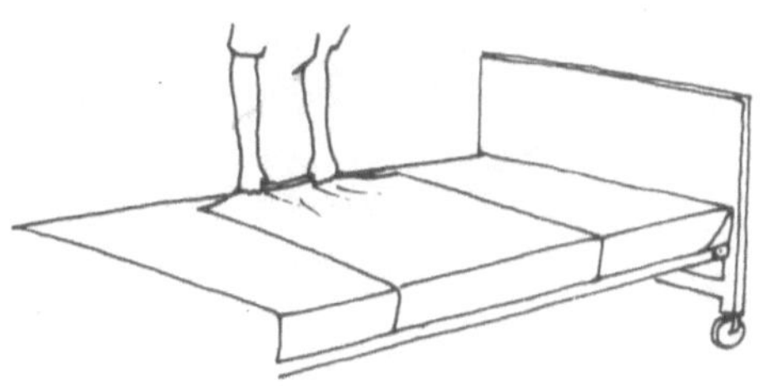

Abb. 5. Unterschlagen der Unterlage

zum Umschlagen auf die Woll- und Überdecke übrig bleiben), danach die Woll- und die Überdecke und steckt diese drei zusammen unter das Fußende der Matratze; zuerst auf der einen und dann auf der anderen Seite, wobei auf jeder Seite eine Bettecke entstehen sollte (Abb. 6). Dadurch bleibt die

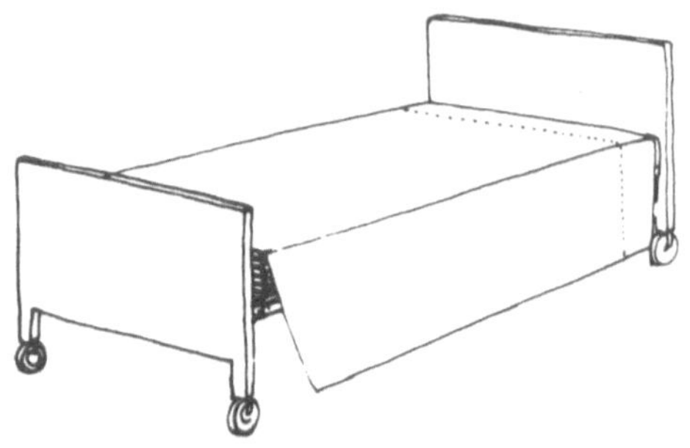

Abb. 6. Auflegen der Bettdecke (Zwischenlaken, Wolldecke und Überdecke)

Bettdecke auf ihrem Platz und das Bett sieht ordentlicher aus, als wenn jede Ecke anders gefaltet wird. Die Ecken sind natürlich nicht erforderlich, wenn in Ihrem Krankenhaus Spannbettlaken, evtl. mit Gummizug verwendet werden.

Schließlich schlägt man die Bettdecke zurück, damit der Patient leichter ins Bett steigen kann; schüttelt das Kissen auf, bezieht es und legt es nahe dem Kopfende auf das Bett (Abb. 7). Wenn der Patient es wünscht, hebt man das Kopfende an. Abfälle, wie gebrauchte Papiertücher, Taschentücher, Papierstücke und ähnliches, entfernt man bei

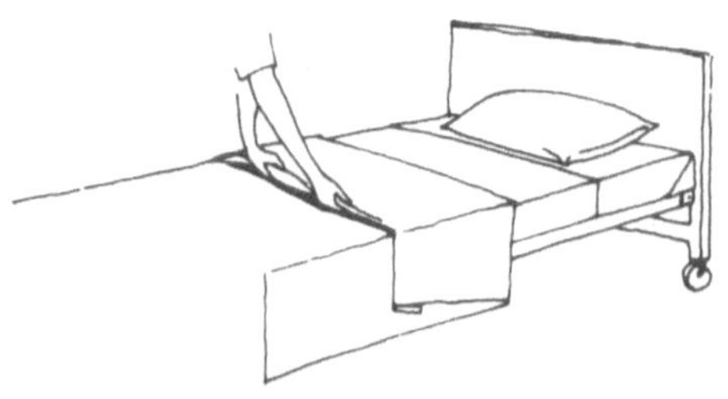

Abb. 7. Zurückschlagen der Bettdecke

dieser Gelegenheit. Die Möbelstücke stellt man an ihren Platz zurück, tauscht die benutzten Waschlappen und Handtücher gegen frische aus und hinterläßt das Zimmer in sauberem und frischem Zustand. Wenn in Ihrem Krankenhaus die Hauswirtschaftsabteilung keine Personalsorgen hat, werden Staubwischen und Bodenpflege von einer Putzfrau erledigt. Wenn Sie Staub wischen müssen, wird Ihnen die Unterrichtsschwester erklären, was Sie dazu benützen sollen.

Für den Patienten ist der Anblick eines bequemen, frisch gemachten Bettes, das ihn erwartet, wenn er müde ist, eine Behandlung oder eine Untersuchung vorgenommen werden soll oder wenn er sich nur ausstrecken und ausruhen möchte, sehr angenehm. Denken Sie daran, daß das Krankenzimmer vorübergehend sein Heim ersetzen muß. Je fröhlicher, ansprechender und bequemer es ist, um so leichter wird es für ihn sein, sich mit seinem Krankenhausaufenthalt abzufinden.

Ein Patient, der nicht ständig bettlägerig ist, ist besser dran, als ihm vielleicht bewußt ist. Ihm geht es so gut, daß er herumgehen oder im Rollstuhl fahren kann, wodurch das Krankenhausleben für ihn einfacher und interessanter wird. Er kann andere Patienten besuchen, lesen oder im Aufenthaltsraum fernsehen. Für ihn ist es leichter, mit der Außenwelt in Kontakt zu bleiben. Er ist unabhängig, auch wenn er von Ärzten, die seine Behandlung vorschreiben, und vom Pflegepersonal, das ihn seinem Zustand entsprechend versorgt, abhängig ist. Er ist auch aus anderen Gründen besser dran. Das Aufstehen und Herumlaufen verschafft ihm Bewegung, was für seinen Kreislauf wichtig ist. Wenn das Blut ungehindert zirkulieren kann, wird die Durchblutung und Ernährung aller Körpergewebe begünstigt. Der Atmungsapparat arbeitet freier, in die Lungen kommt genügend frische Luft und sie bleiben gesund. Da es außerordentlich wichtig ist, daß Gewebe und Organe des Patienten während seiner Krankheit gut versorgt sind und sein Atmungsapparat in gutem Zustand bleibt, wird keine Mühe gescheut, den Patienten so schnell wie möglich aufstehen zu lassen. Er kann, wenigstens kurzfristig, in einem Stuhl sitzen, in einem Rollstuhl fahren oder gelegentlich auf der Trage liegen.

Ein Patient, der überhaupt nicht aufstehen kann oder der fast den ganzen Tag im Bett verbringt, ist für das Pflegepersonal ein echtes, pflegerisches Problem. Dieser ganztägig bettlägerige Patient erfordert die beste Pflege, um seine Körperfunktionen aufrechtzuerhalten. Er kann tage-, wochen- oder sogar monatelang ans Bett gefesselt sein. Je länger er liegen muß, desto größer ist die Gefahr (besonders bei älteren Menschen), daß sein Blutkreislauf leidet und dadurch die Gewebe nicht ausreichend durchblutet und ernährt werden. Aufliegende Hautstellen können durch den dauernden Druck absterben und nekrotisch werden („Dekubitus"), die Lungen werden schlecht belüftet und können erkranken, und sein ganzer Körper kann Schaden davontragen. Besondere Behandlungsmaßnahmen können erforderlich werden, um unerwünschte Nebenerscheinungen beim ans Bett gefesselten Patienten zu vermeiden.

Wie man das Bett macht, wenn der Patient liegenbleiben muß

Wenn man einem bettlägerigen Patienten das Bett neu macht, tut man mehr für ihn, als nur für seine Bequemlichkeit zu sorgen. Man hilft ihm, sich zu bewegen, zu drehen und notwendige Übungen zu machen; diese verhindern ernsthafte Komplikationen, die dann auftreten, wenn er dauernd bewegungslos liegen bliebe. Ihre Unterrichtsschwester wird Ihnen zeigen, wie man einem bettlägerigen Patienten das Bett macht. Zuerst bringt man wieder genügend frisches Bettzeug ans Bett. Es empfiehlt sich, einmal am Tag das ganze Bett neuzubeziehen; wenn nicht genügend frisches Bettzeug zur Verfügung steht, sollten wenigstens das Bettlaken, der Kissenbezug und die Unterlage erneuert werden. Man geht folgendermaßen vor:

Wenn der Patient lang ausgestreckt liegen darf, läßt man das Kopfende des Bettes herunter. Dann nimmt man die Überdecke und die Wolldecke ab, so daß das Zwischenlaken den Patienten weiter bedeckt. Das Kissen sollte nur entfernt werden, wenn der Patient auch ohne Kissen bequem liegen kann. Jetzt schiebt man die Matratze zum Kopfende zurück, wenn sie verrutscht ist. Hierbei benötigt man, besonders wenn der Patient schwer ist und nicht mithelfen kann, Unterstützung. Um den Patienten im Bett zu heben, schiebt man den eigenen rechten Arm unter den rechten Arm des Patienten, unterstützt seine Schultern mit dem linken Arm und bittet ihn, sich mit den Fersen abzustoßen, während man ihm hilft, nach oben zu rücken. Jetzt bittet man ihn, sich auf die andere Bettseite zu drehen. (Man überzeuge sich vorher davon, daß er dabei nicht aus dem Bett fallen kann). Die Unterlage und das Bettlaken zieht man auf der Seite, auf der man steht, unter der Matratze hervor, rollt sie bis zum Rücken des Patienten auf und legt das neue Bettlaken und die neue Unterlage auf das Bett (Abb. 8, 9). (Wenn man das gebrauchte Zwischenlaken hierfür benützt, legt man das frische Zwischenlaken über das alte Zwischenlaken und zieht das alte darunter hervor). Am Kopfende schlägt man das Bettlaken genauso, wie beim Neubeziehen des leeren Betts beschrieben, unter die Matratze; macht eine Bettecke und steckt den Rest des Lakens seitlich unter die Matratze.

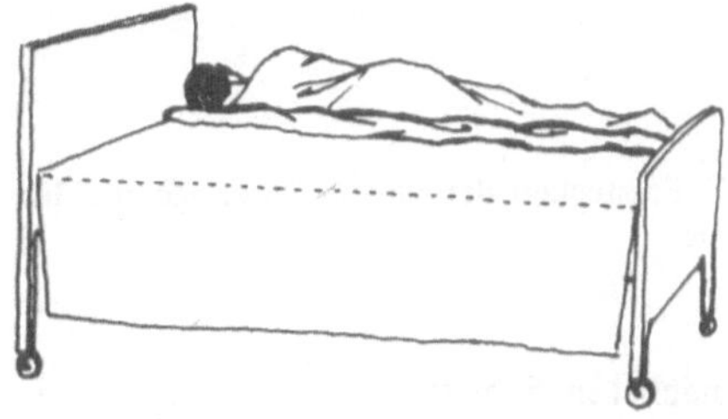

Abb. 8. Neubeziehen des Bettes beim bettlägerigen Patienten: Aufziehen eines frischen Bettlakens auf einer Seite

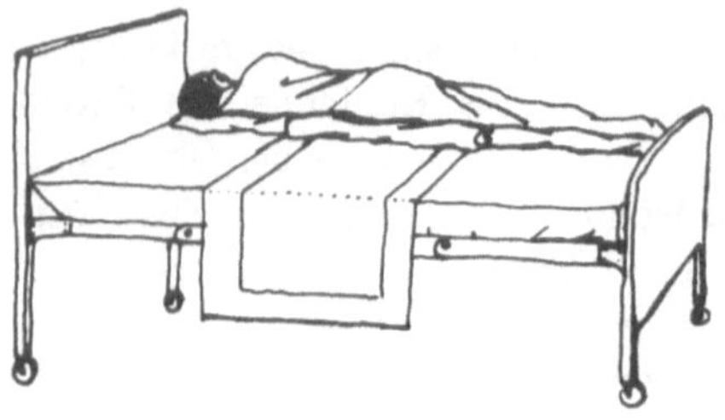

Abb. 9. Auflegen der neuen Unterlage auf der gleichen Seite

Man bittet jetzt den Patienten, sich wieder umzudrehen (oder hilft ihm dabei), so daß er über die benutzten und neuen Laken in die Bettmitte rollt. Wenn er sicher auf der bereits bezogenen Seite liegt, geht man auf die andere Seite und zieht die benutzten Laken ab, wirft sie in den Wäschesack (schmutzige Wäsche nie auf den Boden!) und zieht die sauberen Laken straff. Man steckt das Bettlaken unter, wobei wieder am Kopfende mit einer Bettecke begonnen wird, dann steckt man das Mittelteil und zuletzt das Fußende fest. Man überzeugt sich davon, daß es straff, glatt und faltenlos liegt. Mit der Unterlage verfährt man ebenso (Abb. 10); auch sie muß faltenlos und glatt sein. Denken Sie daran, daß der Patient auf beiden liegen muß und jede Falte spürt.

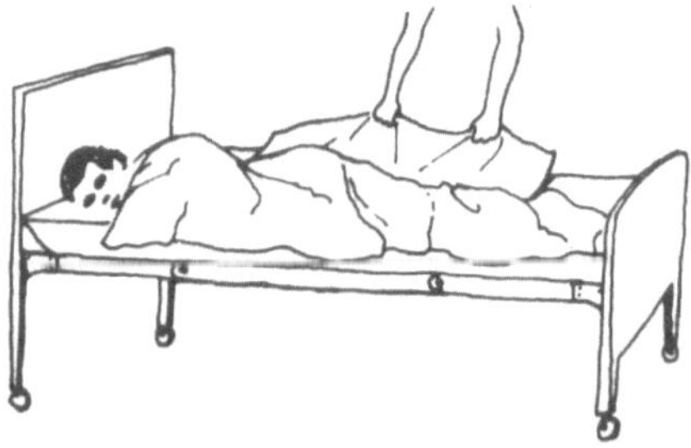

Abb. 10. Einstecken der neuen Unterlage auf der Gegenseite

Als nächsten Schritt bittet man den Patienten, sich auf den Rücken zu legen. Bei Bedarf wechselt man seinen Schlafanzug, legt das frische Zwischenlaken über das alte, bittet den Patienten, den oberen Saum festzuhalten (damit es nicht wegrutschen kann) und zieht das alte darunter hervor. Jetzt legt man die Wolldecke darüber (und zwar so, daß das Laken darüber zurückgeschlagen werden kann) und dann die Überdecke. Alle drei schlägt man gemeinsam unter das Fußende der Matratze, wobei man dem Patienten genügend Spielraum für die Füße läßt, und macht an jeder Seite eine Bettecke. Zuletzt schlägt man das Zwischenlaken über Wolldecke und Überdecke (Abb. 11) zurück.

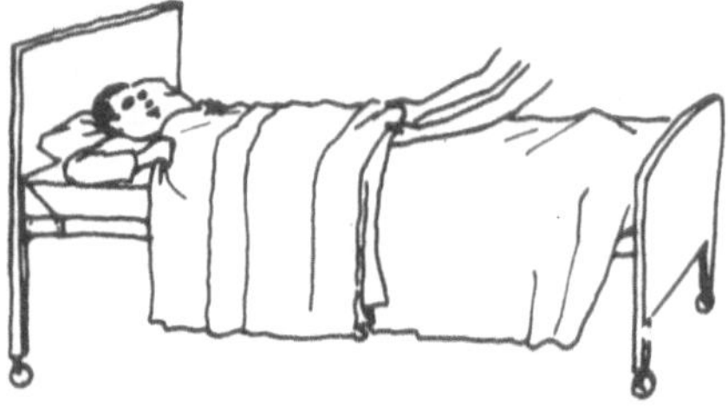

Abb. 11. Zurückschlagen der Bettdecke

Wenn es warm ist, kann man auf die Wolldecke verzichten. Als letztes wird das frischbezogene Kissen zurückgelegt. Man hilft dem Patienten, sich bequem oder nach Anweisung des Arztes hinzulegen. Das Kopfende hebt man bis zur gewünschten (oder erlaubten Höhe) an. Die übrigen Möbelstücke werden an ihren Platz gerückt; das Zimmer hinterläßt man in sauberem und ordentlichem Zustand. Die Sachen des Patienten sollten in Reichweite liegen und die Klingel oder die Gegensprechanlage gut erreichbar sein.

Wenn der Patient leicht schläfrig wird oder Gleichgewichtsstörungen hat, können für sein Bett Bettgitter notwendig sein. An neueren Krankenhausbetten sind an jeder Seite Gitter angebracht, die sich durch Knopfdruck oder Betätigung eines Schalters auf und ab bewegen lassen. Wenn die Anordnung lautet: „Bettgitter bis auf weiteres", dann läßt man das Gitter beim Bettenmachen auf der gegenüberliegenden Seite oben. Vor dem Seitenwechsel klappt man auf seiner Seite das Gitter wieder hoch; es dient der Sicherheit des

Patienten, der es zudem als angenehm empfindet, da er sich daran festhalten kann, wenn er auf der Seite liegt.

Das Bett des bettlägerigen Patienten wird so oft wie nötig in Ordnung gebracht und die Bettlaken, wenn sie schmutzig sind, gewechselt. Häufig wird nur die Unterlage gewechselt, da sie sich leichter als das Bettlaken erneuern läßt.

Wie reicht man einem bettlägerigen Patienten die Bettpfanne oder die Urinflasche

Der bettlägerige Patient darf im allgemeinen das WC nicht aufsuchen. Das bedeutet, daß er auf die Hilfe des Pflegepersonals angewiesen ist, wenn er seine Notdurft verrichten will. Die Patientin benützt zum Wasserlassen und zum Stuhlgang eine Bettpfanne. Der Patient benützt zum Urinieren die Urinflasche und zur Stuhlentleerung eine Bettpfanne.

Die Bettpfanne und die Urinflasche werden im allgemeinen im Nachttisch des Patienten aufbewahrt. Wenn eine Patientin nach der Bettpfanne verlangt oder der Patient eine Urinflasche wünscht, schließt man die Tür des Krankenzimmers oder zieht die Bettvorhänge zu. Man reicht dem Patienten die Urinflasche (er wird sie sich in den meisten Fällen selbst holen können) und kommt nach einigen Minuten zurück, um sie wieder abzuholen. Für die Patientin holt man die Bettpfanne aus dem Nachtschrank und schiebt sie ihr so unter das Gesäß, daß der abgerundete Teil der Bettpfanne unter das Steißbein zu liegen kommt und das schmale Ende der Bettpfanne auf ihre Füße gerichtet ist. Die Patientin sollte nicht unnötig aufgedeckt werden, man muß sich jedoch davon überzeugen, daß weder Nachthemd noch Bettjacke in die Bettpfanne hängen (Abb. 12). Wenn die Patientin ihr Gesäß nicht hoch genug anheben kann, bittet man sie, sich mit den Fersen abzustoßen, während man ihr beim Aufrichten hilft, indem man

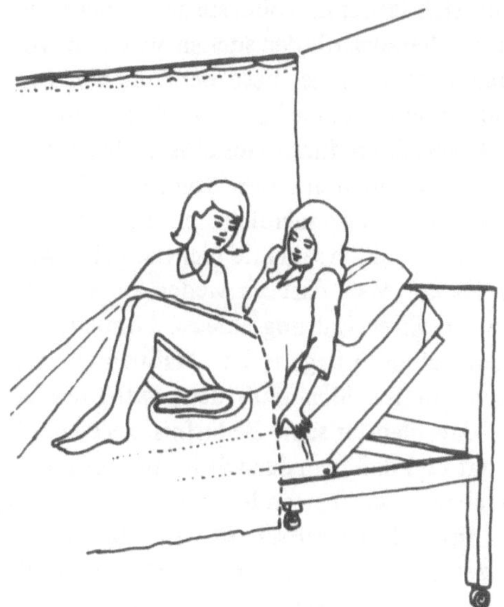

Abb. 12. Unterschieben der Bettpfanne

sie mit einer Hand im Rücken stützt und gleichzeitig die Bettpfanne unterschiebt. (Bei einer sehr schweren oder hilflosen Patientin bittet man jemanden, behilflich zu sein.)

Wenn es erlaubt ist, hebt man das Kopfende des Betts und die Kniestütze an, wodurch die Patientin in eine Position gebracht wird, die der auf einer Toilette gleicht. Man legt eine Rolle Toilettpapier in Reichweite und verläßt das Zimmer, nachdem man die Patientin gebeten hat, zu rufen bzw. zu klingeln, sobald sie fertig ist. Wenn die Patientin lieber nicht allein gelassen werden möchte, bleibt man bei ihr.

Die Abhängigkeit von Fremden beim Verrichten der Notdurft macht viele Patienten verlegen, besonders wenn sie sich bis vor kurzem noch selbst versorgen konnten. Einige versuchen möglicherweise, so selten wie möglich nach einer Bettpfanne oder einer Urinflasche zu verlangen, und halten Urin oder Stuhl länger als gut ist zurück. Andererseits wird bei anderen Patienten durch die ungewöhnliche Situation und die Verlegenheit darüber, daß sie nicht auf das WC gehen können, das Wasserlassen und die Stuhlentleerung erschwert. Sie wirken schüchtern und entschuldigen sich laufend, wobei sie genau beobachten und herauszufinden suchen, was man von ihnen denkt, da sie diese persönlichen Dinge nicht ohne fremde Hilfe ausführen können. Sie beobachten Ihren Gesichtsausdruck und wie Sie zu ihnen ans Bett kommen. Das Beste ist, sich ganz sachlich zu verhalten. Sie sollten freundlich sein und nicht auf sich warten lassen. Man darf es weder am Gesicht noch an Ihrer Haltung ablesen können, daß Ihnen diese pflegerische Maßnahme unangenehm ist. Man muß dem Patienten sagen, daß man für seine Bedürfnisse Verständnis hat und daß man dazu da ist, um ihm hierbei ebenso wie bei anderen Dingen zu helfen. Ihre Hilfsbereitschaft wird ihn davon überzeugen, daß er sich nicht schämen muß oder verlegen zu sein braucht, wenn er die Bettpfanne oder die Urinflasche benützen muß.

Wenn der Patient oder die Patientin fertig sind, kommt man wieder ins Zimmer und stellt das Rufsignal ab, nimmt dem Patienten die Urinflasche bzw. der Patientin die Bettpfanne ab und deckt sie zu. In den meisten Fällen gibt es für Urinflaschen und Bettpfannen Papierdeckel. (Man hilft der Patientin von der Bettpfanne herunter und ist ihr beim Abwischen behilflich, wenn sie selbst damit nicht fertig wird.) Man öffnet die Bettvorhänge, trägt die bedeckte Bettpfanne bzw. Urinflasche in den Arbeitsraum oder dorthin, wohin sie gehört. Gewöhnlich befindet sich im Arbeitsraum ein Spülgerät für Bettpfannen und Urinflaschen.

In einem modernen Spülgerät für Bettpfannen werden diese gespült, gesäubert und unter Dampf sterilisiert (keimfrei gemacht). Man braucht das Spülgerät nur zu öffnen, die Bettpfanne hineinzustellen, es zu schließen und auf den richtigen Knopf zu drücken. Ein Signal zeigt an, wann die Bettpfanne wieder herausgenommen werden kann. Die Urinflasche kann in das Patienten-WC entleert und dann mit klarem Wasser nachgespült werden oder im Arbeitsraum in einen Spülkasten entleert und anschließend mit klarem Wasser ausge-

spült werden. Man darf *nie* eine Bettpfanne oder eine Urinflasche entleeren, wenn man nicht ganz sicher ist, ob der Urin gemessen werden oder eine Probe zur Untersuchung aufbewahrt werden muß. Wenn Sie nicht ganz sicher sind, fragen Sie die Schwester, bevor Sie den Urin verwerfen. Man achtet auf die Farbe und eine normalerweise nicht vorhandene Trübung des Urins und benachrichtigt die Schwester entsprechend. Wenn Sie die Urinmenge bestimmen sollen, gießen Sie die ganze Urinmenge aus der Bettpfanne bzw. der Urinflasche in ein Meßglas, das für diesen Zweck vorgesehen ist, lesen das Meßergebnis korrekt ab und schreiben es auf, bevor Sie den Urin wegschütten. Anschließend spülen Sie die Urinflasche bzw. die Bettpfanne aus, decken sie mit einem frischen Papierdeckel ab und stellen sie in den Nachttisch zurück. Auf dem Einfuhr- und Ausfuhrformular des Patienten vermerkt man neben der ausgeschiedenen Urinmenge die Uhrzeit.

Für den Stuhlgang benützen Männer wie Frauen eine Bettpfanne. Wenn der Patient Hilfe benötigt, ist meist ein Krankenpfleger hierfür zuständig. Für die Patientin stellt man Bettpfanne, Toilettpapier oder Papiertücher bereit. Wenn die Patientin Hilfe benötigt, um ·sich anschließend zu säubern, hilft man ihr, sich auf die Seite zu drehen, während man die Bettpfanne unter ihr wegnimmt. Auf der Seite liegend kann sie dann gründlich gesäubert werden. Nach jedem Stuhlgang benötigt die Patientin eine Waschschüssel, Seife und ein Handtuch; man kann ihre Hände auch mit einem eingeseiften Waschlappen abwaschen, sie dann abspülen und abtrocknen.

Die bedeckte Bettpfanne trägt man in den Arbeitsraum und stellt fest, ob eine Probe entnommen werden soll, bevor man die Bettpfanne entleert. Die Schwester wird Ihnen sagen, ob Stuhl für eine Untersuchung benötigt wird. Betrachten Sie den Stuhl, bevor Sie ihn wegspülen und berichten Sie der Schwester (oder zeigen ihr den Stuhl), wenn er auffällig ist; zum Beispiel sehr dunkel oder sehr hell, sehr fest oder sehr flüssig erscheint; Blut- oder Schleimspuren enthält oder Ihnen etwas anderes auffällt, was die Schwester dem Arzt melden muß.

Nach Hantieren mit einer Bettpfanne bzw. einer Urinflasche wäscht man sich die Hände gründlich mit Seife. Solange Ihre Hände nicht gründlich sauber sind, dürfen Sie weder für den Patienten, dem Sie eben geholfen haben, noch für einen anderen Patienten tätig werden. Das ist äußerst wichtig, um die Ausbreitung von Infektionen durch Kontamination zu vermeiden (Übertragung von Keimen von einer Person auf die andere).

Allgemeine morgendliche Körperpflege

In der Zeit, in der das Bett des bettlägerigen Patienten gemacht wird (gewöhnlich am Vormittag), ist die Gelegenheit günstig, andere hygienische Maßnahmen durchzuführen. Zum Beispiel wird er seinen Mund ausspülen und seine Zähne putzen wollen. Er benötigt unter Umständen ein gründliches Bad. Da ein bettlägeriger Patient aber nicht aufstehen kann, es jedoch für ihn genauso wichtig, wenn nicht wichtiger ist, daß er einen sauberen Mund, frisch geputzte Zähne und einen frischen Körper hat — was einem Gesunden selbstverständlich ist —, müssen ihm diese wichtigen Dinge auch im Bett möglich gemacht werden. Einige Patienten benötigen vielleicht nur die notwendigen Utensilien und können ihre Zähne selbst putzen und sich selbst waschen. Andere werden einige Unterstützung benötigen.

Sehr kranke oder sehr geschwächte Patienten sind davon abhängig, daß Sie ihnen zur Hand gehen. Die Schwester wird Ihnen sagen, wieviel Hilfe jeder der Ihnen anvertrauten Patienten benötigt. Sie werden selbst entscheiden lernen, in welchem Fall Sie helfen müssen und wann Sie den Patienten sich selbst überlassen können. Wenn Sie einen Patienten versorgen, müssen Sie immer daran denken, den Patienten nicht unnötig dadurch zu ermüden, daß Sie Ihre Arbeit nicht geplant haben. Wenn Sie zum Beispiel dem bettlägerigen Patienten zuerst das Bett machen, ihm dann die Zähne putzen und ihn waschen, ist das Bett, das Sie gerade mit beträchtlichem Aufwand gemacht haben, wieder in Unordnung oder durch verschüttetes Wasser feucht, was ein erneutes Wechseln der Laken erforderlich macht. Sie müssen deshalb lernen, alle Ihre Patienten so zu versorgen, daß diese davon die größte Hilfe und den größten Nutzen haben und Sie dabei eine praktische und sinnvolle Reihenfolge einhalten können.

Mundpflege, Waschen und Bettenmachen läßt sich beim bettlägerigen Patienten ohne Schwierigkeiten so arrangieren, daß der Patient sich anschließend sauber und erfrischt fühlt und in der Lage ist, unter bestmöglichen Bedingungen, wieder den ganzen Tag im Bett zu verbringen.

Eine gute Mund- und Zahnpflege gehört zur täglichen Hygiene. Sie verhindert die Zahnfäule (Karies), kräftigt das Zahnfleisch und hält es frei von Infektionen. Bei Erkrankung wird die Mund- und Zahnpflege (orale Hygiene) zur absoluten Notwendigkeit. Als Folge von Krankheit oder Fieber kann der Mund trocken, die Zunge belegt oder schmerzhaft geschwollen sein. Die Lippen werden oft trocken und rissig. Oft verspüren die Patienten einen bitteren oder unangenehmen Geschmack auf der Zunge.

Das Essen wird beschwerlich, wenn die Lippen und die Mundschleimhaut beim Kauen und Schlucken der Speisen schmerzen. Risse und Aphten können entstehen. Bei solchen Komplikationen wird eine gezielte Mundpflege oder eine Mundbehandlung angeordnet.

Allgemeine Mundpflege wird mindestens zweimal täglich durchgeführt, damit Mund und Zähne in gutem Zustand bleiben. *Gezielte* Mundpflege wird nach Anordnung des Arztes oder so wie die Schwester es für richtig hält und sooft der Zustand des Mundes es erfordert durchgeführt.

Mundpflege

Im Krankenhaus wird die allgemein übliche Mundpflege morgens, noch vor dem Frühstück, und abends, noch vor dem Schlafengehen, durchgeführt. Der Patient, der aufsteht, kann sich an einem nahen Waschbekken selbst die Zähne putzen und seinen Mund ausspülen. Der bettlägerige Patient benötigt jedoch Ihre Hilfe, um an die nötigen Utensilien heranzukommen. Wenn er schwach oder hilflos ist, kann er sogar bei der Mundpflege auf Ihre Hilfe angewiesen sein.

Benötigt wird:
1 Glas oder eine Tasse
1 Zahnbürste
Zahnpasta
1 nierenförmige (Brech-) Schale
1 Gazetupfer bzw. (bei Bedarf) 1 Zahnprothesenbehälter
1 Handtuch

Bevor man dem Patienten die Utensilien bringt, die er zum Zähneputzen benötigt, wäscht man sich die Hände. Man läßt ihn (wenn möglich) bequem aufsitzen und stellt den Bettisch nahe an ihn heran; dann legt man ihm ein Handtuch über den Oberkörper, füllt das Glas (den Becher oder die Tasse) mit Wasser oder dem in Ihrem Krankenhaus gebräuchlichen Mundwasser und reicht ihm seine Zahnbürste und die Zahnpasta. Zum Ausspülen stellt man die Brechschale neben sein Glas. Wenn der Patient ein künstliches Gebiß hat, legt man dies in den Zahnprothesenbehälter oder auf einen Gazetupfer. Die Prothese nimmt man mit zum Waschbecken und reinigt sie unter fließendem Wasser gründlich. Die saubere Prothese bringt man dem Patienten zurück und legt sie in den Behälter oder auf einen frischen Gazetupfer und räumt sie in seinen Nachttisch, bis er sie wieder einsetzen möchte. (Zahnprothesen sind kostspielig; wenn sich der Patient besorgt zeigt, ob Sie mit seiner Prothese richtig umgehen können, versichern Sie ihm, daß Sie beim Säubern sehr vorsichtig sein werden.)

Inzwischen kann er seine eigenen Zähne selbst putzen und seinen Mund gründlich ausspülen. Sie müssen unter Umständen die Brechschale dicht unter sein Kinn halten, so daß er seinen Mund gut ausspülen kann. Wenn er mehr Hilfe benötigt, gießt man, die Bürste über die Brechschale haltend, genügend Wasser oder Mundwasser über die Zahnbürste. Sie soll gründlich naß sein, bevor man Zahnpasta aus der Tube auf die Zahnbürste drückt. Man läßt den Patienten sich selbst die Zähne putzen oder putzt ihm, wenn er dazu nicht in der Lage ist, die Zähne durch festes, aber sanftes Auf- und Abbürsten. Hinterher läßt man ihn den Mund gründlich ausspülen und versäumt nicht, seine Zahnbürste nach Gebrauch gründlich zu säubern. Wenn der Patient sich nicht aufsetzen kann, kann er mit Hilfe eines Strohhalmes seinen Mund spülen. Ist er fertig, trocknet man ihm den Mund ab und reicht ihm seine Prothese, so daß er sie wieder einsetzen kann. Machen Sie es anschließend dem Patienten wieder bequem; räumen Sie die nach Gebrauch gereinigten Utensilien an ihren Platz.

Wenn der Mund des Patienten in schlechtem Zustand ist oder wenn aus irgendeinem Grund eine regelmäßige Mundpflege nicht möglich ist, wird Ihnen Ihre Unterrichtsschwester zeigen, welche Utensilien für die *gezielte* Mundpflege in Frage kommen und wie sie benutzt werden. Mit einem besonderen Spatel oder einem Gazetupfer kann mehrfach täglich eine Mischung aus Glyzerin und Zitronensaft oder ein handelsübliches Präparat auf Lippen, Zunge und Gaumen aufgetragen werden, um Erleichterung zu verschaffen und ein Abheilen der Schleimhautveränderungen zu fördern.

Das Waschen

Jeder Patient sollte täglich baden oder duschen. Das ist für einen bettlägerigen Patienten ebenso wichtig wie für einen Patienten, der nicht ans Bett gefesselt ist. Der Patient, der aufstehen darf, kann selbst ein Bad nehmen oder duschen. Er kann bei den Vorbereitungen Ihre Hilfe benötigen, zum Beispiel beim Hineinsteigen und Heraussteigen aus der Wanne oder während des Waschens. Die Schwester oder Ihre Unterrichtsschwester werden Ihnen sagen, wieviel Hilfe ein Patient benötigt, um ohne Gefahr für sich ein Bad zu nehmen oder zu duschen. Man überzeugt sich davon, daß er Seife, Handtücher und einen sauberen Schlafanzug oder Nachthemd hat und ein Morgenrock oder Bademantel vor dem Bad bereitliegt, so daß er sich hinterher nicht erkältet.

Wenn man den Wasserhahn für das Bad oder die Dusche aufdreht, darf das Wasser *nie* heiß, es muß warm sein. Ein Patient kann sich, besonders wenn er etwas behindert ist, leicht verbrühen. Man muß sich auch davon überzeugen, daß eine gleitsichere Matte in der Badewanne liegt, damit er nicht ausrutschen und fallen kann. Die Schwester wird Ihnen zeigen, wie man einem schwachen oder hilflosen Patienten helfen kann, in die Wanne zu steigen und wieder herauszukommen. Man muß ihn dabei kräftig unterstützen. Man wird Sie bitten, beim geschwächten oder entkräfteten Patienten während des Bads zu bleiben, damit er nicht fallen und sich verletzen kann. Gewöhnlich ist in der Duschkabine in geeigneter Höhe ein Geländer angebracht, damit er sich dort abstützen und halten kann. In der Dusche sollte ein niedriger Schemel griffbereit stehen, falls der Patient im Sitzen duschen möchte. Wenn der Patient sich während des Bads oder der Dusche schwach oder schläfrig fühlt, ist sofort die Schwester zu rufen; der Patient darf auf keinen Fall in diesem Moment alleingelassen werden.

Die meisten Patienten baden am Vormittag, so daß in dieser Zeit ihre Betten gemacht werden können. Man kann dem Patienten, der beim Baden Ihre Hilfe benötigt, helfen und ihn anschließend bequem in einem Sessel sitzen lassen, während man sein Bett richtet. Wenn die Schwester oder auch Sie erwarten, daß der Patient nach dem Bad oder der Dusche sehr müde sein wird, kann man ihn zuerst in einen Sessel setzen und dann das Bett machen. Nachdem das Bett fertig ist, ihm beim Baden helfen und ihn anschließend ins Bett bringen.

Die Schwester wird Ihnen helfen, bei der Einteilung Ihrer Arbeit richtig vorzugehen, da sie beim Erstellen der Pflegepläne berücksichtigt, wieviel Kraft jeder einzelne Patient aufbringen kann und wie lange er nach Anordnung des Arztes aufstehen darf. Wenn der Patient nur für sehr kurze Zeitspannen aufstehen darf, muß er möglicherweise im Bett gewaschen werden und darf nur während des Bettenmachens in einem Sessel sitzen.

Wenn schon ein Patient, der aufstehen kann, sein tägliches Bad genießt, so liegt dem Patienten, der den ganzen Tag oder fast den ganzen Tag im Bett verbringen muß, noch mehr daran. Nach einem Bad fühlt sich jeder Patient erfrischt, sauber und wohl. Für den bettlägerigen Patienten gilt dies in noch stärkerem Maße, da ein Bad die Haut von Gerüchen und Abscheidungen, wie Schweiß und Schuppen reinigt. Diese entstehen bei dem bettlägerigen Patienten leichter als bei einem Patienten, der aufstehen kann. Im Bad wird beim Waschen und Trockenreiben der Kreislauf stimuliert; das Bad beugt Infektionen vor, da Schmutz und Keime entfernt werden; es entspannt den Patienten. Dabei haben Sie Gelegenheit, nach auffälligen, evtl. behandlungsbedürftigen Veränderungen am Körper des Patienten zu sehen. Es kann Ihnen ein Ausschlag, eine gereizte Hautpartie, eine wunde Stelle oder etwas anderes auffallen, was behandlungsbedürftig ist und daher sofort gemeldet werden muß. Beim Waschen werden Arme, Beine und der Rumpf bewegt, wodurch der Kreislauf des Patienten angeregt und gleichzeitig verhindert wird, daß seine Muskeln während der Krankheit schlaff werden oder schrumpfen.

Ein Bad kann und sollte für den bettlägerigen Patienten eine angenehme Abwechslung sein. Gelegentlich muß man jedoch einem Patienten erklären, wie notwendig tägliches Waschen im Bett ist. Mancher Patient ist es nicht gewöhnt, zu Hause täglich zu baden; ein anderer ist verlegen, weil es ihm unangenehm ist, auf Ihre Hilfe angewiesen zu sein oder weil er fürchtet, dabei entblößt zu werden. Wenn dies den Patienten beunruhigt, muß man ihm versichern, daß man ihn weder in Verlegenheit bringen noch unnötig entblößen werde und ihm gern die Gelegenheit geben werde, mitzuhelfen. (Das ist auch eine gute Übung für den bettlägerigen Patienten.)

Ihre Unterrichtsschwester wird Ihnen zeigen, wie man einen Patienten im Bett wäscht, und Sie solange überwachen, bis Sie dabei ganz sicher sind.

Meist kann das Waschen des Patienten mit dem Neubeziehen seines Betts kombiniert werden. Zuerst trägt man das zum Wechseln notwendige Bettzeug zusammen; außerdem legt man ein Badetuch (meist ein leichtes Baumwolltuch), frische Handtücher und Waschlappen bereit. Man überzeugt sich davon, daß es im Zimmer warm genug ist und es dort nicht aus offenen Fenstern und Türen zieht. Man hängt ein Schild an die Tür, stellt einen Paravent vor das Bett oder zieht die Bettvorhänge zu, um den Patienten vor fremden Blicken zu schützen.

Den Patienten bereitet man für das Waschen vor, indem man ihm seine Pyjamajacke oder sein Krankenhaushemd auszieht, die Bettdecke bis auf das Zwischenlaken zurückschlägt, das Badetuch über das Zwischenlaken legt und das Zwischenlaken unter dem Badetuch herauszieht.

Wenn der Patient seine Zähne noch nicht geputzt hat, bringt man ihm seine Mundpflegeutensilien. Man bittet ihn, sich aufzusetzen und deckt seinen Oberkörper mit einem Handtuch ab. Nach dem Zähneputzen räumt man die entsprechenden Utensilien wieder fort und füllt die Waschschüssel halbvoll mit warmem Wasser. (Es muß sehr warm sein, da es sehr schnell abkühlt.) Die Schüssel stellt man auf den Bettisch.

Wenn das Handtuch den Oberkörper des Patienten bedeckt, wäscht man Gesicht und Ohren des Patienten mit klarem Wasser. Man faltet einen Waschlappen zu einem Wasch-

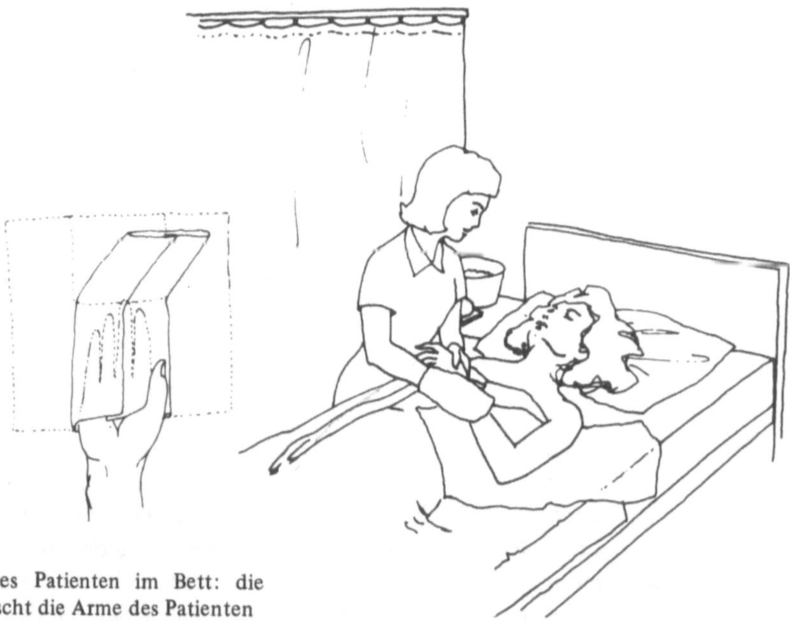

Abb. 13. Waschen des Patienten im Bett: die Schwesternhelferin wäscht die Arme des Patienten

handschuh, damit die losen, kalten Enden des Lappens den Körper des Patienten nicht berühren. Wenn er dazu fähig und bereit ist, darf er sich selbst waschen.

Als nächstes werden Hals, Arme und Hände eingeseift (dabei legt man das Handtuch unter jeden Arm, damit das Bett trocken bleibt) und der Schaum mit klarem Wasser abgewaschen (Abb. 13). Die Seife darf nicht in der Schüssel liegen bleiben, sondern muß, wenn sie nicht benötigt wird, in der Seifenschale abgelegt werden. Man trocknet jeden Körperteil ab und deckt ihn mit dem Badetuch zu, damit der Patient sich nicht erkältet, zu.

Anschließend wird der Oberkörper und danach der Bauch (Abb. 14) gewaschen. Man

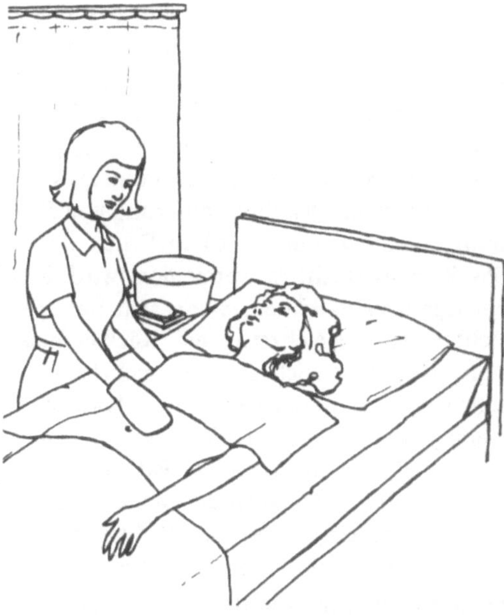

Abb. 14. Die Schwesternhelferin wäscht den Bauch des Patienten

achtet dabei besonders auf Haut- und Bauchfalten; sie müssen gründlich gewaschen und getrocknet werden. Man wäscht die Beine und Füße und hebt dabei das Badetuch nur über dem Teil, der gerade gewaschen wird, und läßt den übrigen Körper zugedeckt. Das Bade-

tuch wird vor dem Waschen unter das jeweilige Bein gelegt. Wenn man mit dem Waschen der Beine fertig ist, ist das Wasser abgekühlt. Man füllt die Waschschüssel mit frischem Wasser (wieder sehr warm) und bittet den Patienten, sich auf die Seite zu drehen.

Dicht an den Rücken des Patienten wird ein aufgerolltes Handtuch gelegt, bevor man seinen Rücken sorgfältig wäscht und trocknet (Abb. 15). Zuletzt läßt man ihn seine Ge-

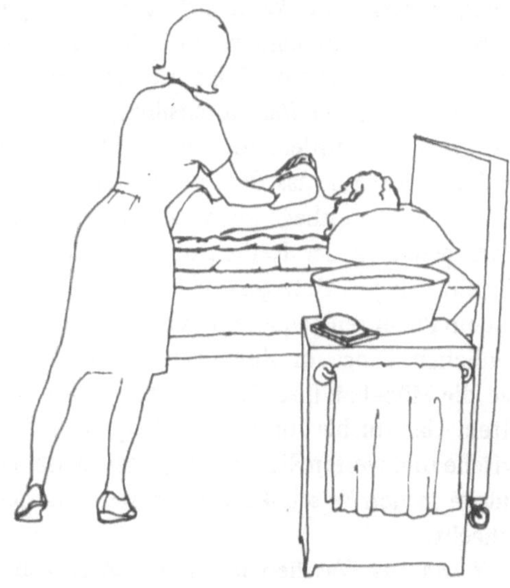

Abb. 15. Abreiben des Rückens

schlechtsteile waschen oder hilft ihm dabei. Es kann sein, daß er dabei alleingelassen werden möchte. Wenn eine Patientin Hilfe benötigt, können Sie ihr helfen; einem Patienten hilft gewöhnlich ein Pfleger.

Nach dem Waschen hilft man dem Patienten in ein sauberes Nachthemd oder einen frischen Pyjama; trägt er ein Krankenhaushemd, legt man das neue Hemd über das alte, zieht das alte darunter hervor und hilft ihm in das neue. Wenn es mehrere Hemden zur Auswahl gibt, läßt man ihn ein Hemd auswählen. Die Entscheidung darüber, was er tragen soll (dies gilt besonders für Patientinnen), stellt einen zusätzlichen Anreiz dar und führt ihm vor Augen, daß er noch Entscheidungen treffen kann, auch wenn er krank ist. Jetzt brauchen Sie einen Kamm und eine Bürste, um ihm zu helfen, sein Haar ordentlich zu kämmen. Wenn Finger- oder Fußnägel der Pflege bedürfen, hilft man dem Patienten, die Nägel zu reinigen und erkundigt sich bei der Schwester, wie sie geschnitten werden müssen. Bei einigen Patienten, wie zum Beispiel Diabetikern oder bei sehr alten Patienten, gelten besondere Regeln. Häufig wird zur Pflege der Fußnägel eine Fußpflegerin herangezogen. Sie kann sich auch anderer Fußprobleme annehmen und dem Patienten zeigen, wie er seine Füße pflegen kann.

Man räumt die Waschutensilien, nachdem die gereinigt wurden, in den Nachttisch ein und bezieht nun das Bett des Patienten mit frischem, bereitliegendem Bettzeug, und zwar genau in der Reihenfolge, wie man es für ein belegtes Bett gelernt hat. Machen Sie es dem Patienten bequem, legen Sie seine persönlichen Dinge in Reichweite und rücken Sie die Möbel an ihre Plätze. Ersetzen Sie die alten Handtücher und Waschlappen durch frische und werfen Sie alle benützten Wäschestücke in den Wäschekorb oder den Wäscheschacht.

Wenn das Waschen nur kurze Zeit beanspruchte, das Wasser warm genug war und dem Patienten Ihre Hilfe und Gesellschaft angenehm waren, fühlt er sich jetzt erfrischt und nach dem Bad erholt. Oft ist er auch nach dem Waschen, dem Bettenmachen und Umkleiden angenehm ermüdet. Ermuntern Sie ihn, sich auszuruhen oder, wenn es ihm lieber ist, zu lesen oder andere Patienten aufzusuchen oder helfen Sie ihm, es sich bequem zu machen — je nachdem, was er vorhat. Dann können Sie beruhigt gehen, da Sie wissen, daß das Bad seiner Gesundheit zuträglich war, es ihm Spaß gemacht hat und daß er sich jetzt schon auf das morgige Waschen freut.

Abendliche Körperpflege

Abends vor dem Schlafengehen wird dem Patienten ermöglicht, sich zu waschen und seine Zähne zu putzen; gleichzeitig werden die Betten neu gemacht. Die Laken werden gestrafft und, wenn nötig, gewechselt. Das ganze Bett wird für die lange Nachtruhe vorbereitet.

Das ist für den nicht bettlägerigen Patienten schnell erledigt. Man schlägt die Bettdecke zum Fußende zurück, strafft die Unterlage, steckt sie fest unter die Matratze und überzeugt sich davon, daß keine Falten und keine Krümel zurückbleiben, die der Patient in der Nacht als störend empfindet. Zuletzt wird das Kissen aufgeschüttelt und das Bett aufgeschlagen gelassen, damit der Patient sich leichter hinlegen kann.

Die Rückenmassage

Dem bettlägerigen Patienten wird besondere Pflege und Aufmerksamkeit zuteil. Trotz Ermunterung, sich auf die Seite zu drehen, liegen die Patienten häufig längere Zeit auf dem Rücken als in jeder anderen Position. Um die Rückenhaut zu schützen und zu kräftigen und einen Dekubitus aufgrund von Reibung, Reizung und vor allem Druck durch das Körpergewicht zu vermeiden, wird dem bettlägerigen Patienten, wenn sein Bett gerichtet wird, gleichzeitig der Rücken massiert. Das kann auch am Tage mehrfach geschehen (zum Beispiel nach dem Waschen), wenn der Arzt oder die Schwester der Meinung sind, daß die Haut des Patienten eine Massage nötig hat. Auch der nicht bettlägerige Patient empfindet die Rückenmassage häufig als angenehm; er benötigt sie bei weitem nicht so dringend wie der bettlägerige Patient, trotzdem empfiehlt es sich, ihm vor dem Schlafengehen eine solche vorzuschlagen. Sie wirkt beruhigend, hilft ihm, sich zu entspannen und erleichtert das Einschlafen.

Gewöhnlich wird eine spezielle Lösung (oft Franzbranntwein) verwendet. Sie enthält Bestandteile, die die Haut des Rückens schützen. In vielen Krankenhäusern hat jeder Patient sein eigenes Fläschchen, das in seinem Nachttisch aufbewahrt wird. Vor Beginn der

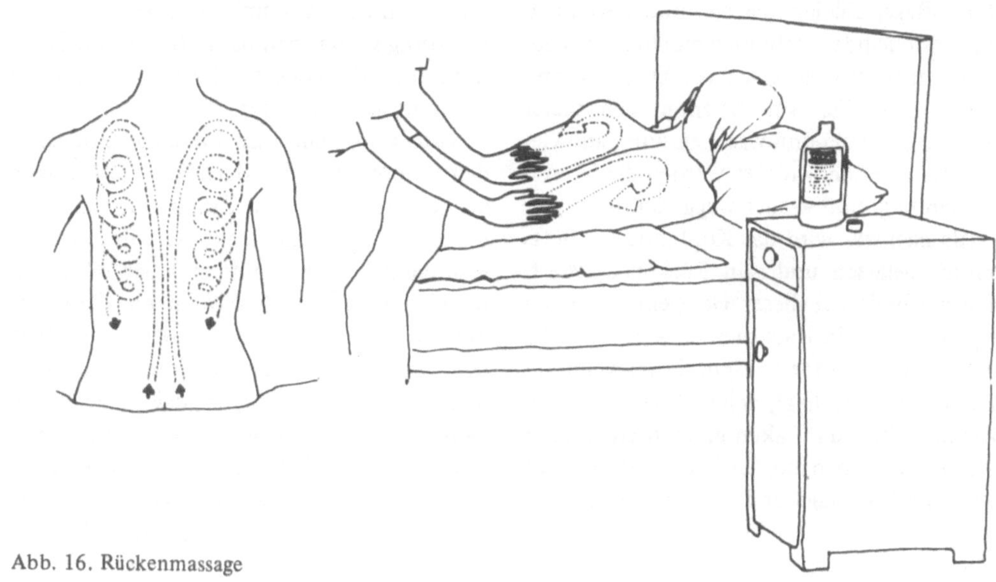
Abb. 16. Rückenmassage

Massage läßt man das Kopfende des Betts herab und bittet den Patienten, sich auf die von Ihnen abgewandte Seite oder auf den Bauch zu legen, je nachdem, was für ihn angenehmer ist. Man macht seinen Rücken frei und legt ein Handtuch ganz nah an seinen Rücken, damit das Bett nicht naß wird. Man gießt sich ein wenig Lösung auf die Handflächen und reibt damit den Rücken des Patienten und seine Schultern mit sanften, aber festen, kreisförmigen Auf- und Abbewegungen (Abb. 16) ein. Zu empfehlen sind langgezogene, langsame Auf- und Abbewegungen. (Sie müssen ausreichend, aber nicht zuviel Lösung verwenden.) Massieren Sie etwa 3 Minuten lang; das stimuliert die Blutversorgung (Kreislauf) des Rückens und hält das Gewebe der Haut kräftig und geschmeidig. Wenn Ihnen auf dem Rücken des Patienten gerötete Stellen auffallen, benachrichtigen Sie die Stationsschwester nach Beendigung der Massage. Sie wird möglicherweise weitere Behandlungsmaßnahmen veranlassen, um die Reizung der Haut nicht stärker werden zu lassen.

Nach der Massage muß der Rücken des Patienten vorsichtig abgetrocknet werden. In einigen Krankenhäusern wird Puder verwendet; gelegentlich verwenden die Patienten ihren eigenen Körperpuder. Puder darf erst, wenn die Haut ganz trocken ist, aufgetragen werden. Auf feuchter Haut bilden sich sonst Puderklümpchen, die die Haut reizen, anstatt sie zu glätten. Wenn man Puder verwendet, streut man ihn vorsichtig auf den trockenen Rücken des Patienten und verteilt ihn danach regelmäßig über seinen Rücken. Zuletzt hilft man ihm wieder in die Pyjamajacke oder das Nachthemd und macht es ihm bequem.

Vorbereiten des bettlägerigen Patienten für die Nacht

Vor dem Schlafengehen sollte der Patient Gesicht und Hände waschen, sein Rücken sollte massiert und sein Bett besonders sorgfältig gerichtet werden, da sein Schlaf in großem Maße davon abhängt, ob er bequem liegen und sich entspannen kann.

Gelegentlich werden Mundpflege und Waschen vorgezogen und der Rücken erst kurz vor dem Schlafengehen massiert, wenn das Bett gerichtet wird. Wenn Sie jedoch Waschen,

Mundpflege, Rückenmassage und Bettenmachen miteinander verbinden möchten (genauso wie man am Morgen diese Dinge kombiniert), lassen Sie den Patienten sich zuerst die Zähne putzen und waschen ihm dann Gesicht und Hände. Zuletzt werden die Utensilien gereinigt und wieder weggeräumt.

Als nächstes wird das Kopfende des Betts heruntergelassen und sein Rücken massiert. Man wechselt bei dieser Gelegenheit seinen Pyjama oder sein Nachthemd, wenn es nötig ist oder der Patient es wünscht. Dann, während er auf der Seite liegt, schaut man sich sein Bett an. Wenn die Laken gewechselt werden müssen, zieht man auf der Seite, auf der man steht, die Unterlage und das Bettlaken unter der Matratze hervor, läßt die losen Enden der Unterlage und der Gummiunterlage auf der Matratze liegen, zieht das lose Ende des Bettlakens am Kopfende straff und steckt es wieder, unter Bildung einer Bettecke, unter die Matratze. Dann zieht man zuerst den mittleren Teil und hinterher die unteren Enden des Bettlakens straff und steckt sie fest. Nun ist die Unterlage an der Reihe (und die Gummiunterlage, so eine vorhanden ist). Sie wird zuerst in der Mitte und dann an ihrem oberen, zuletzt an ihrem unteren Rand festgesteckt. Nun bitten Sie den Patienten, sich zu Ihnen zu drehen; Sie wechseln die Seite und schlagen dort die Bettdecke zurück, um frei arbeiten zu können. Dann zieht man die Unterlage, die Gummiunterlage und das Bettlaken unter der Matratze heraus und schlägt die Unterlage und die Gummiunterlage hoch. Nach Straffung steckt man das Bettlaken unter Bildung einer Bettecke, am Kopfende beginnend, unter der Matratze fest.

Nun geht man zum Fußende und steckt den unteren Teil des Bettlakens fest. Dasselbe geschieht mit der Gummiunterlage und der Unterlage; man steckt den mittleren Teil fest, dann die oberen und zum Schluß die unteren Enden der beiden. Wenn man die Enden der Unterlage unter die Matratze steckt, sieht man, wie sie unter dem Patienten straff wird, und kann sich überzeugen, daß keine einzige Falte die empfindliche Haut des Patienten irritieren kann. Entfernen Sie anschließend sämtliche Krümel, Papierstückchen oder anderen Abfall, der sich auf der Unterlage befindet.

Wenn die Unterlage so glatt ist, als sei sie eben frisch gebügelt worden, bitten Sie den Patienten, sich auf den Rücken zu drehen und straffen die Bettdecke. Zum Schluß schütteln Sie das Kissen auf und legen es ihm unter den Kopf und unter die Schultern; passen Sie es ihm so an, daß es ihm bequem ist. Überzeugen Sie sich davon, daß er die Klingel oder die Gegensprechanlage bequem erreichen kann. Heben Sie das Kopfende auf eine ihm angenehme Höhe an.

Selbst wenn der Patient noch nicht sofort einschläft, ist es ihm angenehm, nach einer entspannenden Rückenmassage in einem bequemen Bett zu liegen.

Ernährung des Kranken

In diesem Kapitel wird behandelt:

- *Aus welchen Nahrungsmitteln eine ausgewogene Diät zusammengestellt werden kann*

- *Was eine wohlausgewogene Diät für den Körper bedeutet*

- *Welche Diäten von der Diätküche geliefert werden*

- *Wie man den Patienten auf seine Mahlzeiten vorbereitet*

- *Wie dem Patienten das Essen gereicht wird*

- *Wie schwache und hilflose Patienten gefüttert werden*

- *Wie man die Vorlieben und Abneigungen des Patienten bezüglich bestimmter Speisen berücksichtigt*

- *Wie man die Menge der flüssigen und festen Speisen mißt*

- *Was für Ernährungsmethoden in Frage kommen, wenn ein Patient nicht essen kann*

Normalerweise ist ein Gesunder mit gutem Appetit, der seinen Speiseplan mit Bedacht zusammenstellt, gut ernährt. Ein Kranker, der wenig oder keinen Appetit hat oder sich schwach und müde fühlt, ist darauf angewiesen, daß für seine Ernährung ausreichend gesorgt wird.

Richtiges Zusammenstellen der Speisen, entsprechend den Bedürfnissen des Kranken, (Abb. 17) und Essensverteilung liegen nicht in einer Hand. Um den Patienten ausreichend zu ernähren, müssen unter Umständen besondere Ernährungsmethoden angewandt werden.

Die wesentlichen Nahrungsbestandteile sind in vier Grundnahrungsmitteln enthalten (Abb. 18):

a) Milch und Milchprodukte
b) Gemüse und Früchte
c) Fleisch
d) Brot und Mehlprodukte

Die den Bedürfnissen des Patienten am besten entsprechende und vom Arzt angeordnete Diät wird von der Diätassi-

Grundbestandteile einer
ausgewogenen Kost

Wie eine gut ausgewogene Diät
den Organismus beeinflußt

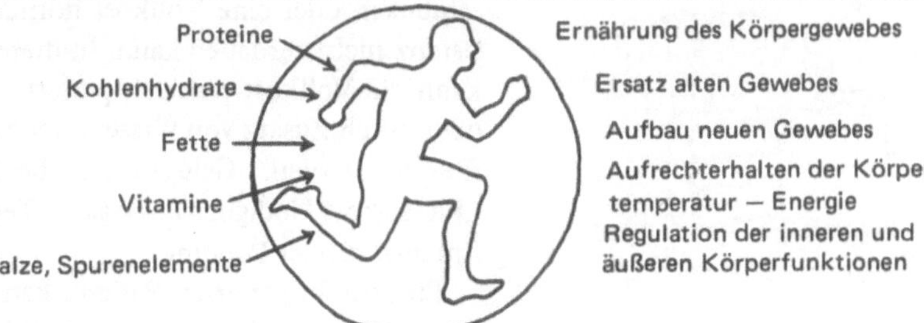

Abb. 17. Grundbestandteile der Nahrung und wie sie den Körper beeinflussen

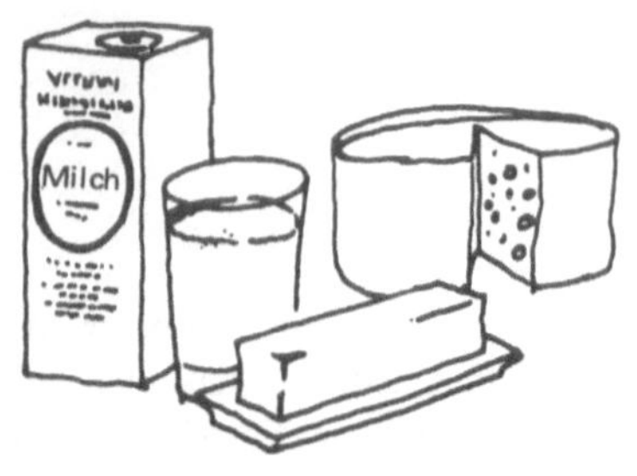

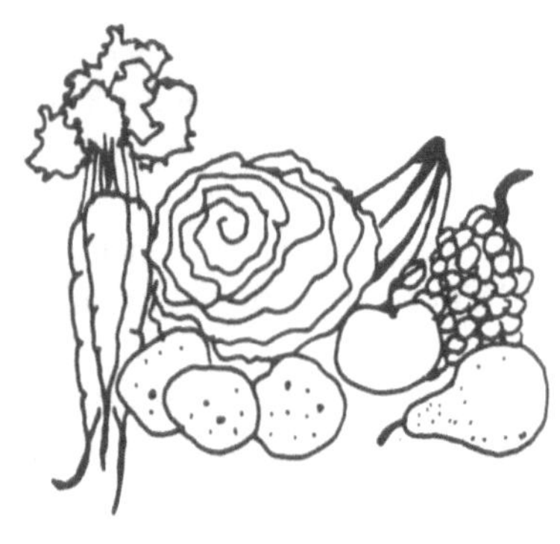

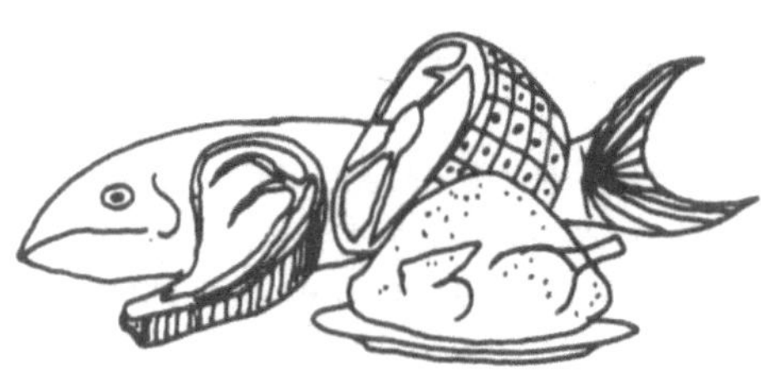

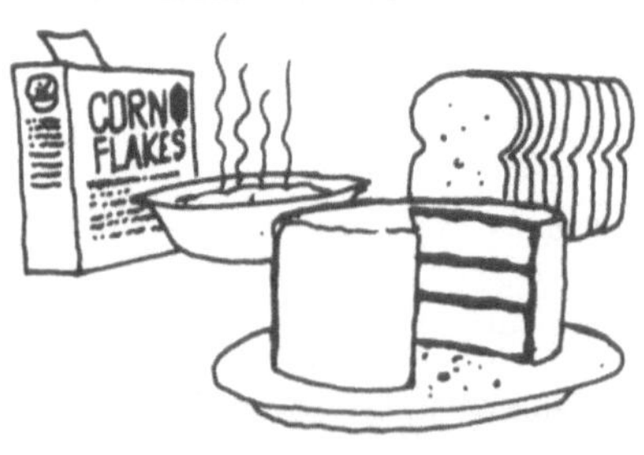

Abb. 18. Die vier Grundnahrungsmittel: Milch, Gemüse, Fleisch und Fisch, Brot- und Mehl- bzw. Getreideprodukte

stentin nach Weisung des Arztes aus diesen vier Grundnahrungsmitteln zusammengestellt. Die Mahlzeiten werden in der Krankenhausküche oder in der eigens dafür eingerichteten Diätküche vorbereitet.

Die Schwesternhelferin hilft unter Aufsicht einer Vollschwester, den Patienten das Essen zu servieren und die, die schwach oder hilflos sind, zu füttern. Die Patienten, die entweder nicht in der Lage sind oder denen es nicht erlaubt ist, Nahrung durch den Mund aufzunehmen, werden während dieser Zeit mit besonderen Methoden ernährt; dies ist jedoch Sache des Arztes oder der Schwester.

Krankenhausdiäten

Für den Patienten, der alles ohne Einschränkung essen darf, ordnet der Arzt „Vollkost" an, die im wesentlichen dem entspricht, was der Patient mit Appetit zu Hause ißt.

Eine „Weichkost" wird für Patienten angeordnet, denen weiche oder passierte Nahrung, die sie leicht kauen und schlucken können und die leicht verdaulich ist, besser bekommt.

Eine „Schonkost" wird gegeben, wenn der Patient nur kleine Portionen einer meist der Normalkost ähnlichen Diät erhält, wobei jedoch stark gewürzte oder scharf gebratene und schwer verdauliche Nahrungsmittel, wie Soßen oder Süßigkeiten, entweder beschränkt oder ausgenommen sind.

Eine „Flüssigkost" (Sondennahrung) wird oft angeordnet, wenn der Patient nicht kauen, schlucken oder eine Vollkost normaler Konsistenz nicht verdauen kann. In diesen Fällen kann die Vollkost passiert, püriert, zerkocht oder durch Zusatz von Wasser oder Milch verflüssigt werden. Gelegentlich besteht die „Flüssigkost" lediglich aus Wasser, Tee, Brühe, Fruchtsaft oder Pudding.

Ein frischoperierter Patient kann, nachdem er sich von der Narkose erholt hat, während der ersten 6 bis 12 Stunden, auf zum Beispiel „Flüssigkeit schluckweise" oder „nur

Eisstückchen" gesetzt werden. Dann folgt meist eine Flüssigkost, später eine Weichkost und zuletzt die Vollkost, sobald der Arzt der Meinung ist, daß der Patient wieder Vollkost verträgt.

Zusätzlich zu seiner Erkrankung kann der Patient Ernährungsmängel oder andere Ernährungsstörungen aufweisen; entweder enthielt seine Nahrung zu Hause nicht alle notwendigen Nahrungsstoffe, die eine gute ausgewogene Ernährung ausmachen, oder sein Körper ist nicht in der Lage, einige der täglich zugeführten Nahrungsstoffe ausreichend zu nützen.

Auch wenn Ernährungsfehler oder Ernährungsstörungen nicht die Hauptursache für die stationäre Behandlung sind, können sie seine Krankheit beeinflussen; sie können die Krankheit verschlimmern, den Patienten schwächen oder seine Genesung verzögern. Selbst wenn sich der Patient von seiner Krankheit erholt, machen ihn Ernährungsfehler oder Ernährungsstörungen für spätere Krankheit und Behinderung empfänglicher. Deshalb versucht der Arzt, Ernährungsstörungen gleich welcher Art, durch eine entsprechende Diät zu korrigieren.

Ein magerer, unterernährter Patient benötigt, damit Körpergewebe aufgebaut werden kann, Kraft und Energie gewonnen wird, eine eiweiß- und kohlenhydratreiche Nahrung, um seine Krankheit zu überwinden. Gelegentlich werden Zwischenmahlzeiten angeordnet. Im Gegensatz dazu wird der zu dicke Patient seine Nahrungszufuhr einschränken müssen, damit das Übergewicht seine Genesung nicht verzögert oder nach seiner Genesung ein bleibendes Problem darstellt.

Wenn der Patient verstopft ist, können Nahrungsmittel, wie rohe Früchte, zugesetzt werden, um die Darmperistaltik anzuregen. Bei dünnen Stühlen werden Früchte und grobe Gemüse vorübergehend vom Diätplan gestrichen und Reis, Bananen und andere milde Speisen gegeben, bis die Stühle wieder gut geformt sind.

In vielen Fällen ist die Diät ein wesentlicher Bestandteil der Behandlung. Dem Diabetiker zum Beispiel, dessen Körper infolge eines Hormonmangels Zucker und Stärke nicht normal abbauen kann, wird eine sorgfältig berechnete Diät — gelegentlich zusammen mit dem fehlenden Hormon (Insulin) oder Medikamenten, die den Blutzucker im normalen Bereich halten — gegeben, um seinem Körper zu helfen, Zucker ohne Blutzuckererhöhung oder Ausscheidung von Zucker im Urin zu nutzen.

Essensverteilung

Wie man den Patienten für seine Mahlzeiten vorbereitet

Als Schwesternhelferin können Sie dem Patienten trotz seiner Krankheit, in vielfacher Hinsicht helfen, seinen Mahlzeiten etwas abzugewinnen. Ein Patient wird sich auf jedes Essen freuen, wenn Sie ihn hierfür entsprechend vorbereiten. Eine halbe Stunde vor dem Essen erinnern Sie ihn daran, daß die nächste Mahlzeit in Kürze serviert wird. Er wird sich über das Essen, das ihm auf seinem Tablett serviert werden wird, Gedanken machen; vielleicht hat er sein Lieblingsgericht auf der Krankenhaustageskarte ausgewählt. Schon der Gedanke daran stimuliert seinen Appetit.

Wenn der Patient zum Essen nicht aufstehen darf, gibt man ihm kurz vor dem Essen die Möglichkeit, Stuhl zu entleeren oder Wasser zu lassen und bringt ihm danach Wasser, Seife und ein Handtuch und hilft ihm, sich die Hände zu waschen. Man bringt sein Bett in Ordnung (nachdem die Waschschüssel weggeräumt ist) und hilft ihm, sich bequem hinzusetzen.

Wenn der Patient aufstehen kann, muß man ihn rechtzeitig informieren, damit er sich, bevor das Tablett hereingetragen wird, die Hände waschen kann. Sein Bettisch muß auf geeignete Höhe eingestellt werden, damit er, in seinem Sessel sitzend, bequem essen kann.

Man muß sich vergewissern, daß der Nachttisch sauber und nichts darauf zurückgeblieben ist, das an eine schmerzhafte Behandlung erinnert, wie benützte Instrumente, Verbände, schmutzige Wäsche oder andere Gegenstände, die seinen Appetit beeinträchtigen könnten. Lüften Sie das Zimmer bei unangenehmen Gerüchen oder benützen Sie einen Raumspray, da solche Gerüche den Appetit dämpfen oder ganz nehmen können.

Außer in Notfällen, sollten Behandlungen und das Einnehmen von Medikamenten nicht mit dem Essen zusammenfallen; ebenso wenig sollten Besuchszeiten, ärztliche Untersuchungen, Laboruntersuchungen oder Fahrten in die Röntgenabteilung mit dem Essen zusammenfallen. Es ist Vorrecht des Patienten, ohne Unterbrechungen und Störungen sein Essen zu genießen; darüber hinaus ist dies ein wichtiger Teil seiner Behandlung. Es ist ein Zeichen guter Pflege, wenn Sie dem Patienten während des Essens unnötige Störungen ersparen können.

Das Essen kommt dreimal täglich in einem beheizten Essenswagen auf Station. Vor der Essensverteilung muß man sich die Hände sorgfältig waschen. Die Tabletts (in den meisten Krankenhäusern kommen sie servierbereit auf Station) sind entweder mit einer Tablettkarte, auf der Name und Zimmernummer des Patienten vermerkt sind, gekennzeichnet oder man findet seinen Namen auf dem Menüstreifen, der mit jedem Tablett hochgeschickt wird.

Es wird so schnell wie möglich serviert, so daß der Patient heiße Speisen noch warm und kalte kalt serviert bekommt. Beim Hereintragen des Tabletts sollte man einen kurzen Blick darauf werfen und sich vergewissern, ob das Besteck vollständig ist und nichts fehlt. Ohne Löffel kann der Patient seine Suppe nicht essen; ohne Messer sein Fleisch nicht schneiden. Sieht das Tablett einladend aus? Ist das Essen appetitlich? Ein Kranker verliert den letzten Appetit, wenn auf seinem Tablett Suppe, Milch oder andere flüssige Speisen verschüttet wurden. Tragen

Sie das Tablett daher vorsichtig. Kleine Aufmerksamkeiten können den Appetit des Patienten stimulieren; er wird zum Beispiel kleine Portionen übergroßen vorziehen. Ansprechend garnierte Speisen werden ihm besser schmecken als langweilig und lieblos aufgehäuftes Essen. Eine kurz vor dem Servieren auf das Tablett gestellte Blume, macht das Tablett freundlich und appetitlich.

Die Diätassistentin stellt für die Patienten Speisen zusammen, die nicht nur ihren Ernährungsbedürfnissen entsprechen, sondern auch den Appetit der Patienten anregen und das Auge erfreuen. Sie vermeidet, Nahrungsmittel, die die gleiche Farbe, die gleichen Bestandteile und den gleichen Geschmack haben, miteinander zu kombinieren. Kartoffelbrei wird zusammen mit Gemüse oder Salat serviert; ein schmackhafter Braten oder ein Schnitzel liefert farbigen Kontrast und verbreitet appetitliche Düfte.

Sie müssen darauf achten, ob am Bett ein Schild mit der Aufschrift: „Patient muß nüchtern bleiben" angebracht ist. Feste und flüssige Speisen oder beides dürfen vorübergehend nicht gegeben werden, wenn der Patient operiert werden soll, eine Spezialuntersuchung geplant ist, die nur durchgeführt werden kann, wenn der Patient nüchtern ist, oder wenn die Art der Erkrankung es nicht ratsam erscheinen läßt, etwas zu essen oder zu trinken. Wenn Sie nicht ganz sicher sind, fragen Sie die Schwester, da sich der Zustand des Patienten plötzlich geändert haben kann oder eine Spezialuntersuchung kurzfristig angesetzt worden sein kann. In einem solchen Fall hat die diensthabende Schwester nicht immer Zeit, jede Pflegekraft von der Änderung zu unterrichten. Ja, selbst wenn die Schwester die Diätassistentin informiert hat, daß ein Essen gestrichen werden kann, kann es bereits zu spät sein, um das Essen, das gerade im Servierwagen auf die Station gefahren wird, noch abzufangen. In solchen Fällen kann Ihr Mitdenken und Ihre Rückfrage bei der

Schwester verhindern, daß ein Patient eine Mahlzeit, die er auslassen sollte, bekommt.

Servieren

Bevor man dem Patienten sein Tablett reicht, hilft man ihm, sich bequem hinzusetzen. Man rückt seine Kissen im Sessel oder im Bett zurecht. Ist er im Bett, hebt man das Kopfende an und stellt den Bettisch auf eine günstige Höhe ein. Man bleibt beim Patienten, bis man sicher ist, daß er sein Essen und sein Besteck ohne fremde Hilfe erreichen kann (Abb. 19).

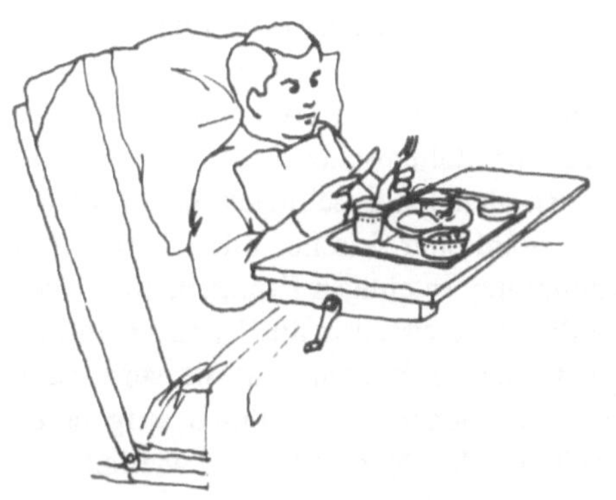

Abb. 19. Auch im Bett kann das Essen schmecken

Wenn alle Patienten mit Essen versorgt sind, schaut man nach, wie sie zurechtkommen. Ein Patient möchte vielleicht noch etwas Zucker; ein anderer möchte eine zweite Tasse Tee oder Kaffee (diese können in der Teeküche zubereitet werden). Beim Servieren heißer Flüssigkeiten muß man sehr vorsichtig sein; man sollte jede Kanne einzeln tragen. Werden heiße Flüssigkeiten verschüttet, können entweder die Patienten oder Sie sich verbrühen. Man trägt die Kanne sorgfältig und gießt in sicherem Abstand vom Patienten ein, so daß selbst wenn etwas verschüttet werden sollte, keiner etwas abbekommt. Tasse oder Glas sollten immer nur dreiviertel voll sein.

Füttern von schwachen, hilflosen oder blinden Patienten

Der schwache oder hilflose Patient erhält sein Tablett erst dann, wenn alle anderen Patienten ihr Essen bekommen haben, damit man sich ihm in ungeteilter Aufmerksamkeit widmen kann. Wenn man einmal begonnen hat, einen hilflosen Patienten zu füttern, bleibt man bei ihm, bis er mit dem Essen fertig ist. Nur wenige Patienten stört es nicht, wenn sie gefüttert werden. Sie können verlegen oder sogar ärgerlich darüber sein, daß sie so schwach und behindert sind, daß sie nicht einmal allein essen können. Oder sie können niedergeschlagen sein, weil das Essen sich nicht zu lohnen oder nicht appetitlich zu sein scheint, solange sie nicht selbst essen können.

Der hilflose Patient wird sich leichter helfen lassen, wenn Sie ihn wissen lassen, daß Sie ihm gern beim Essen helfen. Seien Sie entspannt, nehmen Sie sich Zeit und drängen Sie ihn nicht. Wenn er auf irgendeine Weise mithelfen kann, lassen Sie ihn gewähren, selbst wenn es etwas länger dauert, vorausgesetzt, daß der Arzt nichts einzuwenden hat. Einige Patienten sind so schwach und hilflos, daß der Arzt es nicht gern sieht, daß sie auch nur die geringste körperliche Anstrengung machen. Andere Patienten wiederum müssen dazu ermuntert werden, einen Löffel oder eine Gabel in die Hand zu nehmen und zu benützen, selbst wenn sie sich dabei ungeschickt anstellen, damit sie wieder lernen, selbst zu essen.

Bevor Sie mit dem Füttern beginnen, stellen Sie das Tablett in Nähe des Patienten ab, so daß er sehen kann, was darauf steht. Man deckt ihn (und seine Bettdecke) mit einer Serviette ab, die lose um seinen Hals gebunden wird, und hebt seinen Kopf auf bequeme Höhe. Man läßt ihn Speisen, wie Brot, Möhrenstücke oder Obst, die mit den Fingern gegessen werden können, selbst nehmen, wenn er das möchte und dazu in der Lage ist.

Beim Trinken stützt man seinen Kopf mit einem Kissen oder mit dem Arm oder läßt ihn durch einen Strohhalm trinken. Auf dem Löffel oder auf der Gabel reicht man ihm kleine Bissen — der Löffel bzw. die Gabel dürfen nicht überladen sein. Warten Sie ab, bis er gekaut, geschluckt und sich ausgeruht hat, bevor Sie ihm den nächsten Bissen mit der Gabel oder dem Löffel reichen. Man gibt abwechselnd von den verschiedenen Speisen oder reicht sie ihm in der gewünschten Reihenfolge. Man drängt ihn nicht, mehr zu essen, als er mag. Man muß versuchen, seine Mahlzeit so angenehm wie möglich zu gestalten, indem man sich mit ihm zum Beispiel über das Essen, über Besucher, die er erwartet, oder andere ihn interessierende Themen unterhält. Geben Sie ihm das Gefühl, daß die Mahlzeiten eine Bereicherung zwischenmenschlicher Beziehungen und ein Lichtblick in seinem Krankenhausalltag sind.

Wenn Sie einem blinden Patienten beim Essen helfen, beschreiben Sie ihm, was auf dem Tablett steht und sagen ihm, was auf dem nächsten Löffel ist, den Sie ihm reichen. Sie können für einen blinden Patienten, der selbst essen kann, aber nicht weiß, wo sich das Essen auf dem Tablett befindet, die Speisen immer im Uhrzeigersinn anordnen und ihm dies erklären (Abb. 20).

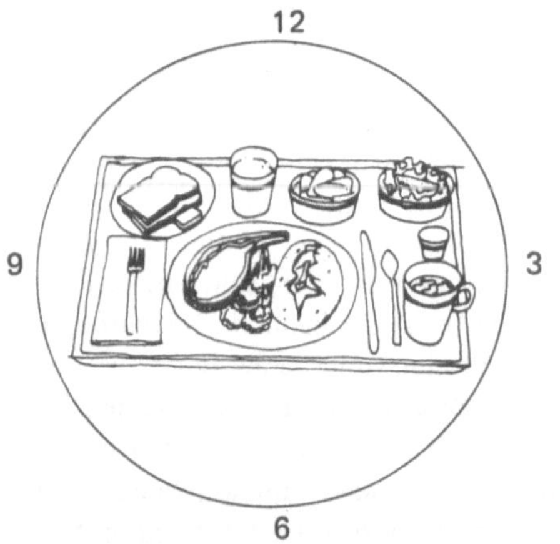

Abb. 20. Das Anordnen der Speisen auf dem Tablett im „Uhrzeigersinn" hilft dem blinden Patienten, sich auf seinem Tablett zurechtzufinden

Wie stellt man fest, was ein Patient gern ißt und was er nicht mag

In Ihrem Beruf haben Sie die Gelegenheit, bei Ihren Patienten die verschiedensten Geschmacksrichtungen zu beobachten, die Sie vielleicht nicht immer teilen werden. Man muß jedoch daran denken, daß man in einem Krankenhaus Menschen trifft, deren Herkunft und Essensgewohnheiten so verschieden sind, wie die Erkrankungen, wegen derer sie behandelt werden. Vorlieben und Gewohnheiten werden mit dem Alter oft starr, und es kann einem Patienten schwer fallen, sich im Krankenhaus an die Speisen und wie sie serviert werden, zu gewöhnen. Seine Essenszeiten sind zu Hause früher oder später; das Essen wird in kleineren oder größeren Zeitabständen eingenommen als im Krankenhaus. Ein Patient italienischer Abstammung wird nicht den gleichen Geschmack haben wie ein Patient polnischer, irischer oder chinesischer Abstammung. In einigen Krankenhäusern besucht die Diätassistentin die Patienten und erkundigt sich nach dem, was sie gern essen oder nicht mögen, wenn Ihnen aufgefallen ist, daß bei den Mahlzeiten Schwierigkeiten auftreten und Sie die Stationsschwester entsprechend informiert hatten. Ihre Beobachtungen und Meldungen über die Essensgewohnheiten Ihrer Patienten sind für die Planung der folgenden Mahlzeiten von großem Nutzen. Wenn Sie zum Beispiel herausfinden, daß ein Patient eine bestimmte Speise nicht mag, und dies melden, wird die Diätassistentin diese durch eine andere Speise mit gleichem Nährwert ersetzen (dies ist fast immer möglich). In diesem Fall haben Sie ausgezeichnete Pflegearbeit geleistet; Sie haben Ihr Beobachtungsgeschick genützt und einem Patienten, der andernfalls das, was er braucht, nicht gegessen hätte, weil er eine bestimmte Speise ablehnt, eine bessere Ernährung ermöglicht.

Bedeutung der Ein- und Ausfuhrkontrolle

Feste Speisen

In besonders gelagerten Fällen muß der Arzt genau wissen, wieviel feste Nahrung und wieviel Flüssigkeit ein Patient täglich zu sich nimmt. Dieses Wissen hilft ihm, die weitere Behandlung zu planen und zu erkennen, wie der Patient auf eine bestimmte Nahrungs- oder Flüssigkeitsmenge reagiert. Wenn der Arzt diese Informationen braucht, werden Sie unter Umständen gebeten, nachdem der Patient mit dem Essen fertig ist, zu prüfen, welche Speisen er unberührt gelassen hat und dies genau aufzuschreiben. Sie stellen beispielsweise fest, daß er eine Scheibe Weißbrot, ein halbes Glas Milch, eine halbe Portion Brechbohnen und eine Pflaume zurückgelassen hat. Auf einem für diesen Zweck vorgesehenen Blatt müssen Sie die genaue Menge der Speisereste notieren. Man muß hierbei sehr sorgfältig sein, da jede einzelne Speise Bestandteil eines sorgfältig erstellten Behandlungsprogramms ist. Beim Diabetiker muß zum Beipsiel eine Tablette oder Insulin weniger gegeben werden, um seinen Blutzukker im Normalbereich zu halten; außerdem kann es notwendig werden, die Zusammenstellung seiner nächsten Mahlzeit zu ändern, je nachdem welche Speisen er beim vorherigen Mahl zurückgelassen hat. Ein ungenauer Bericht führt zu einer ungenauen Korrektur der Medikation und der Essensmenge. Der Patient wird Beschwerden haben, wenn das Gleichgewicht zwischen Nahrungseinfuhr und Medikamenten gestört ist.

Flüssigkeit

Wenn die Flüssigkeitseinfuhr eines Patienten gemessen und protokolliert werden muß, wird gewöhnlich am Bettisch des Patienten oder an einem ähnlichen, ins Auge fallenden Platz ein besonderes Formblatt angebracht. Ihre Unterrichtsschwester oder die Stationsschwester wird Ihnen zeigen, wieviele Milliliter (= Kubikzentimeter) die im Krankenhaus üblichen Gläser, Tassen und Schüsseln fassen. Wenn ein Patient ein 1/4 l-Glas mit Milch zur Hälfte austrinkt, trägt man auf dem Formblatt ein, daß er 125 ml Milch getrunken hat.

Das gleiche gilt für andere Flüssigkeiten, wie Tee, Kaffee, Wasser oder Saft, deren Trinkmengen auf dem Formblatt festgehalten werden müssen. Einmal in 24 Stunden wird die gesamte zugeführte Flüssigkeitsmenge addiert und die Summe in die Kurve des Patienten eingetragen.

Meist wird bei Messung der Einfuhr die Urinausfuhr mitbestimmt. Durch Vergleichen von Ein- und Ausfuhr kann der Arzt errechnen, ob der Patient genügend oder zuviel oder zuwenig Flüssigkeit bekommt und ob die Urinproduktion ausreichend ist.

Ein erhöhter Flüssigkeitsbedarf besteht bei hohen Körpertemperaturen oder wenn der Arzt die Harnwege durch große Flüssigkeitsmengen „durchspülen" will oder der Patient ausgetrocknet (dehydriert) erscheint und zusätzliche Flüssigkeit braucht. In solchen Fällen ordnet der Arzt meist die gesamte Flüssigkeitsmenge an, die innerhalb von 4 Stunden zugeführt werden soll. Die Schwestern müssen dann darauf achten, daß diese Menge innerhalb dieser Zeit zugeführt wird.

Die Flüssigkeitszufuhr wird beschränkt, wenn ein Patient zuviel Flüssigkeit im Gewebe (Ödeme) hat, was darauf hinweist, daß er Flüssigkeit nicht normal ausscheiden kann. Der Arzt wird die zugrunde liegende Krankheit behandeln und die Flüssigkeitszufuhr vorübergehend einschränken. Die Flüssigkeitszufuhr kann auch beschränkt werden, wenn bei Krankheiten, wie zum Beispiel einer Herzschwäche, es nicht wünschenswert oder sogar gefährlich ist, den Patienten nach Belieben trinken zu lassen; da, wie in unserem Beispiel, eine normale Flüssigkeitszufuhr das Herz zu stark belasten könnte. Wenn die Flüssigkeitszufuhr eingeschränkt ist, wird der Arzt angeben, wieviel Flüssigkeit der Patient innerhalb von 24 Stunden trinken darf; die Schwestern haben darauf zu achten, daß diese Grenze nicht überschritten wird.

Zwischenmahlzeiten

Im Krankenhaus wird dreimal täglich Essen ausgeteilt; trotzdem bekommen viele Patienten, wie auch zu Hause, zwischen den Mahlzeiten leicht Hunger. Einige Patienten müssen als Teil ihres Behandlungsplans zwischen den Mahlzeiten etwas zu essen bekommen. Die Art dieser Zwischenmahlzeiten wird vom Arzt oder von der Schwester bestimmt.

Spezielle Ernährungsmethoden

Patienten, die weder essen noch trinken können, da sie zu krank, zu schwach oder bewußtlos sind, müssen trotzdem ausreichend ernährt werden. Es müssen spezielle Ernährungsmethoden angewandt und bestimmte Nahrungen zugeführt werden. Sie werden vom Arzt angeordnet und entweder von ihm oder von einer Krankenschwester verabreicht. Folgende Methoden kommen in Frage:

Intravenöse Ernährung. Über einen durchsichtigen Plastikschlauch fließt eine sterile, speziell zubereitete Lösung aus einer Infusionsflasche neben oder über dem Bett des Patienten zu seinem Arm (Abb. 21), durch eine Nadel oder einen Venenkatheter in eine Vene und den Blutkreislauf. Die Lösung enthält Nährstoffe, Vitamine und Medikamente oder wird einfach dazu benützt, dem Patienten zusätzliche Flüssigkeit zuzuführen, wenn dies auf anderem Wege nicht möglich ist.

Sondenernährung. (Über Nasen-Magensonde) Ein dünner Gummi- oder Plastikschlauch wird durch die Nase vorsichtig in den Magen eingeführt (Abb 22). Vor Gebrauch wird die korrekte Lage geprüft und der Schlauch dann mit einem kleinen Pflaster fixiert, so daß er nicht verrutschen kann. An-

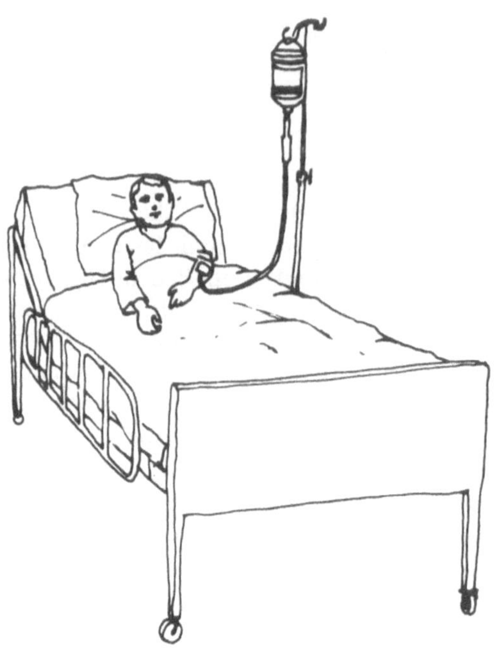

Abb. 21. Dieser Patient wird intravenös ernährt

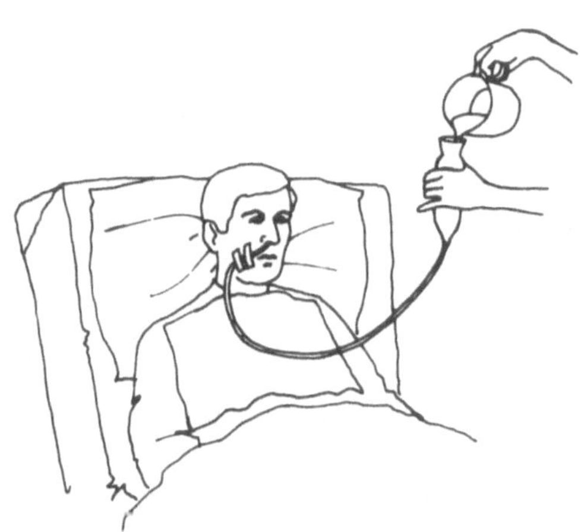

Abb. 22. Dieser Patient wird über eine Nasensonde ernährt

schließend kann flüssige Nahrung eingeführt werden, die durch den Schlauch direkt in den Magen gelangt. Normale Speisen, bestehend aus Fleisch, Gemüse und anderen Nahrungsmitteln, können in einem Mixer passiert, zerkleinert und mit Milch oder Wasser soweit wie nötig verflüssigt und durch den Schlauch gespritzt werden. Auch wenn ein Patient solche Speisen nicht durch den Mund zu sich nehmen kann (zum Beispiel bei Operationen im Bereich des Mundes oder in einem Bereich, der seinen Schluckakt behindert), kann er auf diese Weise in gutem Ernährungszustand gehalten werden.

Gastrostomie (Magenfistel). Vom Chirurgen wird im linken Mittelbauch operativ ein direkt in den Magen führender Schlauch eingelegt. Über diesen Schlauch kann der Patient ernährt werden, wenn die darüberliegenden Abschnitte des Verdauungstraktes erkrankt oder aus irgend einem anderen Grund nicht benützt werden können (Abb. 23).

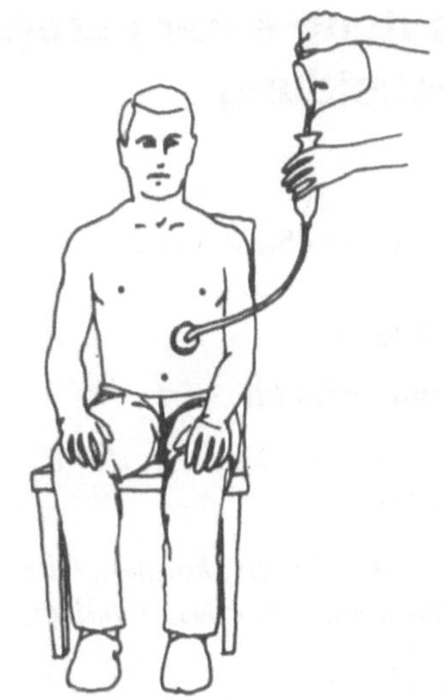

Abb. 23. Dieser Patient wird über eine Gastrostomie ernährt

An welcher Krankheit ein Mensch auch leidet, er muß immer in gutem Ernährungszustand gehalten werden. Ihr Interesse und Ihre Geschicklichkeit, einem Patienten das Essen schmackhaft und attraktiv zu machen, wird jedem Patienten helfen, während seiner Krankheit in gutem Ernährungszustand zu bleiben, wodurch seine Genesung beschleunigt wird, da seine Organe voll funktionstüchtig werden oder bleiben.

6 Die Bedeutung einer geregelten Stuhl- und Urinausscheidung

In diesem Kapitel werden Sie lernen:

- *Was Ausscheidung ist*

- *Wie das Harnsystem funktioniert*

- *Wie man die Urinausscheidung des Patienten beobachtet*

- *Wie Sie Patienten helfen können, die Schwierigkeiten beim Wasserlassen haben.*

- *Wie der Darm arbeitet*

- *Wie Sie die Darmfunktion überwachen können*

- *Ursachen und Behandlung der Verstopfung und des Durchfalls*

- *Wann und warum Einläufe verabfolgt werden*

- *Wie man Einläufe verabfolgt: Reinigungseinläufe; handelsübliche Fertigeinläufe, Retentionseinläufe*

- *Wie man ein Darmrohr einlegt*

- *Wie operativ neue Wege zur Stuhl- und Harnentleerung geschaffen werden können*

Die Zellen des Körpers benötigen zu ihrer Ernährung Sauerstoff und Nahrungsbestandteile aus dem Blut, als Ersatz und für energetische Vorgänge. Die Stoffwechselendprodukte werden zwecks Ausscheidung aus dem Körper vom Blut zu den entsprechenden Ausscheidungsorganen transportiert.

Das Harn-Ausscheidungssystem

Die Nieren stellen ein wichtiges Organ für die Ausscheidung von Stoffwechselendprodukten dar. Sie filtern diese zusammen mit Wasser aus dem Blut und bilden daraus den Urin, welcher aus den Nieren durch die Harnleiter in die Harnblase fließt. Jede Minute fließen mehr als 1 200 ml Blut durch die Nieren, die pro Stunde ca. 80 ml Urin bilden, der in die Harnblase abfließt. So füllt sich nach und nach die Harnblase mit Urin. Wenn sich 200 bis 250 ml Urin angesammelt haben, meldet die gedehnte Blasenwand den Füllungszustand an das zentrale Nervensystem (durch Nervenimpulse des vegetativen Nervensystems), das seinerseits auf dem gleichen Wege die Blasenhalsmuskulatur, die normalerweise den Blaseneingang verschlossen hält, erschlaffen läßt. Es wirkt gleichzeitig auf andere Blasenmuskeln, die den Urin austreiben. Auf diese Weise scheidet der durchschnittliche Gesunde innerhalb von 24 Stunden ca. 1,5 l Urin aus. Wenn er große Mengen von Flüssigkeit zu sich nimmt, kann er mehr Urin ausscheiden. Mehr Urin wird auch bei gewissen Krankheiten ausgeschieden, oder wenn ein Medikament zur Anregung der Urinproduktion gegeben worden ist, oder auch wenn als Teil einer Behandlung große Mengen an Flüssigkeit intravenös verabreicht worden sind.

Man uriniert weniger als die durchschnittliche Menge, wenn man Fieber hat, stark schwitzt, nicht genug Flüssigkeit zu sich nimmt oder wenn die Nieren nicht ausreichend funktionieren.

Ein Patient, dessen Nieren nicht ausreichend arbeiten, hat ernstzunehmende Beschwerden, weil nicht genügend Wasser und Schlackenstoffe aus seinem Körper entfernt werden. Wenn sich Wasser und Schlackenstoffe im Blut sammeln, strömt Wasser ins Gewebe zurück und bildet Ödeme, da es keine anderen Ausweichmöglichkeiten hat.

Die Anreicherung von Schlackenstoffen führt zu einer Vergiftung der verschiedensten Organe, die ihre Funktion einstellen, wenn der Giftspiegel im Blut höher und höher steigt. Wenn nicht Mittel und Wege gefunden werden, um die Nierenfunktion wieder in Gang zu bringen, damit ausreichend Wasser ausgeschieden wird und das Blut von Stoffwechselschlacken befreit wird, stirbt der Patient an Urämie (Harnvergiftung).

Zahlreiche Krankheiten, Infektionen und Medikamente können die normale Nierenfunktion beeinträchtigen. Eine geschickte, schnelle Behandlung und Überwachung durch Ärzte und Schwestern ist notwendig, um Patienten mit eingeschränkter Nierenfunktion zu helfen, dieses Handicap zu überwinden und eine ausgeglichene Flüssigkeitsbilanz (das Gleichgewicht zwischen Flüssigkeitsaufnahme und Flüssigkeitsausscheidung) aufrechtzuerhalten.

Oft beeinträchtigen selbst bei normaler Nierenfunktion gewisse Operationen oder Behandlungen, Muskelschwäche, Medikamente oder einfach längeres, ruhiges Liegen die Funktion der Blase, so daß der Patient, selbst bei ganz oder teilweise gefüllter Blase, nicht Wasser lassen kann.

Unterstützende Maßnahmen zur Aufrechterhaltung einer ausreichenden Urinausscheidung

Eine wichtige Aufgabe des Pflegepersonals ist es, eine regelrechte Produktion und Entleerung von Urin zu gewährleisten. Bequemlichkeit und die Möglichkeit, einige Minuten lang allein zu sein, erleichtern es den Patienten, besonders wenn sie bettlägerig sind, ohne Schwierigkeiten Wasser zu lassen. Ein Patient sollte nie auf ein Steckbecken oder eine Urinflasche warten müssen. Eine volle Blase ist sehr unangenehm und oft sehr schmerzhaft; das Schlimmste ist aber, daß langes Warten dem Patienten das Wasserlassen erschwert, wenn ihm endlich die Gelegenheit gegeben wird.

Die meisten bettlägerigen Frauen können recht bequem Wasser lassen, wenn sie

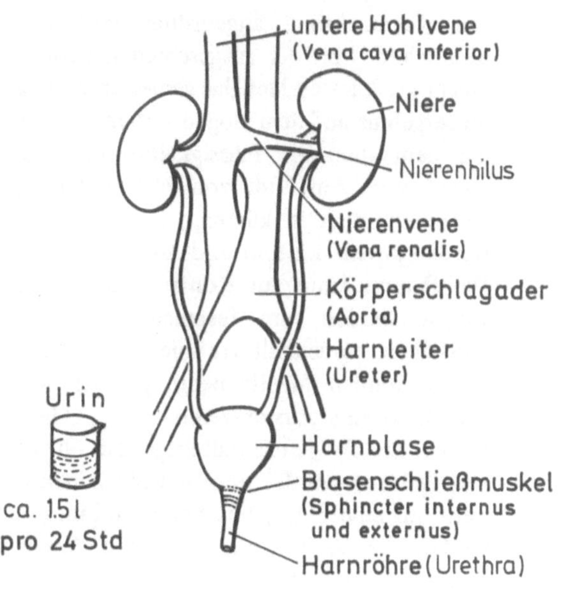

Abb. 24. Das Harnsystem

ihre Knie anziehen und das Kopfende des Betts angehoben wird. Einigen Patienten fällt es leichter, Wasser zu lassen, wenn sie ihre Beine über die Bettkante hängen oder auf einem Nachtstuhl neben dem Bett sitzen können. (Dies darf nur mit Erlaubnis des Arztes oder der Schwester geschehen.) Manchmal ist es für die Patienten leichter, Wasser zu lassen — besonders der Anfang fällt schwer —, wenn ein Wasserhahn läuft oder Wasser aus einem Krug in das Wasserbecken geschüttet wird.

Messen von Einfuhr und Ausfuhr

Wenn Veranlassung besteht, die aufgenommene Flüssigkeitsmenge (Einfuhr) im Verhältnis zu der ausgeschiedenen Flüssigkeitsmenge (Ausfuhr) zu messen, werden Einfuhr und Ausfuhr täglich sorgfältig bestimmt. Einfuhr und Ausfuhr wurden schon in Kapitel 5 besprochen. Man kann es sich zur Regel machen, daß bei Bestimmung der Ausfuhr auch die Einfuhr mitbestimmt wird und umgekehrt, so daß eine Flüssigkeitsbilanz aufgestellt werden kann. Wenn bei einem Patienten „Sammelurin" angeordnet wird, muß sämtlicher Urin, der ausgeschieden wird, in einem graduierten Meßglas gemessen und das Meßergebnis auf dem Bogen notiert werden, auf dem auch die Flüssigkeitseinfuhr vermerkt wird. Am Ende von 24 Stunden, gelegentlich auch in kürzeren Zeitabständen, werden jeweils Einfuhr und Ausfuhr addiert. Der Patient kann zur Kontrolle täglich gewogen werden, um festzustellen, ob er Flüssigkeit zurückhält (retiniert). In diesen Fällen können Medikamente gegeben werden, die zu einer Ausschwemmung der Ödeme führen. Ein Gewichtsabfall zeigt, daß Flüssigkeit verloren wurde; eine Gewichtszunahme weist auf eine Flüssigkeitsretention hin. (Patienten, die das Bett nicht verlassen können, um auf einer normalen Waage gewogen zu werden, können mit einer Bettwaage gewogen werden.) Durch diese Informationen gewinnt der Arzt ein Bild davon, wie die Nieren die zugeführte Flüssigkeitsmenge bewältigen. Auf dieser Basis läßt sich die Trinkmenge für den nächsten Tag berechnen.

Wenn Sie einen Patienten pflegen, dessen Aus- und Einfuhr nicht gemessen werden, der jedoch entweder zu wenig, während mehrerer Stunden überhaupt nicht oder auffällig viel Urin entleert, melden Sie dies der Schwester. Wenn er häufig kleine Mengen entleert oder beim Wasserlassen über Schmerzen klagt, muß dies ebenfalls gemeldet werden. Dies kann auf eine Entzündung der Blase hindeuten.

Auf was beim Urin zu achten ist

Der Urin muß sorgfältig angesehen werden, damit krankhafte Zeichen nicht übersehen werden. Kleine Urinmengen, sehr dunkler, blutiger, wolkig-getrübter, auffällig gefärbter Urin (einige Medikamente verändern die Farbe des Urins) oder sonstige Abweichungen vom Normalen müssen immer sofort gemeldet werden, damit keine Zeit verloren geht, wenn eine Behandlung erforderlich sein sollte.

Katheterisierung

Wenn die Nieren des Patienten normal arbeiten, aber aus irgendeinem Grund die Blase nicht normal entleert werden kann, kann der Arzt eine Katheterisierung anordnen. Ein steriler Schlauch, d. h. ein Katheter, wird unter sterilen Bedingungen in die Blase eingeführt und der Urin in ein Gefäß entleert. Die Maßnahme muß, wenn die Blase erneut gefüllt ist und der Patient immer noch nicht in der Lage ist, selbst Wasser zu lassen, wieder-

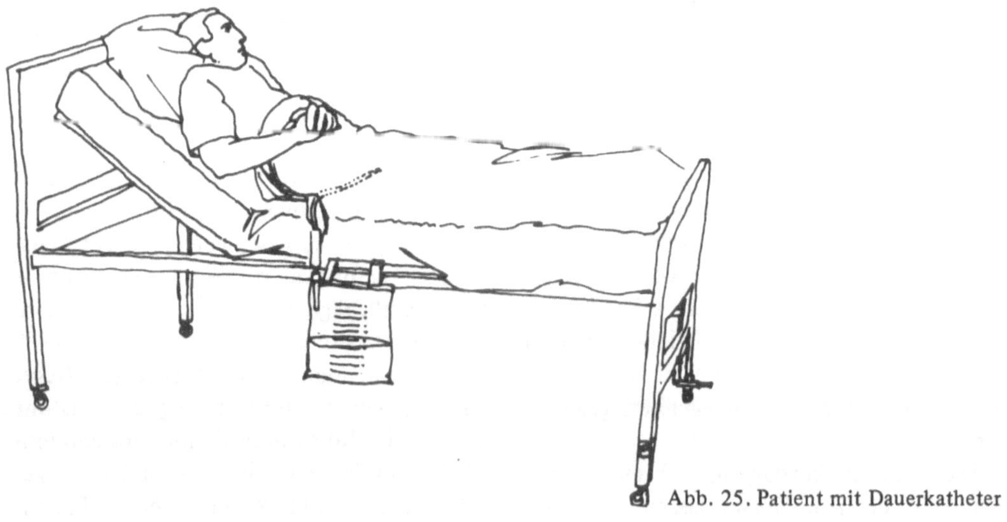

Abb. 25. Patient mit Dauerkatheter

holt werden. Wenn ein Patient über mehrere Tage katheterisiert werden muß, wird ein Dauerkatheter eingelegt und fixiert; der Urin läuft in einen am Bett befestigten Plastikbeutel ab (Abb. 25). Ein Dauerkatheter vermeidet häufiges Einführen, das zu einer Reizung der Harnröhre oder Infektion der Blase führen kann. Der Katheter wird am Tag und in der Nacht in regelmäßigen Abständen abgeklemmt, damit die Blase durch Füllung ihr Volumen erhalten kann.

Männer werden meist durch einen Arzt, Frauen durch die Schwester katheterisiert. Das Legen eines Blasenkatheters erfordert Geschick und eine sorgfältige, sterile Technik, da die Gefahr einer Infektion der Harnwege immer gegeben ist. Selbst unter peinlich sterilen Vorsichtsmaßregeln kann ein kurzfristig liegender Blasenkatheter oder ein Dauerkatheter eine Infektion nach sich ziehen, da Keime neben dem Katheter in die Blase eindringen und von dort über die Harnleiter ins Nierenbecken bis in die Niere vordringen können. Solche Infektionen sind eine ernste Gefahr, vor der Arzt und Schwester immer auf der Hut sein müssen. Der Katheter darf zum Beispiel niemals unsterile Gegenstände berühren oder mit unsauberen Händen angefaßt werden. Er sollte von niemandem berührt werden, der mit ihm nicht umgehen kann. Bei Zeichen einer beginnenden Infektion ist eine sofortige Behandlung des katheterisierten Patienten notwendig; meist wird eine prophylaktische Behandlung mit Antibiotika oder Sulfonamiden durchgeführt.

Von größter Wichtigkeit ist, daß Arzt und Pflegepersonal jede Anstrengung machen, damit der Patient möglichst bald wieder selbst Wasser lassen kann, da der beste Weg, die Gefahren der Katheterisierung zu umgehen, der ist, diese selbst zu vermeiden.

Inkontinenz

Manchmal können Patienten aufgrund einer Verletzung oder einer Erkrankung, die die Blasenfunktion beeinträchtigt, den Urin nicht halten. Bei älteren Patienten kann dies durch Muskelschwäche bedingt sein. In diesen Fällen fließt Urin schon dann aus, wenn die Blase nur wenig gefüllt ist. Patient und Bett werden naß; die Haut, die mit dem Urin in Kontakt kommt, wird gereizt und kann sich entzündlich verändern. Das ganze Bild nennt man „Inkontinenz". Der unangenehme, urinöse Geruch und die Unfähigkeit, seine Blasenfunktion unter Kontrolle zu halten, beeinträchtigen den inkontinenten Patienten stark; oft wird er depressiv und ist der Überzeugung, daß er seine Blasenfunktion nie wieder unter Kontrolle bekommen wird. Solche Patienten werden leicht bitter und verschlossen und ziehen sich lieber von anderen zurück, als daß ihre Unfähigkeit, ihre körperlichen Funktionen unter Kontrolle zu halten, offenkundig wird. Dies gilt besonders für ältere Menschen; sie haben das Gefühl, in das Kleinkindalter zurückversetzt worden zu sein; sie verlieren ihre Selbstachtung, da sie fest davon überzeugt sind, daß niemand vor ihnen Achtung haben kann.

Obwohl es einige Verletzungen gibt, die eine dauernde Blasenentleerungsstörung nach sich ziehen, kann vielen inkontinenten Patienten geholfen werden, ihre Blasenmuskulatur neu zu trainieren und damit die Blasenentleerung wieder unter Kontrolle zu bringen. Eines der ersten und wichtigsten Dinge, die ein solcher Patient merken muß, ist, daß Sie ihn als Erwachsenen respektieren, auch wenn er inkontinent ist. Man zeige niemals, weder durch Worte noch durch Mienenspiel, daß man seine Inkontinenz als unangenehm empfindet. Ohne Worte zu verlieren, wechselt man seinen Schlafanzug, die Bettlaken oder was gerade gewechselt werden muß, säubert seine Haut sorgfältig und pflegt sie, wie es von der Schwester angegeben wurde. Man ermutigt und beruhigt den Patienten und zeigt ihm, daß man sich darüber klar ist, daß seine Inkontinenz Teil seiner Krankheit ist.

In die Technik des Blasentrainings wird Sie die Schwester einführen. Diese Maßnahme ist häufig erforderlich, wenn der Patient zur Mitarbeit bereit ist und die Übungen regelmäßig, wie vorgeschrieben durchführt. Wenn er dabei nicht ständig vom gesamten Pflegepersonal ermuntert und unterstützt wird, werden seine Anstrengungen bald erlahmen; der Erfolg wird ausbleiben. Da durch die moderne Medizin die Lebenserwartung des Menschen erheblich gestiegen ist, kommen in immer höherem Prozentsatz alte Menschen zur Behandlung ins Krankenhaus. Einige Patienten haben als Folge ihrer Krankheit Blasenentleerungsstörungen, andere hatten diese Probleme schon vor ihrer Erkrankung. Sie können einem solchen Patienten helfen, wenn Sie ihm nicht nur bei der Genesung von seiner Erkrankung helfen, sondern ihn ermutigen und ihm helfen, seine Blasenfunktionen wieder unter Kontrolle zu bekommen.

Der Verdauungskanal (Abb. 26).

Wenn Speisen und Flüssigkeiten geschluckt werden, wandern sie durch die Speiseröhre (Ösophagus) in den Magen. Dort wird ein Teil der Nahrung durch den Magensaft verdaut. Von dort gelangt der Speisebrei in den Dünndarm, einen langen, gewundenen Schlauch, der fast den ganzen Bauchraum ausfüllt und etwa 6,5 m lang ist. Auf den Speisebrei wirken im Dünndarm besondere Verdauungssäfte ein und spalten Proteine, Kohlenhydrate und Fette in einfachere Nahrungsbestandteile auf und bringen sie in flüssige Form. So vorbereitet, kann der Speisebrei von den Darmzotten (kleinen Ausstülpungen der Darmwand) resorbiert und von dort ans Blut weitergegeben werden.

Verstopfung (Obstipation)

Die Muskulatur des Dünndarms transportiert das, was vom Speisebrei übrig bleibt, weiter in den Dickdarm. Hier wird den Schlackenstoffen Wasser entzogen und durch die Darmwand in das Blut zurückgegeben. Dies führt zu einer Verfestigung des Darminhalts, der in dieser Form in den Mastdarm (Rektum) gelangt. Wenn der Mastdarm ausreichend gefüllt ist, kontrahiert sich seine Muskulatur (der Patient hat das Gefühl des Stuhldrangs) und preßt den Stuhl (die Faeces) aus dem Körper heraus. Meist geschieht dies einmal täglich; gelegentlich öfter; in manchen Fällen auch seltener.

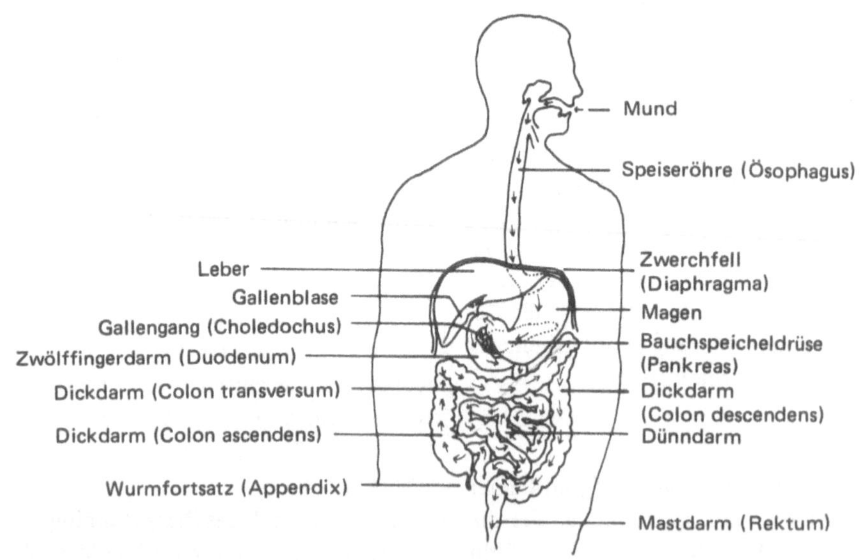

Abb. 26. Der Verdauungstrakt

Ein Patient kann zum Beispiel verstopft (obstipiert) sein, wenn er nicht genügend trinkt, zu viele Speisen, die zu hartem Stuhl führen, zu sich nimmt oder wenn seine Darmmuskulatur schwach ist und den Darminhalt zu langsam weiter bewegt, wodurch soviel Wasser rückresorbiert wird, daß der Stuhl hart und trocken wird. In diesem Fall können mehrere Tage vergehen, bis wieder eine und dann oft schmerzhafte Defäkation möglich ist.

Durchfall (Diarrhoe)

Durchfall ist das Gegenteil von Verstopfung. Wenn ein Mensch zu viele die Darmschleimhaut reizende Speisen zu sich nimmt oder der Darm durch eine Infektion gereizt ist, kontrahiert sich die Darmmuskulatur schneller und transportiert den Speisebrei mit einer solchen Geschwindigkeit, daß die Verdauungssäfte nicht richtig wirksam werden können und nicht genug Zeit vorhanden ist, eine genügende Menge Wasser zu resorbieren. Schlimmer ist, daß der gereizte Darmtrakt noch Wasser abgibt, um den reizenden Darminhalt loszuwerden. Die Folge ist eine Entleerung flüssigen Stuhls, die bei starker Reizung des Darmtrakts mehrfach täglich erfolgen kann.

Anwendung von Laxantien

Ein Gesunder, der eine normale Kost zu sich nimmt und sich normal bewegt, hat ohne Abführmittel (Laxantien) oder eine besondere Diät eine regelmäßige Stuhlentleerung. Leider sind einige Menschen der Meinung, daß Abführmittel, gleich welcher Art, für eine geregelte Stuhlentleerung unerläßlich sind. In Wirklichkeit ist dies aber ein Mißbrauch, der sich auf den Darm schädlich auswirkt und später dazu führt, daß eine normale Stuhlentleerung ohne Abführmittel gar nicht mehr möglich ist.

Ein Krankenhauspatient darf nicht selbst entscheiden, ob er ein Abführmittel braucht. Wenn er Ihnen mitteilt, daß er zu Hause ein bestimmtes Abführmittel nimmt, können Sie ihm sagen, daß der Arzt seine Gründe hat, wenn er ihm jetzt ein anderes verordnet hat und daß er alle Medikamente, auch die Abführmittel anordnet, da es sonst zu Unverträglichkeiten zwischen den verschiedenen Medikamenten kommen kann. Wenn der Patient mit dieser Auskunft nicht zufrieden ist, verweist man ihn an die Schwester, die ihm seine Fragen beantworten kann oder ihrerseits mit dem Arzt sprechen kann.

Auf was beim Stuhl zu achten ist

Im Krankenhaus muß auf die Stuhlentleerung der Patienten sorgfältig geachtet werden. Es wird alles daran gesetzt, während seiner Krankheit normale Stuhlgewohnheiten aufrechtzuerhalten. Wenn seine Krankheit zur unregelmäßigen Stuhlentleerung führt, muß etwas unternommen werden, um Abhilfe zu schaffen. Temperaturen, die Art der Erkrankung und bestimmte Medikamente können dazu beitragen, nicht nur die Frequenz der Stuhlentleerungen, sondern auch die Stuhlbeschaffenheit zu ändern. Deshalb muß beim Stuhl (den Faeces) auf Abweichungen von der Norm geachtet werden; insbesondere hinsichtlich seiner *Konsistenz* und *Farbe*. Wenn ein Patient Stuhl gehabt hat, wird dies auf der Kurve mit anderen Beobachtungen eingetragen. In den meisten Krankenhäusern fragt die Schwester oder die Schwesternhelferin den Patienten einmal täglich, meist beim Temperatur- und Pulsmessen, ob er Stuhlgang gehabt hat.

Hat ein Patient Durchfall, wird der Arzt die Diät dahingehend ändern, daß grobe, die Darmschleimheit reizende Nahrungsmittel vermieden werden, und wird Medikamente verordnen, die die Frequenz der dünnen Stühle vermindern. Ist ein Patient verstopft (obstipiert), kann der Arzt ein Abführmittel verschreiben, das dem Patienten vor dem Schlafengehen gegeben wird. Erfüllt das Abführmittel seinen Zweck nicht oder bestehen Gründe gegen die Verordnung von Laxantien, kann ein Einlauf angeordnet werden. Im Krankenhaus werden Einläufe gemacht, um den Mastdarm (das Rektum) des Patienten von harten, zurückgehaltenen Stuhlmassen zu entleeren; sie werden jedoch auch aus anderen Indikationen angewandt.

Einläufe

„Reinigungseinlauf". Dieser Einlauf (er wird oft als Seifeneinlauf bezeichnet) wird häufig bei Patienten zur Operationsvorbereitung durchgeführt. Durch ihn soll sichergestellt werden, daß das Rektum und die anderen Abschnitte des Darmtrakts sauber, d. h. frei von Gas oder Stuhl sind, die den Darm erweitern und die Arbeit des Chirurgen behindern können. Wenn ein Patient auf eine Darmoperation vorbereitet wird, werden meist mehrere Einläufe an mehreren aufeinander folgenden Tagen durchgeführt. Reinigungseinläufe sind auch Teil der Vorbereitung eines Patienten zur Röntgenuntersuchung des Bauchraumes. Durch diese Maßnahme werden Stuhl und Gas entfernt, da insbesondere letzteres die Aussagekraft der Röntgenbilder stark beeinträchtigen kann.

Reinigungseinläufe werden auch vor instrumentellen Untersuchungen des Rektum (mit Proctoskop und/oder Sigmoidoskop) durchgeführt. Diese Instrumente werden vom Arzt in das Rektum eingeführt, um die Schleimhaut der unteren Darmabschnitte beurteilen zu können.

Es gibt noch andere Gründe für die Anwendung eines Reinigungseinlaufs — die Stuhlinkontinenz. Nach Verletzungen oder als Folge bestimmter Krankheiten, sowie bei Schwäche oder Alter, kann der Patient die Fähigkeit verlieren, seine Stuhlentleerung zu regeln. Stuhlentleerung und Halten des Stuhls (Erschlaffung des Schließmuskels bzw. Kontraktion des Schließmuskels) werden auf nervalem Wege über das vegetative Nervensystem gesteuert. Der Verlust der Kontrolle über die Stuhlentleerung kann teilweise oder total sein. In diesem Fall entleert

der Patient immer dann Stuhl, wenn Stuhl ins Rektum gelangt: er ist stuhlinkontinent. Reinigungseinläufe werden stuhlinkontinenten Patienten gegeben, um ihre unteren Darmabschnitte zu reinigen, und sind Teil des Mastdarmtrainings.

Neben einem Einlauf mit Leitungswasser kann ein Einlauf mit Kochsalzzusatz (Kochsalzeinlauf) oder ein handelsüblicher Fertigeinlauf angeordnet werden. Letzterer besteht aus verschiedenen Lösungen in Plastikflaschen, die nach einmaligem Gebrauch verworfen werden, so daß sich die Reinigung von Schläuchen und Gefäßen erübrigt.

Für einen Reinigungseinlauf benötigt man:
1 Beutel oder einen Irrigator
1 Klemme
Schläuche
1 Darmrohr
Seife
Zellstoffplatte (mit Plastikrücken)
Unterlage oder Badetuch
Steckbecken

Alles, was man braucht, wird im Arbeitsraum zusammengestellt und vorbereitet. Der Schlauch wird abgeklemmt. Mit einem Badethermometer mißt man die Wassertemperatur (43° C), fügt Seife hinzu und füllt den Beutel bzw. den Irrigator mit der gewünschten Flüssigkeitsmenge. Nachdem durch Öffnen der Schlauchklemme im Schlauch befindliche Luft durch Laufenlassen der Lösung ausgetrieben wurde, wird die Schlauchklemme wieder geschlossen.

Man bringt alles zum Patienten und schirmt ihn mit dem Bettvorhang ab. Man erklärt ihm, daß ein Einlauf nötig ist und sichert ihm zu, daß man zart und vorsichtig vorgehen wird. Der Beutel wird an einen Infusionsständer, nicht höher als 45 cm über dem Patienten aufgehängt, die Zellstoffplatte unter seine Hüften gelegt und er mit einer Unterlage oder einem Badetuch abgedeckt. Die Bettdecke wird zum Fußende zurückgeschlagen, so daß der Patient nur noch mit der Unterlage oder dem Badetuch bedeckt

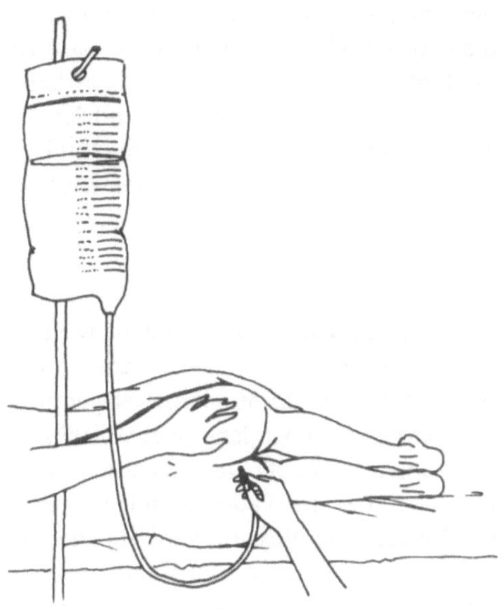
Abb. 27. Verabreichung eines Einlaufs

ist (damit das ganze Bett nicht bezogen werden muß, falls etwas daneben geht).

Man bittet den Patienten, sich auf die linke Seite zu legen und die Knie anzuziehen. Das Darmrohr wird mit einem Gleitmittel versehen und 10 bis 13 cm (nicht weiter) in den Mastdarm eingeführt. Läßt sich das Darmrohr nicht widerstandslos einführen, bittet man die Schwester um Hilfe. Nie darf Gewalt angewendet werden! (Abb. 27) Das Darmrohr wird kurz vor dem After (Anus) festgehalten, so daß es nicht herausrutschen kann. Man öffnet die Schlauchklemme und läßt die Lösung einlaufen. Einen ängstlichen Patienten muß man beruhigen, da ein nicht an Einläufe gewöhnter Patient Schmerzen befürchtet oder glaubt, die Einlaufflüssigkeit nicht halten zu können.

Während die Lösung einläuft, spricht man mit dem Patienten und teilt ihm jeweils mit, wieviel er bereits bekommen hat – die Hälfte, Dreiviertel, fast alles. Wenn er über Leibschmerzen klagt, drückt man den Schlauch zusammen, damit die Flüssigkeit langsamer einfließt und bittet ihn, tief zu atmen; dadurch, daß er seine Aufmerksamkeit dem At-

men zuwendet, wird er vom Einlauf abgelenkt. (Wenn er die Lösung nicht halten kann und schon am Anfang des Einlaufs Lösung neben dem Darmrohr herausläuft, bittet man ihn, sich auf den Rücken zu legen und schiebt ihm das Steckbecken unter; danach gibt man den Rest des Einlaufs.)

Wenn der Patient den Einlauf halten kann, läßt man die ganze Menge einlaufen. Dann klemmt man den Schlauch ab, drückt mit Toilettenpapier oder einem Papiertuch gegen den After und entfernt das Darmrohr. Man legt den Patienten auf das Steckbecken und hebt die Kopfstütze an, um es ihm bequem zu machen. Man läßt ihn, während er den Einlauf entleert, für kurze Zeit allein. (Wenn er hierbei Schwierigkeiten hat, benachrichtigt man die Schwester, die Ihnen sagt, was in diesem Fall zu tun ist.)

Wenn der Patient aufstehen darf, um auf die Toilette zu gehen, kann er den Einlauf dort entleeren – vorausgesetzt, daß keine Stuhlprobe benötigt wird. Alle Einläufe – bei bettlägerigen wie bei nicht bettlägerigen Patienten – werden *im Bett durchgeführt*, da das Bett hierfür der sicherste und angenehmste Platz ist.

Wenn der Patient fertig ist, bringt man ein sauberes Steckbecken, einen Krug mit Seifenlauge und·eine Schüssel mit warmem Wasser ans Bett. Man entfernt die Bettpfanne mit dem Einlauf, schiebt das neue Steckbecken unter den Patienten, reinigt das verschmutzte Gebiet mit Seifenlösung, spült nach und läßt den Patienten sich mit Toilettenpapier abtrocknen (oder hilft ihm dabei.) Männlichen Patienten hilft hierbei gewöhnlich ein Pfleger.

Anschließend wäscht sich der Patient die Hände mit Seife über der Schüssel mit klarem Wasser. Zuletzt deckt man den Patienten mit seiner Bettdecke zu und zieht die Unterlage oder das Badetuch unter ihr hervor. Man macht es dem Patienten bequem, indem man das Bett so einstellt, daß er schlafen, lesen oder das tun kann, wozu er Lust hat, und trägt alle Utensilien in den Arbeitsraum zurück. Das Ergebnis des Einlaufs wird angesehen und die Schwester benachrichtigt, falls etwas ungewöhnliches auffällt — die Farbe vom üblichen abweicht oder Blutauflagerungen zu sehen sind. Bevor man den Stuhl verwirft, vergewissert man sich, ob nicht eine Probe entnommen werden muß. Das Gerät wird gesäubert und aufgeräumt. Zuletzt wird der Einlauf, wie man es gelernt hat, in der Kurve vermerkt.

Ein Beispiel
Zeit: 11 Uhr
Behandlung: Einlauf mit Seifenlösung
Ergebnis: Entleerung großer Mengen eines geformten, braunen Stuhls.
Unterschrift

Zur Durchführung eines handelsüblichen *Fertigeinlaufs* benötigt man:
Gleitmittel
Steckbecken
Toilettenpapier
Zellstoffplatte (mit Plastikrücken)

Bei Verwendung eines handelsüblichen Fertigklistiers kann die Lösung mit Zimmertemperatur gegeben werden; sie muß nicht angewärmt werden. Verschiedene Lösungen stehen zur Auswahl.

Der Patient wird wie zum Reinigungseinlauf vorbereitet. Man bittet ihn, sich mit angezogenen Beinen auf die linke Seite zu legen und schiebt das mit einem Gleitmittel versehene Ansatzstück vorsichtig in das Rektum ein (das Ansatzstück ist ca. 8 cm lang) und drückt die Plastikflasche langsam aus. Da die Flüssigkeitsmenge gering ist, wird der Patient nicht belastet und braucht sich nicht darum zu sorgen, ob er den Einlauf halten kann.

Nach Beendigung des Einlaufs gibt man ihm ein Steckbecken (oder läßt ihn, wenn er aufstehen darf, auf die Toilette gehen). Die Stuhlentleerung folgt innerhalb von 5 bis 10 Minuten.

Man entfernt die Bettpfanne, reinigt den Patienten, hilft ihm beim Händewaschen und

macht es ihm, wie bereits beim Reinigungseinlauf beschrieben, bequem. Alles, was man zum Einlauf benützte, wird in den Arbeitsraum gebracht, die Plastikflasche und das Ansatzstück verworfen, der entleerte Stuhl inspiziert und bei Bedarf eine Probe entnommen und der Einlauf und sein Ergebnis in die Kurve eingetragen.

Retentionseinlauf. Dieser Einlauf wird so gegeben, daß der Patient in der Lage ist, die Flüssigkeit bis zu 20 Minuten, gelegentlich sogar mehrere Stunden lang oder vollständig zurückzuhalten. Hierfür gibt es mehrere Indikationen. Bei einem Patienten mit entzündlicher Reizung des Rektum wird ein Einlauf mit einem lindernden Öl oder Medikament — nur wenige Milliliter (7 bis 10) gegeben, so daß der Patient in der Lage ist, den Einlauf ohne Schwierigkeiten zu halten. Nach Beendigung der vom Arzt angeordneten Zeit wird der Patient gebeten, die Flüssigkeit zu entleeren. Auf gleichem Wege können andere Lösungen zur Behandlung zugeführt werden. Gelegentlich wird ein Retentionseinlauf angeordnet, um harte Stuhlmassen aufzuweichen, die beim Versuch, sie zu entleeren, die Analschleimhaut verletzen würden (eine solche harte Masse wird als „Kotstein" bezeichnet). Wenn der Stuhl einmal erweicht ist, kann der Patient ihn ohne Schwierigkeiten entleeren.

Rektal, d. h. auch in Form eines Einlaufs können Medikamente gegeben werden, die auf anderem Wege, zum Beispiel oral, nicht zugeführt werden können. Das Medikament wird in einer kleinen Wassermenge aufgelöst und ins Rektum instilliert, dort von der Darmwand resorbiert und an die Blutbahn weitergegeben.

Für einen Retentionseinlauf *benötigt man:*
10 ml einer vorbereiteten Lösung (Öl oder andere Flüssigkeit)
1 Ansatzstück
Toilettenpapier
1 Zellstoffplatte (mit Plastikrücken)

Ein Retentionseinlauf wird entweder mit Einlaufflüssigkeit fertig geliefert, oder sie wird von der Krankenhausapotheke oder auf der Station hergestellt.

Man bereitet den Patienten auf den Einlauf vor, bringt alles, was man dazu braucht, an sein Bett und erklärt ihm, daß der Einlauf sehr klein sein wird und für bestimmte Zeit gehalten werden muß, um die vom Arzt beabsichtigte Wirkung zu erzielen.

Sobald der Patient mit angezogenen Knien auf der linken Seite liegt, wird die Flüssigkeit langsam in das Rektum instilliert. Das Ansatzstück wird langsam (in einem Bewegungsablauf) herausgezogen, wobei man mit einem Papiertuch oder Toilettenpapier auf den Anus drückt, damit hierbei keine Flüssigkeit herausläuft. Während man es dem Patienten bequem macht, sagt man ihm, daß man ihm Bescheid geben wird, wann der Einlauf entleert werden muß. Auf Anweisung des Arztes wird die Flüssigkeit zwischen 20 Minuten und 3 bis 4 Stunden belassen.

Wenn diese Zeit abgelaufen ist, reicht man dem Patienten ein Steckbecken oder erinnert den nicht bettlägerigen Patienten daran, auf die Toilette zu gehen. (Bitten Sie ihn, Ihnen das Ergebnis des Einlaufs mitzuteilen.) Später trägt man das Ergebnis (wie auf Seite 56 beschrieben) ins Krankenblatt ein.

Um einen Infusionseinlauf voll zur Wirkung kommen zu lassen (die gesamte, instillierte Flüssigkeit wird vom Darm resorbiert), kann 1 Stunde vorher ein Reinigungseinlauf durchgeführt werden. Der Infusionseinlauf wird entweder von der Schwester oder unter Aufsicht der Schwester von der Schwesternhelferin durchgeführt; die Wirksamkeit der Behandlung muß von der Schwester jederzeit beurteilt werden können.

Einlegen eines Darmrohrs

Blähungen der unteren Darmabschnitte können sehr unangenehm sein. Ein in den Mastdarm eingelegtes und einige Zeit dort verbleibendes Darmrohr erleichtert das Entweichen des Gases und lindert dadurch die Beschwerden des Patienten. Es wird auch angewandt, wenn ein Patient nach einem Einlauf nicht in der Lage ist, die Einlaufflüssigkeit zu entleeren. Sie läuft dann über das Darmrohr ab.

Benötigt wird:
1 Darmrohr
Gleitmittel
1 oder 2 Sand- oder Hirsesäcke
1 Urinflasche oder 1 Steckbecken mit ca. 30 ml Wasser
Toilettenpapier

Man bringt alles ans Bett des Patienten und erklärt ihm, daß zum Lindern seiner Schmerzen ein Darmrohr eingelegt werden soll. Man bittet ihn, sich auf die Seite zu legen, trägt Gleitmittel auf die Spitze des Darmrohrs auf, legt das Ende des Darmrohrs

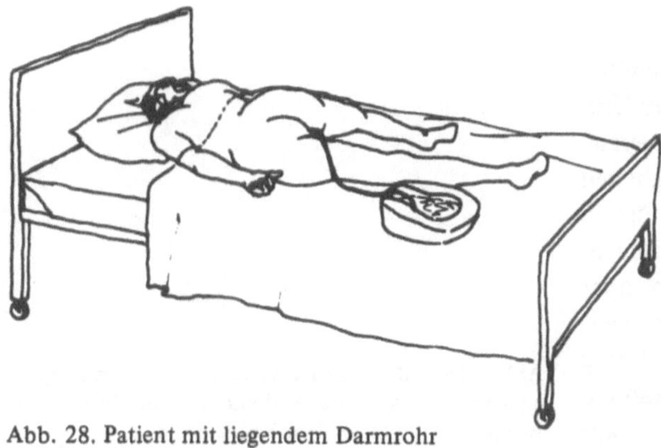

Abb. 28. Patient mit liegendem Darmrohr

in die Bettpfanne oder die Urinflasche und vergewissert sich, daß die Öffnung ganz von Wasser bedeckt ist.

Nun schiebt man die Spitze des Rohrs ca. 7 bis 13 cm in das Rektum vor. Durch Sand- oder Hirsesäcke wird die Urinflasche oder die Bettpfanne gestützt, damit sie nicht verrutschen kann. Der Schlauch bleibt ca. 20 Minuten liegen (Abb. 28).

Man bleibt beim Patienten und beobachtet seine Reaktion; insbesondere achtet man darauf, ob Gas durch den Schlauch entweicht (oder Einlaufflüssigkeit, wenn er gerade einen Einlauf hinter sich hat). Man beachte, ob der Leib des Patienten, nachdem der Schlauch einige Zeit liegt, weniger gespannt ist. Man fragt den Patienten, ob der Druck nachgelassen hat und er sich besser fühlt.

Nach 20 Minuten wird das Darmrohr entfernt und der Patient, wie dies nach einem Einlauf üblich ist, gesäubert, bevor man es ihm im Bett bequem macht. Die Utensilien werden entfernt und die Behandlung in das Krankenblatt eingetragen.

Zum Beispiel:
Zeit: 10 Uhr
Behandlung: Darmrohr
Ergebnis: Während 20 Minuten ging eine mäßige Menge Darmgas ab.
Unterschrift

Wie operativ neue Wege zur Stuhl- und Harnentleerung geschaffen werden können

Gewisse Krankheiten machen es Patienten unmöglich, Stuhl aus dem Rektum oder Urin aus der Blase auf üblichem Weg zu entleeren.

Um eine Stuhlentleerung zu ermöglichen (wenn dies über das Rektum nicht möglich ist), kann vom Chirurgen über einen Bauchschnitt das offene Ende des Dickdarms oder Dünndarms in die Bauchhaut eingenäht werden. Stuhl wird dann durch diese Öffnung entleert (Anus praeternaturalis); dies kann je nach Grundkrankheit vorübergehend oder auf

Dauer notwendig sein. Wenn Dickdarm in die Bauchhaut eingenäht wird, nennt man das eine „Kolostomie" (Abb. 29 a und b); wenn

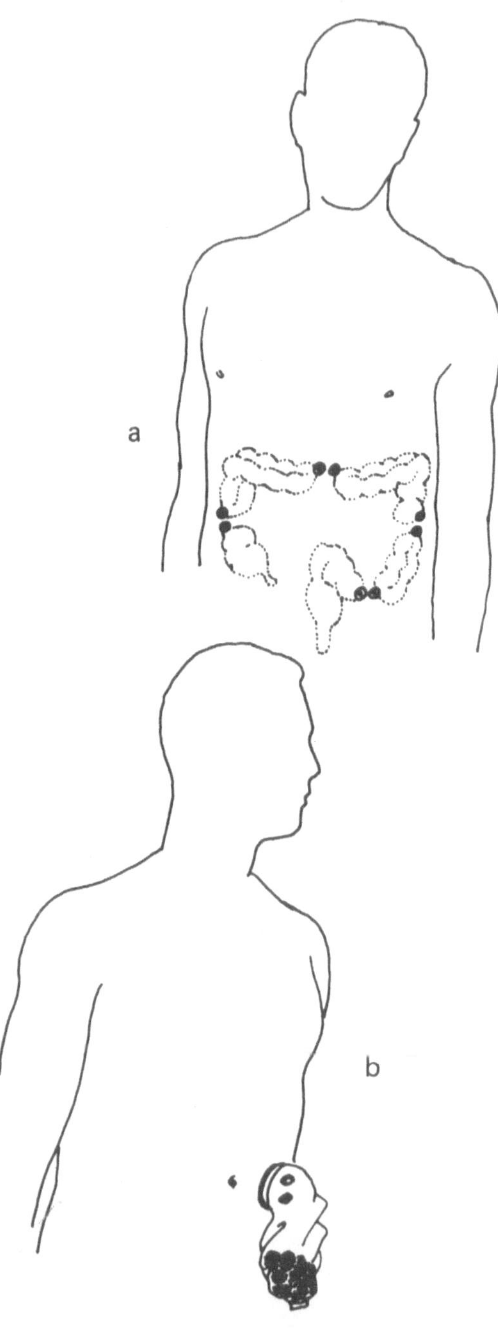

Abb. 29 a und b. Der Patient mit Kolostomie: a) an welchen Stellen die Kolostomie angelegt wird, b) Stuhlbeutel über einer Kolostomie

Dünndarm benützt wird, eine „Ileostomie". Über die Öffnung kann ein Plastikbeutel mit einem Ring fixiert werden, um den durch die Öffnung austretenden Stuhl aufzufangen. Wenn ein solcher Kunstafter (Kotfistel) vorübergehend oder auch auf Dauer erforderlich ist, erklärt die Schwester dem Patienten, wie der Anus praeternaturalis gepflegt werden muß, damit er mit ihm normal leben und arbeiten kann.

Seit kurzer Zeit gibt es magnetische Verschlüsse für die künstliche Afteröffnung, die die Benutzung und Pflege sehr vereinfachen.

Um einem Patienten, der nicht normal Wasser lassen kann (was bei älteren Männern oft vorkommt), eine Blasenentleerung zu ermöglichen, kann der Chirurg über eine Blasenfistel einen Katheter in die Blase einlegen und an der Bauchhaut festnähen, damit er nicht verrutscht. Wenn der Patient aufstehen darf, wird der Katheter an einen Schlauch angeschlossen oder direkt in einen Plastikbeutel geleitet, der unter seiner Kleidung an seinem Oberschenkel befestigt wird und den Urin aufnimmt. Dieser Beutel wird regelmäßig entleert. Gelegentlich werden andere komplizierte, chirurgische Eingriffe notwendig, um dem Patienten eine normale Blasenentleerung zu ermöglichen.

Patienten mit einem künstlichen Darmausgang werden ebenso wie Patienten mit einer Blasenfistel von der Schwester versorgt; Sie sollten jedoch mit ihrer Pflege vertraut sein, damit Sie Bescheid wissen, wenn Sie einen Patienten mit einer solchen Blasen- oder Darmfistel sehen. Die Patienten sind meist sehr empfindlich, bevor sie sich an diese Art des Wasserlassens oder der Stuhlentleerung gewöhnt haben. Wenn sie hiermit noch nicht voll vertraut sind, können auch Mißgeschicke passieren, so daß die Patienten fürchten, üblen Geruch zu verbreiten, etwas zu verschütten und in andere peinliche Situationen zu geraten.

Versuchen Sie sich nicht an einer dieser Öffnungen oder den Hilfsmitteln, die in diesem Zusammenhang verwendet werden, wenn Sie nicht genau wissen, was zu tun ist. Sie könnten sonst den künstlichen Ausgang verletzen, den der Chirurg gerade mit großer Mühe angelegt hat.

Wie aus diesem Kapitel hervorgeht, muß eine ausreichende Entleerung von Stuhl und Urin jederzeit, d. h. ob ein Mensch gesund und zu Hause oder krank und im Krankenhaus ist, aufrechterhalten werden. Während die Ausscheidung für den Gesunden kein Problem darstellt, kann sich die Situation bei Erkrankung schnell ändern. Alle Pflegekräfte beobachten die Patienten sorgfältig, damit diesen Problemen, wo möglich, vorgebeugt werden kann. Wenn sich trotz allem Probleme einstellen, werden mit Einwilligung des Arztes Maßnahmen ergriffen, um die Stuhl- und Urinentleerung zu normalisieren.

7 Schlüssel zur Beurteilung des Gesundheitszustands: Die Vitalzeichen

In diesem Kapitel wird behandelt:

- *Was man unter Vitalzeichen versteht*

- *Wie die Körpertemperatur entsteht; wie sie gemessen wird,*
  Warum man eine hohe oder niedrige Temperatur hat; verschiedene Thermometertypen und wie sie benutzt werden

- *Puls*
  Wie er gemessen wird; welche Unterschiede es in der Pulsfrequenz und Pulsqualität gibt

- *Atmung*
  Warum sich die Atmung beim Gesunden und Kranken ändern kann

- *Blutdruck*
  Welche Auskunft er über den Zustand des Patienten gibt; wie er gemessen wird

- *Notfallteam und Notfallwagen*
  Wie Ihre Aufmerksamkeit und Ihr schnelles Handeln bei Änderung der Vitalzeichen helfen können, ein Menschenleben zu retten

Wenn Schwester oder Arzt die Vitalzeichen eines Patienten prüfen, bestimmen sie — in einer schnellen, 5 Punkte umfassenden Untersuchung, die nur wenige Minuten in Anspruch nimmt —, ob die Körperfunktionen, die zum Leben notwendig sind, in Ordnung sind oder nicht. Wenn ein Patient krank oder frisch operiert ist oder aus irgendeinem Grund befürchtet werden muß, daß sich lebenswichtige Funktionen plötzlich ändern, werden seine Vitalzeichen oder wenigstens einige davon mindestens alle 15 Minuten überprüft. Dadurch wird sofortiges Handeln ermöglicht, wenn eine Änderung der Vitalzeichen anzeigt, daß eine oder mehrere lebenswichtige Körperfunktionen schlecht oder ungenügend ablaufen. Sofortiges Handeln ist aus folgendem Grund entscheidend: jede Verzögerung vor Einleitung von Gegenmaßnahmen verschlechtert den Zustand des Patienten weiter und gefährdet möglicherweise sein Leben.

Die fünf schnell meßbaren und verläßlichen Zeichen der Körperfunktionen sind:

1. Körpertemperatur
2. Puls
3. Atmung
4. Blutdruck
5. Bewußtseinslage

Als Schwesternhelferin werden Sie unter Umständen gebeten, drei der Vitalzeichen zu messen — die Temperatur des Patienten, seine Puls- und Atemfrequenz entweder einzeln oder alle drei zusammen, je nach Zustand des Patienten. Temperatur, Puls und Atmung können abgekürzt als TPA bezeichnet werden.

Die Körpertemperatur

Die Körpertemperatur ist das Ergebnis des Zellstoffwechsels, bei dem die vom Körper aufgenommenen Nahrungsstoffe mit Sauerstoff reagieren und Wärme produzieren. Diese Verbrennungswärme heizt das Blut auf, das seinerseits durch den Blutkreislauf alle Körperteile gleichmäßig erwärmt. Die „normale Körpertemperatur" ist die Temperatur, bei der der Organismus am besten funktioniert — bei der sich der Mensch gesund fühlt.

Regulation der Körpertemperatur

Der Körper hat ein im Gehirn befindliches Temperaturregulationszentrum, das sog. Wärmezentrum, das normalerweise die Körpertemperatur bei etwa 37°C hält; die Körpertemperatur schwankt zwischen 36,4 °C und 37,4 °C, je nach der Körperstelle, an der die Temperatur gemessen wurde, und abhängig von anderen Faktoren. Die axillar gemessene Temperatur liegt normalerweise 0,3 bis 0,5 °C unter der oral gemessenen und um 0,5–1,0 °C unter den rektalen Werten. Das Wärmezentrum erhält seine Information aus den verschiedensten Körpergebieten über das vegetative Nervensystem, das meldet, wenn der Körper zu heiß oder zu kalt wird. Bei Überwärmung werden zwei Wege beschritten, um die überschüssige Wärme loszuwerden:

1. werden die Schweißdrüsen zur Schweißsekretion angeregt. Der Schweiß verdunstet auf der Haut und führt dabei die überflüssige Wärme ab;

2. gelangt durch Erweiterung der Hautgefäße mehr Blut an die Hautoberfläche, wo es von der umgebenden Luft abgekühlt wird.

Mit sinkender Bluttemperatur fällt die Körpertemperatur ebenfalls ab.

Bei Unterkühlung und abfallender Körpertemperatur unter das normale Maß ist das Wärmezentrum bestrebt, Wärme zurückzuhalten und dadurch die Körpertemperatur zu erhöhen. Um dies zu erreichen, kontrahieren sich, wiederum durch Vermittlung des vegetativen Nervensystems, die Blutgefäße der Haut, wodurch das Blut von der Körperoberfläche zurückgehalten wird und es nicht an der Hautoberfläche abkühlen kann. Das Wärmezentrum arbeitet, vom Willen nicht beeinflußbar, 24 Stunden täglich. Es reagiert auf geringste Änderungen der Körpertemperatur. Beim Gesunden kann das Wärmezentrum unter normalen Bedingungen die Körpertemperatur trotz unterschiedlicher körperlicher Aktivität gleichhalten: wenn er beim Laufen und Springen ins Schwitzen kommt, wenn er nervös oder erregt ist oder großer Hitze ausgesetzt ist, treten o.g. Regulationsmechanismen in Aktion. Wenn er friert oder es ihm kalt wird, weil er sich bei kaltem Wetter im Freien aufhält, in kaltem Wasser schwimmt oder bei kaltem Wetter leicht angezogen ist, wird über das Wärmezentrum ein Aufwärmen des Körpers veranlaßt. Wird ein Mensch jedoch krank, z. B. infolge eines Infekts, läuft der Stoffwechsel bestimmter Zellen schneller und schneller ab (und produziert dadurch Wärme). Beim Versuch, die Infektionserreger zu bekämpfen, können diese Zellen soviel Wärme erzeugen, daß das Wärmezentrum nicht mehr in der Lage ist, die Wärme abzugeben. In diesen Fällen steigt die Temperatur über Normalwerte an zum Beispiel auf 37,8° C oder 38,4° C bei einem leichten Infekt; ist der Infekt heftiger, kann sie bis auf 38,9° C, 39,5° C oder höher ansteigen. Das Wärmezentrum kann durch die Krankheit des Patienten auch direkt geschädigt werden und einen gefährlichen Temperaturanstieg oder Temperatursturz verursachen.

Wie die Körpertemperatur gemessen wird

Die Körpertemperatur wird mit einem Fieberthermometer gemessen. Sie kann an verschiedenen Stellen gemessen werden: im Mund (oral); unter dem Arm (axillar); oder im Mastdarm (rektal). In zunehmendem Maße werden jetzt elektronische Thermometer benützt. Sie bestehen aus einem kleinen elektrischen Gerät mit Skala — auf der die Temperatur abgelesen werden kann — und einem Kabel mit Fühler. Über diesen Fühler wird eine Spitze zum Einmalgebrauch gezogen und damit die Temperatur bei jeweils einem Patienten gemessen. Die Temperatur kann sofort abgelesen werden.

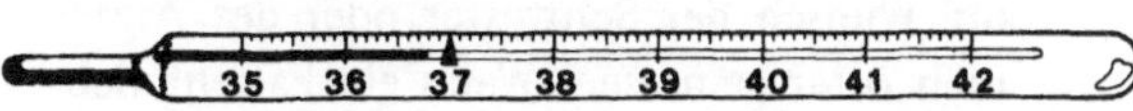

Abb. 30. Thermometer mit Celsius-Skala zur oralen bzw. rektalen Temperaturmessung

Im allgemeinen wird die Temperatur *oral* gemessen, wenn der Patient 1. während der Messung seinen Mund geschlossen halten kann; 2. keine Gefahr besteht, daß das Thermometer im Mund zerbricht, was bei kleinen

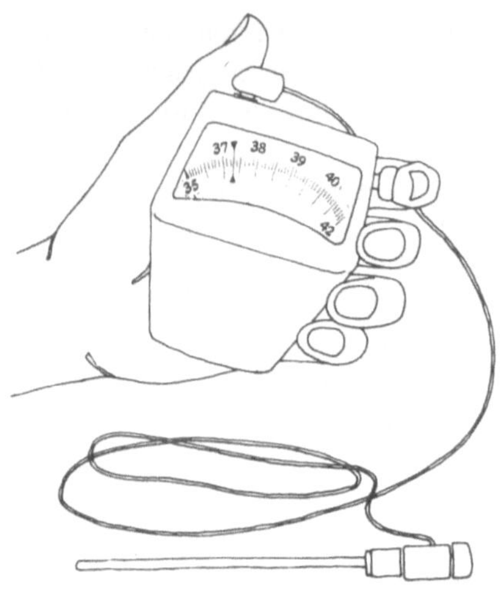

Abb. 31. Elektronisches Thermometer

Kindern oder bewußtseinsgestörten Erwachsenen passieren kann, oder er 3. keine Mundverletzung oder Atemschwierigkeiten hat.

Die Temperatur kann *rektal* gemessen werden, wenn der Patient 1. leicht vergißt, seinen Mund geschlossen zu halten oder den Anweisungen nicht folgen kann, so daß die Temperatur oral nicht sicher gemessen werden kann; 2. es sich um ein kleines Kind oder einen verwirrten älteren Menschen handelt; 3. der Patient mit geschlossenem Mund nicht ausreichend atmen kann oder Sauerstoff bekommt oder 4. bewußtlos ist.

Die Temperatur wird *axillar* nur gemessen, wenn weder orale noch rektale Messung möglich ist.

In den meisten Krankenhäusern wird die Temperatur mindestens ein- oder zweimal täglich gemessen; wenn notwendig, wird sie auf Wunsch der Schwester oder des Arztes auch öfter gemessen. Wenn ein Patient fiebrig aussieht oder auffällig rote Wangen hat oder sich plötzlich schlecht fühlt, kann die Schwester Sie bitten, seine Temperatur zu messen, nur um sicher zu gehen, daß sie normal ist. Ist dies nicht der Fall, wird sie den Arzt verständigen. Ist ein Patient schwer krank oder ändert sich seine Temperatur laufend (d. h. wenn sie unvorhersehbar hinauf und hinunter geht), muß sie in regelmäßigen Abständen, auch während der Nacht, kontrolliert werden, da die Temperatur oder eines der übrigen Vitalzeichen sich bei Fieber während der Nacht, genauso wie am Tag, plötzlich ändern kann.

Durchführung der Temperaturmessung

Die sauberen, sterilen (keimfreien) Thermometer werden auf einem Thermometertablett aufbewahrt; die Oralthermometer in einem, die Rektalthermometer in einem anderen Behälter. Auf das Tablett gehören noch Gazetupfer zum Abwischen der Thermometer und zwei Behälter für benützte Thermometer (einen für benützte Oral- den anderen für benützte Rektalthermometer) und ein Töpfchen oder eine Tube mit Gleitmittel.

Wenn die Thermometer in Ihrem Krankenhaus in der Zentralversorgung sterilisiert werden (die Spezialabteilung, die den größten Teil des sterilen Krankenhausbedarfs bereitstellt), werden sie in einer versiegelten Papierhülle auf die Station zurückgegeben; die Hülle darf erst vor Gebrauch geöffnet werden. Thermometer sind aus Glas hergestellt und recht zerbrechlich und müssen vorsichtig und sorgfältig gehandhabt werden.

In den meisten Krankenhäusern hat jeder Patient sein eigenes Thermometer, das bis zu seiner Entlassung in seinem Nachttisch aufbewahrt wird. Das ist wohl die beste Methode, Thermometer zu handhaben, da sie, wenn sie nicht ausreichend sterilisiert sind, Infektionen von einem Patienten auf den anderen übertragen können. Ihre Unterrichtsschwester wird Ihnen die in Ihrem Krankenhaus übliche Methode beim Umgang und bei der Sterilisation der Thermometer zeigen. Sie wird Ihnen auch sagen, welche Patienten oral und welche rektal gemessen werden müssen, und Ihnen beibringen, wie das Thermometer nach der Messung korrekt abgelesen wird.

Orale Temperaturmessung. Man bittet den Patienten, sich bequem hinzusetzen oder hinzulegen, schlägt das Thermometer (vom Tablett oder das Thermometer des Patienten) auf 35° C herunter und legt die Quecksilberspitze des Thermometers unter seine Zunge. Man bittet ihn, den Mund geschlossen zu halten und, solange das Thermometer unter der Zunge liegt, durch die Nase zu atmen. Man wartet 3 Minuten ab, bevor man das Thermometer entfernt, es anschließend mit einem Thermometerbürstchen oder einem Gazetupfer säubert und die Temperatur korrekt abliest. Ihre Unterrichtsschwester wird Ihnen hierbei helfen und Sie überwachen, bis Sie diese etwas knifflige Aufgabe sicher beherrschen.

Das benützte Thermometer wird in den Behälter für gebrauchte Oralthermometer auf das Tablett gelegt oder, wenn es sich um das Thermometer des Patienten handelt, mit Desinfektionsmittel und kaltem Wasser (niemals heißem Wasser) abgewaschen, abgetrocknet und in der Hülle in den Nachttisch des Patienten zurückgelegt. Die korrekt abgelesene Temperatur wird eingetragen und mit dem Zusatz „O" versehen, so daß die Schwester weiß, mit welcher Methode gemessen wurde. (Wenn die Temperaturen bei allen Patienten oral gemessen werden, muß nur bei den Patienten, bei denen anders verfahren wurde, Entsprechendes vermerkt werden.) Die normale Körpertemperatur beträgt bei oraler Messung etwa 36,4° C.

Rektale Temperaturmessung. Das Thermometer wird auf 35 °C heruntergeschlagen und der Patient gebeten, sich vorzugsweise auf die Seite mit dem Rücken zu Ihnen hinzulegen. Man trägt etwas Gleitmittel auf die Quecksilberspitze des Thermometers auf und schiebt es, wie es Ihnen von der Unterrichtsschwester gezeigt wurde, in das Rektum ein und hält es fest, damit es nicht herausrutschen kann. Nach 3 Minuten wird es entfernt, abgewischt und die Temperatur abgelesen. Die Normaltemperatur beträgt bei rektaler Messung etwa 37,5° C. Die korrekt abgelesene Temperatur wird eingetragen und mit einem „R" gekennzeichnet. Das Thermometer wird

dann ebenso behandelt, wie bei oraler Messung.

Axillare Temperaturmessung. Das Thermometer wird auf 35° C heruntergeschlagen und unter den Arm des Patienten geklemmt (vorher muß die Achselhöhle trocken sein). Man preßt den Arm des Patienten dicht an seinen Körper, damit das Thermometer nicht herausfallen kann.

Nach *10 Minuten* wird das Thermometer entfernt, gesäubert, abgelesen und in seinen Behälter zurückgelegt. Die abgelesene Temperatur wird eingetragen und mit einem „A" gekennzeichnet. Obwohl die Axillartemperatur längere Zeit zur Messung braucht, als die orale oder rektale Temperatur, sind die Messungen nicht immer fehlerfrei. Aus diesem Grund werden die beiden anderen Methoden, wenn möglich, vorgezogen.

Der Puls

Der Puls ist der fortgeleitete Herzschlag. Wenn Sie den Puls zählen, stellen Sie Frequenz und Kraft des Herzschlags fest. Das Blut wird rhythmisch in die Gefäße ausgetrieben, was einer erheblichen Arbeitsleistung entspricht, da nicht weniger als 5 Liter in jeder Minute vom Herzen weitergepumpt werden. Sie können den Puls und seine Frequenz am besten messen, wenn der Patient bequem sitzt oder liegt und der Arm nicht bewegt wird.

Messen der Pulsfrequenz

Legen Sie 2 oder 3 Finger (aber nicht den Daumen) knapp oberhalb des Daumenballens auf das Handgelenk des Patienten (Abb. 32). Gleichzeitig beobachten Sie den Sekundenzeiger Ihrer Uhr und zählen die Anzahl der Pulsschläge (Herzschläge) während einer vollen Minute (60 Sekunden lang). In einer zweiten Messung kontrollieren Sie das erste Ergebnis und schreiben es anschließend nieder. Der Puls kann auch nur 15 Sekunden lang (eine Viertelminute) gezählt und das

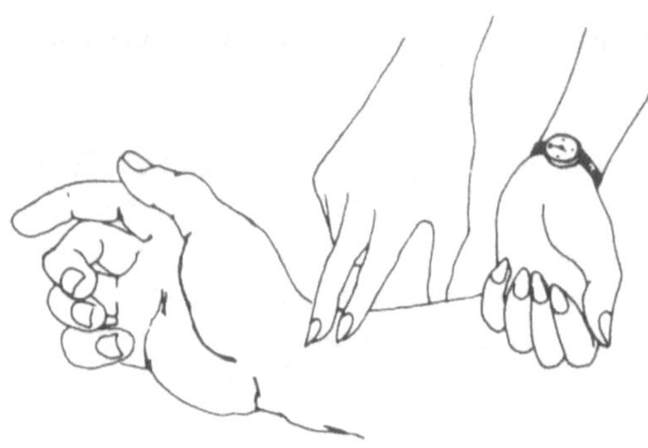

Abb. 32. Pulsmessung

Ergebnis mit 4 multipliziert werden, um die Pulsschläge pro Minute (Pulsfrequenz) zu erhalten. Genauer und verläßlicher mißt man, wenn die Pulsschläge während einer ganzen Minute ausgezählt werden. Eine Uhr mit Sekundenzeiger ist zur genauen Messung unerläßlich.

Änderungen von Pulsfrequenz, Pulsqualität und Pulsrhythmus

Beim Mann beträgt die normale Pulsfrequenz in Ruhe (im Sitzen oder Liegen) 60 bis 70 Schläge/Min., bei Frauen 70 bis 80 Schläge/Min. Bei Gesunden führen Arbeit, Anstrengung oder Erregung zu einem Anstieg, Ruhe, Entspannung oder Schlaf zu einer Verminderung der Pulsfrequenz. Fieber, gewisse Medikamente und heftige Erregung bei Angst oder Ärger können die Pulsfrequenz besonders stark ansteigen lassen. Wiederum andere Medikamente oder Erkrankungen führen zu einem erheblichen Absinken der Pulsfrequenz unter Normalwerte. Wenn Sie den Puls messen, müssen Sie sicher sein, daß Sie ihn richtig zählen.

Sie werden auch lernen, die Pulsqualität und den Schlagrhythmus genau zu beurteilen. Der Puls kann kräftig oder schwach, regelmäßig oder unregelmäßig sein. Wenn Sie lernen, den Puls zu fühlen — zuerst an sich selbst, dann bei Ihren Kolleginnen und zuletzt unter Aufsicht Ihrer Unterrichtsschwester bei Ihren Patienten —, lernen Sie auch, zwischen den unterschiedlichen Pulsarten zu unterscheiden. Es ist sehr wichtig, den Puls sorgfältig und genau zu beschreiben, da er ein guter Indikator für die Herzaktion ist. Ein Wechsel im Pulsrhythmus zeigt an, daß sich Effizienz und Leistungsfähigkeit des Herzens geändert haben. Jeder Änderung von Frequenz, Rhythmus oder Kraft des Pulsschlages kann große Bedeutung zukommen; sie muß sofort nach Eintragung der Schwester gemeldet werden. Man sollte die Meldung nicht aufschieben, da man durch irgendetwas abgelenkt werden und dann die Meldung vergessen könnte. Das Pulsmessen bei einem kranken Patienten ist immer eine verantwortungsvolle Aufgabe — niemals bloße Routine. Der Zustand — und damit der Puls — eines Kranken kann sich plötzlich zum Schlechten ändern. Vielleicht sind Sie die erste, die dies entdeckt. Sie können dem Patienten helfen, indem Sie Ihr Meßergebnis schnell melden. Wenn Sie einen vom Normalen abweichenden Puls genau und schnell melden, kann der Patient umgehend behandelt werden, wodurch die Chancen einer erfolgreichen Behandlung beträchtlich steigen. Eine plötzlich auftretende Unregelmäßigkeit des Pulses muß immer sofort dem Arzt gemeldet werden.

Die Atmung

Um leben zu können, muß der Mensch atmen. Wenn er Luft durch Nase und/oder Mund einatmet, wird Luft in seine Lungen eingesogen. Die Frischluft enthält Sauerstoff, der vom Blut aufgenommen wird, um die Körpergewebe damit zu versorgen. Die Lunge ist der Ort des Gasaustauschs: Wenn das Blut aus dem Gewebe zurück in die Lungen fließt, enthält es Kohlendioxid, ein Stoffwechselprodukt der Körperzellen, das bei der Umwandlung von Nahrungsstoffen und Sauerstoff in Wärme und Energie entsteht. Die Lungen entfernen das überflüssige Kohlendioxid aus dem zurückströmenden Blut und beladen es erneut mit Sauerstoff aus der frisch eingeatmeten Luft. Das mit Sauerstoff angereicherte (oxygenierte) Blut fließt zum Gewebe zurück, während gleichzeitig bei der Ausatmung das überflüsssige Kohlendioxid abgeatmet wird.

Wie die Atmung reguliert wird

Ebenso wie es ein Wärmezentrum gibt, gibt es im Gehirn ein Atemzentrum. Es steuert die Atmung; diese besteht aus zwei Phasen: Der *Einatmung* (Inspiration) — sauerstoffhaltige Frischluft wird eingeatmet, damit das Blut den Sauerstoff in die Gewebe bringen kann; und der *Ausatmung* (Exspiration) — bei der Kohlendioxid aus den Geweben über das Blut in die Lungen und in die Atemluft gelangt und abgeatmet wird. Ebenso wie die Pulsfrequenz, steigt auch die Atemfrequenz bei Angst, Erregung und Anstrengung an und verringert sich bei Ruhe und im Schlaf. Unter gewöhnlichen Umständen reguliert das Atemzentrum die Atmung nach den jeweiligen Bedürfnissen. Bei Kranken muß die Atmung sorgfältig überwacht werden, da Fieber oder bestimmte Krankheiten oder Medikamente die normale Atemregulation beeinträchtigen können, d. h. die Atemfrequenz gefährlich erhöhen oder vermindern können. Eine beschleunigte Atmung zeigt an, daß der Körper entweder mehr Sauerstoff als gewöhnlich benötigt oder daß weniger Sauerstoff als bei der normalen Atemfrequenz in die Gewebe gelangt. Da eine ausreichende Sauerstoffversorgung lebensnotwendig ist, ist jeder Hinweis auf einen Sauerstoffmangel ein Gefahrenzeichen.

Messung der Atemfrequenz

Die normale Atemfrequenz beträgt, wenn der Patient sitzt oder bequem liegt, ca. 20 Atemzüge pro Minute. Wenn körperliche Anstrengung oder seelische Erregung vorangingen, ist die Atmung beschleunigt. Nach dem Schlaf ist sie verlangsamt. Da einige Patienten unwillkürlich schneller atmen, wenn sie merken, daß ihre Atemzüge gezählt werden, ist es besser, sie zu zählen, ohne daß der Patient es bemerkt. Da TPA meist zusammen gemessen werden, kann man nach der Pulszählung sofort die Atemfrequenz messen, ohne daß man die Hand vom Handgelenk des Patienten nimmt, so daß er glauben muß, daß Sie noch beim Pulszählen sind. Die Atmung wird gezählt, indem man die Ausdehnung des Brustkorbes beobachtet. Man muß den Patienten hierzu nicht aufdecken, da sich, wenn er nur leicht bedeckt ist, die Bettdecke mit der Atmung hebt. Jede Anhebung des Brustkorbes wird als ein Atemzug gezählt. Man zählt eine Minute oder 15 Sekunden lang und multipliziert dann mit 4, um die Anzahl der Atemzüge pro Minute (Atemfrequenz) zu erhalten. Wie bei der Pulszählung erhält man genauere Ergebnisse, wenn man eine ganze Minute lang zählt, was besonders dann, wenn die Atmung in irgendeiner Weise vom Normalen abweicht, zu empfehlen ist.

Abweichungen von der Norm bei Atemfrequenz, Atemtiefe und Atemrhythmus

Beim Zählen muß man immer auch auf die Atemtiefe und den Rhythmus der Atemzüge achten. Sie können kräftig, tief, regelmäßig und mühelos sein oder schwach, erschwert (mühsam für den Patienten), unregelmäßig oder von Rasselgeräuschen begleitet sein. Ihre Unterrichtsschwester wird Ihnen die verschiedenen Arten, wie ein Patient atmen kann, demonstrieren und Ihnen erklären, wie sie analysiert werden können, damit Sie in die Lage versetzt werden, sie voneinander zu unterscheiden. Liegt die Atemfrequenz unter 12/Min. oder über 28/Min., muß dies nach nochmaliger Messung der Schwester sofort berichtet werden. Lautes, gurgelndes, unregelmäßiges oder schnarchendes Atmen ist immer ein Gefahrenzeichen, das sofort gemeldet werden muß. Eine schlechte Atmung kann die Hautfarbe des Patienten beeinflussen. Eine bläulich tingierte Gesichtsfarbe oder eine leichte Zyanose der Nagelbetten (auch der Zehen) zeigt an, daß die Gewebe nicht genügend Sauerstoff erhalten. Auch dies muß ohne Verzug zusammen mit den anderen Beobachtungen zu sonstigen Merkmalen der Atmung gemeldet werden.

Wie Sie sehen, ist eine ausreichende Atmung lebensnotwendig. Immer wenn Ihnen etwas ungewöhnliches in der Atmung des Patienten auffällt, messen sie nach, fixieren Frequenz und Art der Atmung schriftlich und melden Ihre Beobachtung sofort. Die Veränderungen, die Sie soeben beobachtet haben, können das Leben des Patienten bedrohen. Durch gute Beobachtung und schnelles Melden können Sie dazu beitragen, Gefahren abzuwenden.

Temperatur, Puls und Atmung werden gelegentlich getrennt, meist aber gleichzeitig, bestimmt. Wenn alle drei zusammen geprüft werden, kann man mehreren Patienten gleichzeitig orale Thermometer geben. (Die rektale Temperaturmessung sollte aus Sicherheitsgründen nie bei mehreren Patienten gleichzeitig erfolgen.) Wieder beim ersten Patienten angekommen und während man die drei Minuten zur korrekten Temperaturmessung abwartet, kann man Puls und At-

mung zählen. Die beiden Meßergebnisse sollen erst notiert werden, wenn man das Thermometer entfernt und abliest. Dann geht man zum nächsten Patienten und verfährt in gleicher Weise.

Bewußtseinszustand

Während der Messung von Puls, Temperatur und Atmung muß gleichzeitig auf die Bewußtseinslage des Patienten geachtet werden. Versteht er, was man zu ihm sagt? Beantwortet er Ihre Fragen sinngemäß oder scheint er unruhig, gereizt, unwillig oder unfähig, Fragen zu verstehen oder zu beantworten? Auch hier sind Ihr gutes Auge, Ihre Fähigkeit, sorgfältig zu beobachten, und schnelles Melden von Auffälligkeiten wesentliche Punkte, wenn der Patient schnelle Hilfe benötigt.

Der Blutdruck

Das Blut, das in den Blutgefäßen (Arterien, Venen und ihren Nebenästen) durch den Körper fließt, übt auf die Gefäßwand Druck aus.

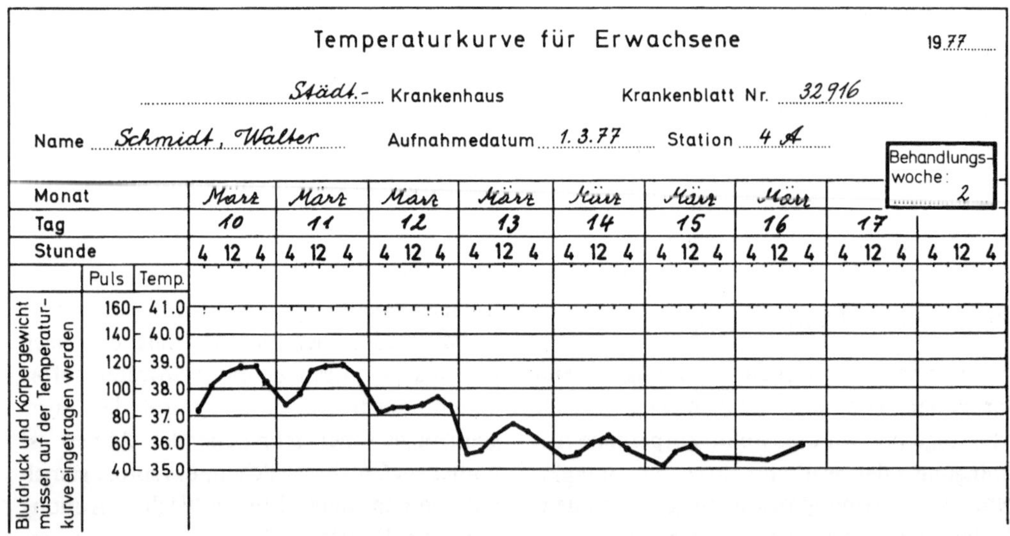

Abb. 33. Temperaturkurve für Erwachsene

Dieser Druck gibt Auskunft über die Kraft des Herzmuskels (mit der er das Blut durch den Körper pumpt) und darüber, ob die zir-. kulierende Blutmenge ausreicht; auch die Wandstärke bzw. die Elastizität der Gefäße geht mit in die Messung ein. Der Blutdruck wird über das vegetative Nervensystem von Zentren im Gehirn und über Hormone reguliert.

Ein normaler Blutdruck zeigt an, daß die Kraft des Herzens zufriedenstellend ist, daß genügend Blut durch den Körper gepumpt wird und daß die Blutgefäße ihre Funktion richtig erfüllen. Beim Schwerkranken oder Frischoperierten kann der Blutdruck instabil und unvorhersehbaren Schwankungen unterworfen sein. In diesen Fällen muß er alle 15 Minuten gemessen werden, bis er sich auf einem normalen oder nahezu normalen Niveau stabilisiert hat. Solange der Blutdruck schwankt (herauf und heruntergeht), muß

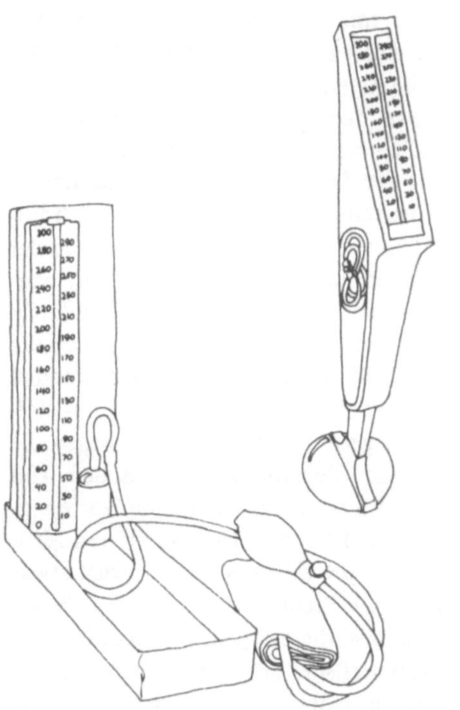

Abb. 34. Sphygmomanometer (zwei verschiedene Blutdruckmeßgeräte)

der Patient ständig beobachtet und entsprechend behandelt werden.

Messung des Blutdrucks

Der Blutdruck wird mit einem Blutdruckapparat (Sphygmomanometer) gemessen. Er wird mit RR bezeichnet (nach Riva-Rocci, einem italienischen Pädiater, 1863–1937). Meist wird die Blutdruckmessung von einer Schwester oder einem Arzt durchgeführt, bisweilen werden aber auch Schwesternhelferinnen damit beauftragt. Das Blutdruckmeßgerät besteht aus einer Quecksilbersäule, die den Blutdruck auf einer Skala in Millimetern Quecksilber (mmHg) angibt, und aus einer aufblasbaren Manschette, die mit einem Gummiball mit Ventil verbunden ist. Mit dem Gummiball kann die Manschette aufgeblasen werden und die Luft kontrolliert wieder abgelesen werden.

Einige Blutdruckgeräte haben die Form eines länglichen Kastens, der zu jedem Patienten getragen werden kann. Andere können auf einem fahrbaren Untersatz von einem Patienten zum nächsten geschoben werden. Es gibt auch Apparate, die an der Wand in Nähe des Betts des Patienten befestigt sind, meist auf Intensivstationen oder in Aufwachräumen, in denen der Blutdruck im Abstand von wenigen Minuten gemessen werden muß.

Das Blutdruckgerät und das Stethoskop bringt man zum Bett des Patienten und erklärt ihm den Meßvorgang. Man bittet ihn, sich flach oder mit etwas erhöhtem Oberkörper hinzulegen oder sich bequem hinzusetzen und den linken Arm mit der Handfläche nach oben bequem auf einer Armstütze oder der Bettkante auszustrecken (ist der Arm verletzt oder läuft an ihm eine Infusion, muß der rechte Arm benützt werden). Man legt das Stethoskop an und stellt das Blutdruckgerät in einem Abstand von nicht mehr als einem Meter so auf, daß man die Skala deutlich und ohne Sichtbehinderung sehen kann. (Der Patient sollte die Skala nicht

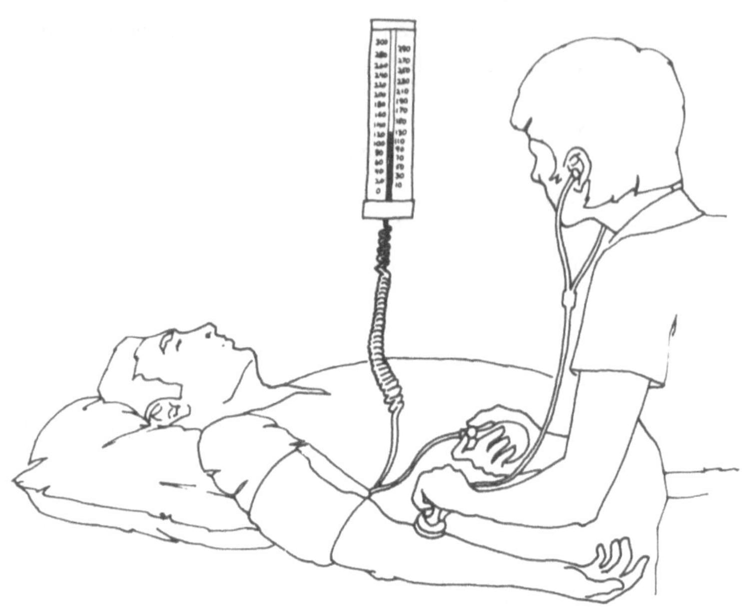

Abb. 35. Die Schwesternhelferin beim Blutdruckmessen

sehen können, da einige Patienten, die ihren Blutdruck auf dem Gerät abzulesen versuchen, nervös und ängstlich gespannt werden und der Blutdruck dadurch ansteigen kann.) Die Manschette muß direkt über dem Ellenbogen, d. h. etwa in Höhe des Herzens, fest um den Oberarm gewickelt werden. Ihre Augen sollten sich in Höhe des Spiegels der Quecksilbersäule befinden. Jetzt schließt man das Ventil am Gummiball und setzt den Abhörkopf des Stethoskops vorsichtig knapp unterhalb der Ellenbeuge auf.

Um die Manschette aufzublasen, wird der Gummiball mehrfach hintereinander schnell zusammengedrückt, wodurch die Armarterie abgedrückt wird. Man hört mit dem Stethoskop den Arterienpuls so lange, bis der Manschettendruck höher ist als der Arteriendruck. In diesem Moment fließt kein arterielles Blut mehr, das Blutströmungsgeräusch verschwindet. Der Druck in der Manschette muß 30 mm Hg über diesem Punkt liegen, bevor man mit dem Messen beginnt.

Nun löst man das Ventil und beobachtet die absinkende Quecksilbersäule. Während man langsam und gleichmäßig Luft aus der Manschette abläßt, achtet man sorgfältig auf das erste mit dem Stethoskop hörbare Geräusch. Dies tritt auf, sobald wieder Blut durch die Arterie fließt. In diesem Augenblick mißt man den *systolischen Blutdruck*. Die Quecksilbersäule muß weiter beobachtet werden, bis der Ton, den man durch das Stethoskop hört, schwächer wird und schließlich aufhört. Man merkt sich, bei welchem Stand der Quecksilbersäule der letzte Ton gehört wurde: in diesem Augenblick ist der *diastolische Blutdruck* erreicht. Man läßt sämtliche Luft aus der Manschette, wartet einige Sekunden und wiederholt die Messung ein zweites Mal. Bei einem gesunden Erwachsenen liegen die systolischen Blutdruckwerte zwischen 100 und 140 mm Hg, die diastolischen Werte zwischen 60 und 90 mm Hg. Bei älteren Menschen liegen die Blutdruckwerte meist etwas höher. Wenn Ihnen die gewonnenen Werte nicht glaubwürdig erscheinen, ungewöhnlich hoch oder tief sind oder Sie mit dem Stethoskop ein ungewöhnliches Geräusch gehört haben, bitten Sie die Schwester, den Blutdruck nachzumessen.

Wenn Sie sicher sind, sowohl den systolischen als auch den diastolischen Blutdruck korrekt gemessen zu haben, entfernen Sie die Manschette und legen das Gerät in sein Futteral oder in seinen Kasten zurück. Die Messung wird so in die Kurve eingetragen, daß man den systolischen Wert durch einen Schrägstrich vom diastolischen Wert trennt:

14 Uhr RR 120/80 oder

14 Uhr RR systolisch 120/

diastolisch 80,

je nachdem was in Ihrem Haus üblich ist.

Notfallversorgung

Wenn es einem Patienten plötzlich sehr schlecht geht und aus seinen Vitalzeichen ersichtlich ist, daß er in akuter Gefahr schwebt, muß sofort eine Notfallbehandlung eingeleitet werden. Wenn diese Behandlung verzögert wird, leidet das Gewebe unter Sauerstoffmangel. Wenn das Gehirn länger als 4 Minuten keinen Sauerstoff bekommt (wie dies der Fall sein kann, wenn Herz und Atmung plötzlich aussetzen), ist der bereits eingetretene Schaden im allgemeinen nicht wieder gut zu machen (irreparabel). Selbst wenn Herz und Atmung wieder in Gang kommen, wird der Patient vielleicht nie mehr fähig sein, zu denken, seine Körperfunktionen zu kontrollieren oder seinen Körper normal zu bewegen. Deshalb ist jede Sekunde kostbar, denn es geht darum, Menschenleben zu retten und zu verhindern, daß nach der Wiederbelebung (Reanimation) Defekte zurückbleiben.

Ein *Notfallwagen* mit Medikamenten und anderem Gerät (das für diesen speziellen Fall vorgesehen ist und nur für den Notfall benutzt wird) steht entweder im Behandlungsraum oder an einem anderen schnell erreichbaren Platz der Station. Jedes Mitglied des Pflegepersonals muß wissen, wo der Wagen steht. Jede Pflegekraft muß die Notfallsignale, die über die Rufanlage ausgesandt werden, kennen. (Um andere Patienten nicht durch den Alarm zu beunruhigen, wird ein verschlüsseltes Signal gewählt.) Der Notruf kann etwa lauten: „Team 700, Zimmer 520! ... Team 700, Zimmer 520!" Dieses Signal wird mehrfach wiederholt, damit Ärzte und Schwestern mit dem Notfallwagen schnellstens zu dem Patienten in Zimmer 520 kommen. Dort wird umgehend mit der Behandlung begonnen. Bei Herzstillstand oder unzureichender Herztätigkeit braucht der Patient wirksame Medikamente und/oder Herzmassage, damit sein Herz stimuliert wird. Wenn der Patient einen Atemstillstand hat, muß die Atmung wieder in Gang gebracht werden. Oft müssen diese Maßnahmen gleichzeitig durchgeführt werden. Deshalb müssen mehrere Ärzte und Schwestern gleichzeitig am Patienten arbeiten; der eine beatmet den Patienten, der andere spritzt Medikamente, ein Dritter prüft die Vitalzeichen, um den Effekt der Behandlung beurteilen zu können und teilt seine Meßergebnisse dem Team mit, damit die Behandlung den jeweiligen Bedürfnissen angepaßt werden kann. Dadurch, daß das Team den Patienten innerhalb weniger Minuten erreicht und sofort alle zur Verfügung stehenden Notfallmaßnahmen eingesetzt werden können, kann der Patient aus lebensbedrohlicher Gefahr gerettet werden.

Jetzt verstehen Sie die Vitalzeichen und ihre Bedeutung besser und werden auf Abweichungen vom Normalen achten und wissen, daß sie damit Gefahr signalisieren. Wenn *ein* Gefahrenzeichen erkannt ist, sind oft auch andere Vitalzeichen auffällig, da sich die verschiedenen Körpersysteme gegenseitig beeinflussen; die Insuffizienz des einen Systems beeinträchtigt die Funktion anderer Systeme. Deshalb ist die Messung der Vitalzeichen eine verantwortungsvolle Tätigkeit, die nicht leicht genommen werden darf. Unachtsamkeit bei der Messung eines Vitalzeichens, die falsche oder verspätete Meldung eines Meßergebnisses können die Genesung eines Patienten negativ beeinflussen — ja ihn das Leben kosten. Andererseits erlauben eine genaue Messung der Vitalzeichen, sorgfältige Beobachtung des Patienten und umgehende Meldung an die Schwester, wenn Abweichungen vom Normalen auftreten, daß sich der Patient schneller erholt und daß im Notfall sein Leben gerettet werden kann.

In diesem Kapitel wird gezeigt:

- *Daß kein Patient dem anderen gleicht*

- *Daß jeder Patient auf seine Krankheit und auf den Krankenhausaufenthalt anders reagiert*

- *Daß manche Patienten Verhaltensstörungen haben können*

- *Wie man diesen Patienten helfen kann*

Kein Patient handelt oder fühlt genauso wie der andere, selbst wenn beide die gleiche Krankheit, das gleiche Alter, das gleiche Geschlecht haben und aus der gleichen Gegend kommen. Das kommt daher, weil die Reaktionen jedes Menschen auf neue Situationen, seien sie angenehm oder nicht, durch seine Erfahrungen und sein bisheriges Leben geprägt sind. Natürlich ist seine Reaktion von der jeweiligen Situation abhängig, ob sie freudig oder traurig, einfach oder schwierig, anstrengend oder entspannend, schmerzlich oder angenehm ist. Die Reaktion eines Patienten hängt auch davon ab, wie gut er es in seinem Leben gelernt hat, mit den verschiedensten Situationen fertig zu werden. Es gibt zum Beispiel Menschen, die gelernt haben, Probleme und auch Krankheiten als eine Art Prüfung anzusehen. Andere werden von solchen Problemen überwältigt, ziehen sich zurück, werden depressiv oder reagieren mit Angst, Ärger oder Feindseligkeit.

Welche Ursachen das Verhalten von Krankenhauspatienten haben kann

Die Menschen, die zur Behandlung ins Krankenhaus kommen, können jede mögliche Reaktion oder jede beliebige Kombination von Reaktionsweisen auf ihre Krankheit, das Leben, das sie vorübergehend hinter sich lassen und gegenüber den Menschen, von denen sie im Krankenhaus gepflegt werden, entwickeln. Es ist ganz natürlich, daß ein Mensch Angst hat, wenn er ins Krankenhaus muß und seine Krankheit nicht ganz banal ist. Selbst wenn er sorgfältig und genau in das Krankenhausleben eingeführt wird, bleiben einige seiner Fragen unbeantwortet oder sind im Augenblick nicht zu beantworten. Der Patient bringt unter Umständen Probleme mit, die nicht von seiner Krankheit verursacht, aber möglicherweise durch sie verstärkt wurden.

Für die Schwesternhelferin — wie für alle Mitglieder des ärztlichen und pflegerischen Personals — empfiehlt es sich, sich Zeit zu nehmen, um die möglichen Ursachen des Verhaltens ihrer Patienten zu überdenken. Oft leidet ein Patient unnötig oder jedenfalls mehr, als dies allein wegen seines körperlichen Zustandes nötig ist, da das Pflegepersonal die Gründe seines ungewöhnlichen Verhaltens nicht versteht oder nicht gründlich genug überlegt hat. Wenn sie erst die Beweggründe seines Verhaltens etwas besser verstehen, wird ihnen klar, daß sein Betragen gar nicht so aus dem Rahmen fällt und daß er guten Grund hat, sich so zu benehmen. Entscheidend ist, daß Sie, wenn Sie die Gründe seiner Reizbarkeit kennen, selbst weniger reizbar sind; weniger ungeduldig, wenn er nicht mitzuarbeiten scheint; weniger ärgerlich, wenn er wütend zu sein scheint. Es wird Ihnen leichter fallen, seinen Ängsten zu begegnen, seine Klagen geduldig anzuhören, seinen Ärger zu tolerieren, da Sie wissen, daß er sich mit aller Wahrscheinlichkeit nicht über Sie, sondern in irgendeiner Weise über sich selbst geärgert hat und nicht in der Lage ist, sich selbst, geschweige denn Ihnen darüber Rechenschaft abzulegen.

Wenn ein Patient sehr krank ist, wenn er in Lebensgefahr schwebt und ganz offensichtlich schwer mit seiner Krankheit zu ringen hat, kann man ihm seine Temperamentsausbrüche leicht verzeihen; es fällt leicht, besonders geduldig zu sein und sich Zeit zu nehmen, es ihm so angenehm wie möglich zu machen. Was aber tun Sie mit einem Patienten, der keiner besonderen Belastung ausgesetzt zu sein scheint, dessen Leben nicht in Gefahr ist, dem es gut zu gehen scheint, dem jedoch nichts recht zu machen ist? Er scheint keinen Grund zu haben, sich so merkwürdig, unangenehm oder unzufrieden zu zeigen.

Wenn sich ein Patient gewöhnlich oder unverständlich benimmt, muß man zuerst versuchen herauszufinden, ob sich sein Verhalten nicht doch erklären läßt. Wenn ein Patient zum Beispiel seine Bettklingel ausdauernd betätigt, obwohl Sie vor einigen Minuten bei ihm waren, um ihm einen Wunsch zu erfüllen, kann sich sein Zustand plötzlich geändert haben: es geht ihm vielleicht plötzlich schlechter, er hat Schmerzen oder den Drang, Wasser zu lassen oder Stuhl zu entleeren. Dieser Patient handelt sicher nicht unvernünftig. In der Zerreißprobe einer Krankheit sind plötzliche Bedürfnisse nichts Ungewöhnliches. Oft besteht Dringlichkeitsstufe I und mit jeder Minute, die der Patient auf Hilfe wartet, nehmen seine Schmerzen zu und sein Allgemeinzustand verschlechtert sich.

Wenn Ihr Patient sich ungewöhnlich verhält, ihm nichts recht zu machen ist und er sich nicht entspannen kann – und Sie sicher sind, daß Sie alle seine Bedürfnisse erfüllt haben –, besteht die Möglichkeit, daß seine Krankheit andere Probleme, die ihn beschäftigen, an die Oberfläche gebracht hat. Dies können persönliche, familiäre Probleme sein; es kann mit seiner Arbeit oder mit anderen Bereichen seines Privatlebens zu tun haben. Als er gesund war, stand er über diesen Problemen, aber jetzt, da er krank ist, drohen sie ihn zu übermannen. Dabei muß er sich weder der Probleme noch

seines reizbaren oder provokativen Verhaltens bewußt sein.

Der fordernde Patient

Der fordernde Patient ist oft ungeduldig und klagt ständig. Er stellt Ihre Geduld und Ihren guten Willen auf eine harte Probe. Ganz gleich wieviel Aufmerksamkeit Sie ihm widmen - er möchte noch mehr. Er scheint sehr egoistisch zu sein und macht sich keine Gedanken darüber, daß er Ihre ganze Aufmerksamkeit auf sich zieht, obwohl dadurch ganz offensichtlich andere Patienten vernachlässigt werden müssen. Wenn Sie nicht sofort erscheinen, wenn er gerufen hat, beklagt er sich unter Umständen darüber, daß die Versorgung im Krankenhaus unzureichend ist. Er klagt auch dann, wenn Sie sicher sind, daß er alles hat, was er braucht. Er beklagt sich nicht nur Ihnen gegenüber, sondern auch gegenüber seiner Familie, seinem Arzt, der Oberschwester und gegenüber jedem, der es hören will, einschließlich anderer Patienten. Ein solches Verhalten zeigt, daß der Patient in seinem Leben oft nicht die Zuwendung seiner Familie, seiner Freunde oder Mitarbeiter bekommen hat (jedenfalls nach seiner eigenen Meinung), die er für angemessen hielt. Ihm sind Zweifel gekommen, ob er wert ist, von anderen beachtet zu werden; vielleicht zweifelt er sogar seinen Wert als Mensch an. Durch ständige Forderungen versucht er, die Menschen zu zwingen, anzuerkennen – indem sie sich ihm zuwenden –, daß er Aufmerksamkeit braucht und daß er eine wertvolle Persönlichkeit ist.

Der fordernde und ewig klagende Patient wird sowohl Ihre Geduld als auch Ihre pflegerischen Fähigkeiten bis zum äußersten beanspruchen. Einige Schwestern glauben, daß sich mit einem solchen Patienten nur arbeiten läßt, wenn man jeden, auch den kleinsten Wunsch, der auf Station mit vernünftigem Aufwand erfüllt werden kann, erfüllt, ganz gleich zu welchem Zeitpunkt oder wie oft der Patient darum auch immer bittet. Diese Methode hat die besten Aussichten auf Erfolg, da der Patient über jeden Zweifel hinaus davon überzeugt werden muß, daß seinen Wünschen immer nachgegeben wird, ganz gleich wie unvernünftig und wie fordernd er ist. Wenn er davon einmal ganz fest überzeugt ist, wird er seine Wünsche oder Klagen unter Umständen weniger beharrlich vortragen. Der Patient handelt nicht so, weil er das, um was er bittet, haben möchte, sondern weil er die Bereitschaft des Pflegepersonals, jederzeit zur Verfügung zu stehen, testen möchte. Offensichtlich steckt in ihm ein tiefverwurzeltes Mißtrauen, vielleicht aufgrund früherer Erfahrungen, daß viele Menschen, die er kennt, für ihn nicht in dem Maße verfügbar sind, wie er es für nötig hält. Dieses Gefühl – ob begründet oder nicht – macht ihn reizbar. Er zeigt seinen Ärger und sein Mißtrauen, indem er noch mehr fordert und noch mehr klagt, wenn seinen Wünschen nicht nachgegeben wird. Wenn sie immer und immer wieder *erfüllt* werden, hat er vielleicht nicht länger das starke Bedürfnis, dem Pflegepersonal durch unvernünftige Forderungen Zeit, Aufmerksamkeit und Kraft zu rauben.

Der abhängige Patient

Manchmal ist ein Patient nicht zur Mitarbeit bereit oder scheint unfähig zu sein, irgendetwas ohne Unterstützung zu tun. Er gleicht darin einem kleinen Kind, daß er nichts tun möchte oder nicht dazu in der Lage ist, selbst bei ganz einfachen Entscheidungen wie, welchen Pyjama er tragen soll, welche Speisen er essen oder auf der Tageskarte aussuchen soll, ob er fernsehen soll, lesen oder andere Patienten auf Station besuchen soll. Vielleicht hatte er in seinem bisherigen Leben nie Gelegenheit, sich zu beweisen, daß er in der Lage ist, Entscheidungen zu treffen. Vielleicht hat man in seiner Familie darauf bestanden, alle Entscheidungen für ihn zu fällen, so daß er auf seine Urteilsfähigkeit wenig vertraut. Im Krankenhaus benimmt er sich so, wie dies zu Hause von ihm erwartet wurde.

Dem abhängigen Patienten kann geholfen werden, weniger unselbständig zu sein, wenn Sie ihn ermutigen, Schritt für Schritt ein wenig mehr für sich selbst zu tun. Sie können mit etwas Einfachem beginnen, wie ein Buch oder sein Essen auszuwählen, und dann jeden Schritt, sei er auch noch so klein, in Richtung auf eine zunehmende Unabhängigkeit loben.

Der unsichere Patient

Dieser Patient handelt bei jeder Gelegenheit mehr oder weniger unsicher. Er weiß nicht, ob er alle Anweisungen richtig verstanden hat. Er quält sich mit Grübeleien darüber — und verschwendet viel Zeit und Gedanken darauf — ob er seinen eigenen Gedanken und Handlungen oder denen anderer vertrauen soll. Er bittet Sie, ihm zu erklären, was Sie, eine Schwester oder ein Arzt gerade getan haben oder zu tun beabsichtigen. Wenn Sie gerade glauben, daß er alles verstanden und akzeptiert hat, fängt er schon wieder an, an allem zu zweifeln.

Der unsichere Patient braucht so oft wie nur möglich Beruhigung und Zuversicht, — die Sicherheit, daß Sie zur Stelle sind, wenn er Sie braucht, daß jede Pflegekraft ihm helfen möchte, damit es ihm bald besser geht. Wenn er sich zu fürchten scheint oder sich weigert, andere Patienten kennenzulernen, macht man ihn mit einigen, die zu ihm passen könnten, bekannt; er ist vielleicht zu schüchtern, um sich ihnen selbst vorzustellen. Zeigen Sie ihm, daß es Ihnen nichts ausmacht, wenn er die gleichen Fragen mehrmals stellt — Fragen wie: Kommt mein Arzt bald? Wird die Schwester mir die Behandlung geben, die der Arzt angeordnet hat? Wenn er solche Fragen stellt, versucht der Patient, Sicherheit zu gewinnen, um die Angst, die er davor hat, daß sein Arzt nicht kommt oder daß die Schwester seine Behandlung vergessen hat oder daß sie ihm falsche Medikamente geben könnte, zu überwinden.

Der depressive Patient

Viele Menschen machen in ihrem Leben depressive Phasen durch. Das kann vorkommen, wenn sie für die Zukunft schwarz sehen, wenn sie das Gefühl haben, daß es nicht voran geht, wenn sie ein nahestehendes Familienmitglied oder einen Freund verloren haben, irgendeine Enttäuschung (Verlust ihres Arbeitsplatzes oder Geldmangel) erlitten haben oder ein Streit oder verschiedene ernste Probleme all das, was das Leben lebenswert und schön macht, zu vergiften scheinen.

Besonders leicht werden ältere Menschen depressiv, selbst wenn sie gesund oder nur leicht krank sind. Sie haben leicht das Gefühl, nutzlos, unerwünscht und für ihre Kinder eine soziale und möglicherweise finanzielle Last zu sein. Immer dann, wenn der Freund eines älteren Menschen krank wird und stirbt, stirbt auch ein Teil der Welt, zu der er sich zugehörig fühlt und entfremdet ihn einer sich immer schneller drehenden Welt, die er nicht mehr versteht. Wenn er selbst krank oder behindert wird, verstärkt sich sein Gefühl der Nutzlosigkeit und Einsamkeit bis zu einem Punkt, da er das Interesse am Leben, seiner Genesung verliert und sich nicht mehr bemüht, gesund zu werden. Oft zieht er sich in sich selbst zurück, weigert sich, mit dem Pflegepersonal und mit anderen zu sprechen, verliert seinen Appetit und vegetiert nur so dahin, ohne wirklich zu leben.

Es gibt viele andere, weniger offensichtliche Gründe, die sich nicht so leicht erklären lassen und doch zur depressiven Stimmung eines Patienten beitragen. Die Krankheit kann gewisse Veränderungen im Gefühlsleben eines Menschen auslösen, so daß er, offenbar ohne ersichtlichen Grund, depressiv reagiert. Oft ist die Depression so schwer, daß er (obwohl er körperlich in zufriedenstellendem Allgemeinzustand ist) nicht selbst für sich sorgen kann und seine täglichen Bedürfnisse, wie Anziehen, Essen oder Erledigen seiner kreatürlichen Bedürfnisse, nicht bewerkstelligen kann.

Man erkennt einen depressiven Patienten daran, daß er wenig oder kein Interesse an anderen Menschen oder an einem Gespräch mit ihnen hat; daß er wenig oder keine Initiative entwickelt und keine Anstrengungen macht, um sich zu zerstreuen oder sich an den Dingen des Lebens zu erfreuen. Er isoliert sich und verliert allmählich den Kontakt zu seiner Umwelt, sowohl im Krankenhaus als auch draußen.

Wenn ein Patient nur leicht verstimmt ist, können Sie ihm helfen, indem Sie mit ihm sprechen. Er wird keine Lust haben, selbst ein Gespräch mit Ihnen anzuknüpfen, wird aber ganz gern mit Ihnen sprechen, wenn Sie einen Anfang machen. Sie können versuchen herauszufinden, was ihn interessiert und kennen vielleicht einen anderen Patienten, der gleiche Interessen hat. Ältere Patienten sind oft weniger bedrückt, wenn Sie sich für sie interessieren, da sie oft einsam und dankbar für jede Gelegenheit sind, sich auszusprechen.

Man muß ältere Menschen (ebenso wie jüngere) dazu ermuntern, sich Freunde zu schaffen, da es für einen depressiven Charakter schwierig ist, sich an andere anzuschließen. Mit Hilfe Dritter (durch Sie) geht es vielleicht leichter. Ein freundlicher Besuch oder ein anregendes Gespräch helfen, seinen Lebensmut zu stärken und seine Stimmung zu heben; er wird sich bald auf solche Gelegenheiten freuen. Dies hilft ihm wiederum, seiner Verstimmung Herr zu werden.

Wenn Sie bemerken, daß ein Patient deprimiert zu sein scheint (besonders, wenn er nicht ernstlich krank ist), sich von anderen absondert oder sich weder für seine Umgebung noch für seinen Zustand interessiert, muß dies der Schwester gemeldet werden, die ihrerseits den Arzt verständigt. Der *schwer* depressive Patient sollte sofort ärztlich untersucht und behandelt werden. Er muß von der Schwester ständig überwacht werden, da die Depression neben der Antriebslosigkeit auch andere Gefahren birgt. Der Patient kann sich so in seine Verzweiflung steigern, daß er Selbstmord begeht, *wenn* seine Depression nicht ernst genug genommen wird und keine energische Sofortbehandlung eingeleitet wird, um dem Patienten darüber hinweg zu helfen und sein Interesse am Leben wieder zu wecken.

Der feindselige und aggressive Patient

Einem feindseligen und aggressiven Patienten zu helfen, seine Krankenhausbehandlung zu akzeptieren, kann die Geduld des Pflegepersonals bis zum äußersten beanspruchen. Dies kann eine echte Herausforderung sein, da ein Patient, der sich solchermaßen benimmt, oft ein Choleriker ist, der mit der Welt und sich selbst seit langem im Streit liegt. Häufig merkt er gar nicht, daß er cholerisch reagiert, noch ist ihm klar, aus welchem Grund er es tut oder welche Ereignisse ihn dazu gebracht haben, so zu reagieren. Vielleicht ist er mit sich selbst im Unreinen, weil er es nicht fertig gebracht hat, ein befriedigenderes oder glücklicheres Leben zu führen. Wenn er nicht in der Lage ist, sich dieser Gefühle klar zu werden, damit sie besprochen und schließlich durch freundlichere Gefühle ersetzt werden können, richtet er seine Aggression gegen jeden, der das Pech hat, mit ihm in Kontakt zu kommen. An seinem Arbeitsplatz fällt es ihm möglicherweise schwer, mit seinem Chef oder seinen Mitarbeitern auszukommen. Im Krankenhaus richtet sich sein Ärger gegen die, die ihn pflegen. Er muß jemanden finden, den er für seine Schmerzen und seine Unbequemlichkeit verantwortlich machen kann, und ist unfähig, zu erkennen, daß Arzt und Pflegepersonal alles für ihn tun, was ihm helfen kann. Er widersetzt sich allem und zweifelt an allem, was für ihn getan wird. Oft ist er mißtrauisch und unhöflich. Manchmal tut er

gerade so, als wären die Pflegekräfte für seine Krankheit verantwortlich. Wie der fordernde Patient stellt er häufig den guten Willen des Pflegepersonals auf eine harte Probe. Ganz gleich wie gutwillig, geschickt und aufmerksam das Pflegepersonal vorgeht, ärgert sich der Patient über seine Pflege (so wie er seine Krankheit als eine persönliche Ungerechtigkeit empfindet), über das Krankenhaus und den Arzt, der ihn behandelt. Gelegentlich zeigt er seine Ressentiments offen oder er versteckt seine unfreundlichen Gedanken hinter ständigem Klagen und Forderungen. Der beste und am meisten Erfolg versprechende Weg ist, sich so zu verhalten, wie beim fordernden und ständig klagenden Patienten: Sie bleiben geduldig, verhalten sich so freundlich wie anderen Patienten gegenüber, ganz gleich wie sehr er Ihnen auf die Nerven geht. Oft hilft Ihnen der Gedanke, daß die Reaktion des Patienten sich nicht gegen Sie persönlich richtet. Ihr Verständnis, Ihr Taktgefühl und Ihre Geduld können einem solchen Patienten helfen, seinen Ärger herunterzuschlucken und möglicherweise sich weniger zu ärgern. Er wird dann merken, daß er sich nicht aggressiv und feindselig zu verhalten braucht, und Sie erleben es vielleicht, daß er freundlicher und vertrauensvoller wird.

Der verwirrte oder unvernünftige Patient

Wenn ein Patient nicht weiß, wer er ist, wo er ist, in welcher Stadt er lebt, wieviel Uhr es ist und welchen Wochentag man hat und weder über sich noch über seine Umgebung einfache Informationen geben kann, ist er verwirrt bzw. desorientiert. Hirnverletzungen, hohe Temperaturen, gewisse Medikamente (oder die Kombination bestimmter Medikamente mit Alkohol) und gewisse Erkrankungen (besonders des Gehirns und des Nervensystems) können Verwirrungszustände verursachen. Auch eine plötzliche, besonders tiefe seelische Erschütterung, welcher Art auch immer, kann dazu führen, daß ein Patient nicht mehr wie ein vernünftiger Mensch reagiert. Ältere Menschen werden bisweilen verwirrt, weil ihre Blutgefäße so stark eingeengt sind, daß ihr Gehirn nicht mehr ausreichend durchblutet ist. Die schlechte und ungenügende Versorgung des Gehirns verursacht, manchmal nur vorübergehend, gelegentlich für längere Zeit und bisweilen für immer, Denkstörungen und einen Verlust der Merkfähigkeit.

Ein verwirrter Patient kann merkwürdig, unvernünftig, ja heftig reagieren, ohne sich dessen bewußt zu sein.

Es gibt viele Wege, um merkwürdig reagierenden, unvernünftigen und provikativen Patienten zu begegnen. Wenn man diesen Patienten helfen will, ist es entscheidend, daß man ihr ungewöhnliches Verhalten als Teil ihrer Krankheit akzeptiert. Wenn diese Patienten merken, daß Sie sich durch ihre Reizbarkeit und Aggressivität nicht anstecken lassen, sondern freundlich und ausgeglichen sind und herausfinden möchten, was sie quält, werden sie lernen, Ihnen zu vertrauen und Sie zu respektieren. Sie entdecken, daß sie nicht aggressiv zu sein brauchen, um Ihre Aufmerksamkeit zu gewinnen oder gut gepflegt zu werden.

Wie auch immer sich ein Patient benehmen mag, denken Sie vor allem daran, daß der schwierige Patient nicht *beabsichtigt,* Ihnen oder anderen, die ihn pflegen, das Leben persönlich schwer zu machen. Er ist durch sein Leben geformt, handelt entsprechend seinen Erfahrungen, und oft verstärkt seine Krankheit Probleme, die er mit sich herumgetragen hat. Der ängstliche Patient, der zum Beispiel die Gründe seiner Ängstlichkeit nicht mitteilen kann oder will, wird Ihnen für Ihre ruhige und mitfühlende Art dankbar sein. Oft schafft dem Patienten das Gefühl Erleichterung, daß Sie mit ihm fühlen und seine Sorgen verstehen. Wenn Sie bemerken, daß ein Patient außergewöhnlich ängstlich und verstört ist, melden Sie dies der Schwester, damit sie feststellen kann, ob zusätzlich Hilfe notwendig ist.

Ihre Einstellung zu ihm, Ihr Mitgefühl und Ihr guter Wille helfen dem Patienten, nicht nur körperlich gesund zu werden, sondern auch, das Krankenhaus als zufriedenerer und glücklicherer Mensch zu verlassen.

In diesem Kapitel wird behandelt:

- *Was man unter Untersuchungsmaterial versteht*

- *Wie es gesammelt wird*

- *Wer es im Krankenhaus sammelt*

- *Wie Stuhlproben entnommen werden*

- *Wie verschiedene Urinproben entnommen werden*

- *Wie einige Urinuntersuchungen durchgeführt werden*

- *Wie Sputum gesammelt wird*

Untersuchungsmaterial kann von Körpergeweben oder von Körperflüssigkeiten gewonnen werden. Der Arzt oder die medizinisch-technische Assistentin bzw. der Laborant untersuchen und analysieren Gewebe und Flüssigkeiten, um ihre Zusammensetzung und eventuelle Abweichungen von der Norm festzustellen. Wenn das Untersuchungsergebnis nicht regelrecht ausfällt, sich die Probe vom Normalen unterscheidet oder die Zusammensetzung auffällig ist, hilft dies dem Arzt – zusammen mit anderen Untersuchungen –, die Krankheit, an der der Patient leidet, einzukreisen, eine Diagnose zu stellen und die richtige Behandlung zu bestimmen. In regelmäßigen Abständen gewonnene Laborwerte zeigen, wie der Patient auf die Behandlung anspricht, und sind Entscheidungshilfen für die weitere Behandlung und ihre Dauer.

Es gibt viele Möglichkeiten, Untersuchungsmaterial zu gewinnen. Für eine einfache Urinprobe wird Urin in ein Reagenzglas umgefüllt, dieses verschlossen, gekennzeichnet und ins Labor geschickt. Anderes Material wird durch Punktion (Einstechen einer Hohlnadel, d. h. Kanüle) und Aufziehen der zu untersuchenden Flüssigkeit, zum Beispiel Blut, gewonnen. Gewebsproben können durch Abtrennen eines kleinen Gewebsstücks von dem zu untersuchenden Körperteil gewonnen werden; man nennt dies eine *Biopsie*. Einige Proben können zu jeder beliebigen Tageszeit gewonnen werden, andere benötigen entsprechende Vorbereitungen. Beispielsweise müssen Patienten eine Spezialdiät zu sich nehmen, bevor gewisse Stuhluntersuchungen durchgeführt werden können. Bei gewissen Blutuntersuchungen muß der Patient auf sein Frühstück verzichten und absolut nüchtern sein; oder er muß besondere Medikamente, Farbstoffe oder andere Substanzen einnehmen, bevor bestimmte Urin-, Blut- oder andere Proben gesammelt werden können. Wie Sie sehen, kann das Sammeln einer Probe relativ einfach, aber auch technisch kompliziert sein.

Ob das Probensammeln einfach oder kompliziert ist – immer müssen die Sammelvorschriften genau eingehalten werden, d. h. die Probe muß vom richtigen Patienten, nach entsprechender Vorbereitung, zur richtigen Zeit vorschriftsmäßig entnommen werden. Das Untersuchungsmaterial muß für den Untersucher mit entsprechenden Informationen versehen, korrekt gekennzeichnet und an die richtige Stelle gebracht werden, wo es abgeholt und in das zuständige Labor gebracht werden kann (in das mikroskopische, bakteriologische oder klinisch-chemische Labor oder in die Pathologie). In einigen Fällen muß die Probe sofort nach Entnahme ins Labor gebracht werden, damit sie nicht verdirbt (verfällt).

Genaues, gewissenhaftes Arbeiten ist wesentlich, da ein inkorrekt oder zur falschen Zeit gesammeltes Material bei unvorschriftsmäßiger Vorbereitung nutzlos ist:

seine Untersuchung ergibt kein korrektes Ergebnis und die darauf aufbauende Diagnose oder Behandlung kann falsch sein. Wenn eine Probe nicht nach Vorschrift gesammelt wurde, kann eine Wiederholung notwendig werden. Das vergeudet Zeit und Kosten, verzögert die Diagnose und die Behandlung und kann für den Patienten unangenehm, unbequem, ja sogar schmerzhaft sein. Deshalb müssen die Proben – ob sie vom Arzt, der Schwester oder einer medizinisch-technischen Assistentin entnommen werden – immer gewissenhaft und sorgfältig und genau nach Vorschrift gesammelt werden.

Schwierig zu gewinnendes Material wird immer vom Arzt, der Schwester oder einer medizinisch-technischen Assistentin entnommen. Unter Umständen werden Sie gebeten, das hierzu notwendige Instrumentarium, z. B. ein Tablett mit Spritzen, Nadeln, Reagenzgläsern und einer Staubinde zur Blutentnahme, zu holen. Manchmal ist es für den Patienten angenehm und wird vom Arzt und der Schwester als nützlich empfunden, wenn Sie dableiben und, wenn nötig, den Arm des Patienten halten oder dem Patienten, der sich vor einer ihm unbekannten Prozedur fürchtet, Mut zusprechen.

Einige der Proben, die Sie selbständig sammeln werden, lernen Sie auch, mit Unterstützung der Schwester selbst zu untersuchen, meist im Arbeitsraum Ihrer Station. Sie müssen diese Proben, so wie Sie es gelernt haben, entnehmen, sie zur richtigen Zeit sammeln, korrekt kennzeichnen und in das entsprechende Labor schicken (oder auf Station untersuchen).

Zu den Proben, die Sie sammeln, gehören: Stuhl, Urin und Sputum.

Wie man eine Stuhlprobe gewinnt

Am Vorabend sagt man dem Patienten, daß eine Stuhlprobe entnommen werden muß, damit er weiß, daß sein Stuhl aufgehoben werden muß. An seinem Bett kann man eine

Karte befestigen, um das Pflegepersonal auf die geplante Stuhlentnahme aufmerksam zu machen. Wenn der Patient auf die Toilette darf, bittet man ihn, zur Stuhlentleerung ein Steckbecken zu benützen. Ist der Patient bettlägerig, gibt man ihm, sobald er Stuhl entleeren kann, ein Steckbecken. Nach der Stuhlentleerung nimmt man das Steckbecken mit in den Arbeitsraum, stellt einen Stuhlbehälter daneben und entnimmt mit einem Spatel oder einem Papplöffel eine etwa pflaumengroße Stuhlprobe und gibt sie (zusammen mit dem Papplöffel oder Spatel) in den Stuhlbehälter (Abb. 36). Mit dem zu-

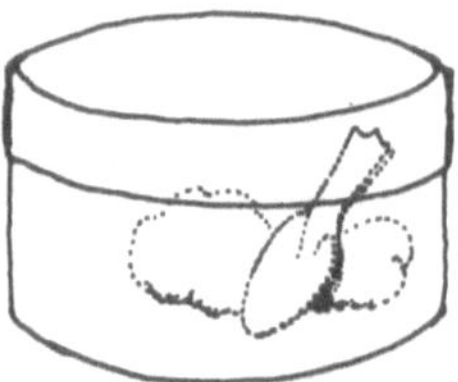

Abb. 36. Stuhlprobe im Stuhlbehälter

gehörigen Deckel wird das Gefäß fest verschlossen. Die Bettpfanne wird entleert, gereinigt und an ihren Platz zurückgebracht. Zuletzt wäscht man sich die Hände. Man vergewissert sich, daß der Behälter mit Namensschild und Laborschein sicher gekennzeichnet ist (meist wird der Laborschein schon vorher von der Schwester oder der Stationssekretärin ausgefüllt) und sorgt dafür, daß die Probe möglichst rasch ins Labor gebracht wird. Der Schwester teilt man mit, daß man eine Probe gewonnen hat und trägt dies ins Krankenblatt in die Rubrik „Bemerkungen der Schwester" ein.

Beispiel:
10 Uhr: Stuhlentnahme zur mikroskopischen Untersuchung auf Wurmeier.
Unterschrift

Wie man Urin für die Untersuchung gewinnt

Einzelurin

Man sagt dem Patienten am Vorabend, daß der Arzt eine Urinuntersuchung angeordnet hat. Am Bett des Patienten wird zur Information des Pflegepersonals eine entsprechende Karte angebracht. Der Patient, der auf die Toilette gehen kann, wird gebeten, Urin in eine Urinflasche oder ein Steckbecken zu entleeren und den Urin aufzubewahren.

Wenn nur eine Probe benötigt wird, wird meist der Morgenurin, direkt nach dem Aufwachen, genommen, da es der am meisten konzentrierte Urin des Tages ist. Nachdem der Patient Urin entleert hat, nimmt man das Steckbecken bzw. die Urinflasche in den Arbeitsraum, gießt Urin in ein Meßglas und davon 120 ml in ein Laborgefäß (Erlenmeyerkolben), kennzeichnet ihn mit dem Namensschild und dem Laborschein (dieser wurde vorher von der Stationssekretärin oder der Schwester ausgefüllt) (Abb. 37).

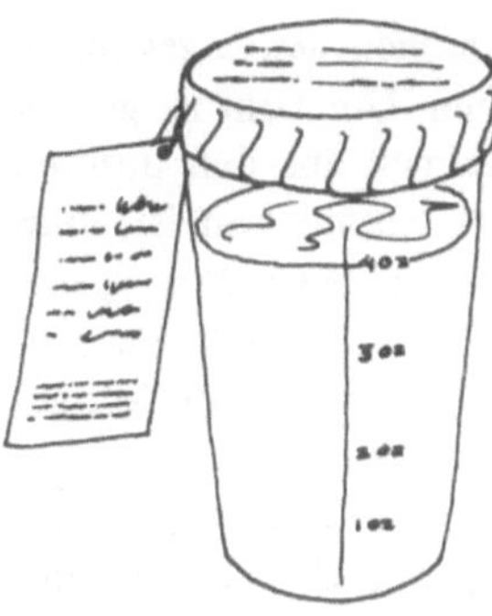

Abb. 37. Urinprobe in einem Laborgefäß (Bechergefäß)

Die Proben müssen sofort nach dem Sammeln gekennzeichnet werden, um eine Verwechslung der Probe mit der eines anderen Patienten zu verhindern. Das Gefäß mit der Probe wird an vorgeschriebenem Platz abgestellt, von wo es möglichst bald in das entsprechende Labor gebracht wird.

Die Probeentnahme wird unter der Rubrik „Bemerkungen der Schwester" ins Krankenblatt des Patienten eingetragen.

Beispiel:
8 Uhr: Urinprobe, 120 ml für die mikroskopische Untersuchung gewonnen.
Unterschrift

24-Stunden-Urin

Man erklärt dem Patienten, daß der gesamte Urin während der folgenden 24 Stunden gesammelt werden muß. Wenn Urin vor Ende der Sammelperiode verloren geht, muß die Sammlung wiederholt werden. Am Bett des Patienten wird eine Karte oder ein Blatt mit der Aufschrift:

Der gesamte Urin muß
von 8 Uhr morgens 5.5. 77
bis 8 Uhr morgens 6. 5. 77
aufbewahrt werden

befestigt.

Man erklärt dem Patienten, daß er nicht gleichzeitig Urin und Stuhl entleeren darf. Man bittet ihn, vor jeder Stuhlentleerung Wasser zu lassen, damit der Urin aufgehoben werden kann; anschließend kann er auf der Toilette oder in eine andere Bettpfanne Stuhl entleeren.

Man richtet und kennzeichnet eine 4-Liter-Flasche mit Verschluß. Über einen Trichter läßt sich Urin leichter in diese Flasche eingießen. Je nach Laboranweisungen muß ein Konservierungsmittel zugesetzt werden. Die Flasche wird meist im Arbeitsraum an einem bestimmten Platz aufbewahrt (Abb. 38).

Wenn Sie 24-Stunden-Urin sammeln, muß die erste vom Patienten nach dem Aufwachen entleerte Urinmenge verworfen werden. Während der folgenden 24 Stunden muß der *gesamte* Urin gesammelt werden, einschließlich der ersten Urinprobe, die der Patient beim Aufwachen am nächsten Morgen entleert. Sie wird ebenfalls in die Flasche abgefüllt.

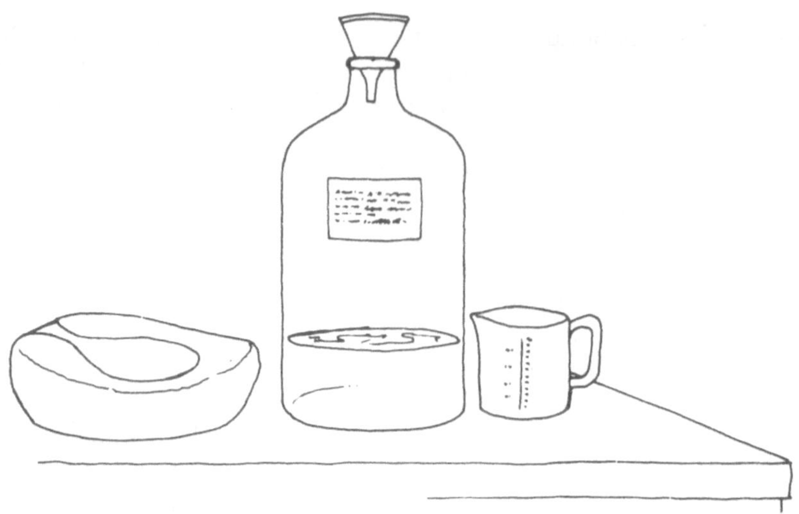

Abb. 38. 24-Stunden-Urin

Am Ende der 24-Stunden-Sammelperiode wird die Uringesamtmenge gemessen und in die 4-l-Flasche mit Inhalt, richtig gekennzeichnet, ins Labor geschickt (oder direkt dorthin gebracht).

Wenn während der 24 Stunden eine „fraktionierte" Urinsammlung gewünscht wird, wird die 4-l-Flasche zum Zeitpunkt der Probeentnahme kräftig geschüttelt und ca. 100 ml Urin in ein gekennzeichnetes Fläschchen abgefüllt (man vergewissert sich nochmals, daß diese Probe als „fraktionierte" Urinsammlung gekennzeichnet ist) und zusammen mit dem gesamten 24-Stunden-Urin ins Labor geschickt.

Eintragung ins Krankenblatt – ein Beispiel:
8 Uhr: 24-Stunden-Urin gesammelt; 1200 ml Urin für Tierversuch ins Labor geschickt.
Unterschrift

„Mittelstrahlurin"

Wenn Urin auf normalem Wege gewonnen wird, enthält er gewöhnlich Keime, die regelmäßig in den unteren Harnwegen und der Genitalregion vorkommen. Der Arzt bittet unter Umständen um eine sterile Urinprobe. In diesen Fällen muß die Schwester die Patientin bzw. der Arzt (oder ein besonders ausgebildeter Pfleger) den Patienten unter sterilen Bedingungen katheterisieren. Der Arzt kann aber auch einen „sauberen" Urin oder einen „Mittelstrahlurin" wünschen, den zu gewinnen auch Sie lernen können. Um Urin zu gewinnen, der frei von Keimen aus den unteren Harnwegen oder der Genitalregion ist, muß eine besondere Methode angewandt werden.

Unter „Mittelstrahlurin" versteht man eine Urinprobe, die mitten in der Miktion gewonnen wird. In diesem Augenblick hat der erste Urin die meisten Keime ausgewaschen, wodurch der nachfolgende Urin weitgehend keimfrei ist. Zur Gewinnung von Mittelstrahlurin benötigt man Handschuhe, Mulltupfer, Reinigungslösung, Uringefäß und eine Zellstoffplatte. Alle diese Dinge müssen keimfrei (steril) sein. Außerdem braucht man ein Steckbecken und eine Lampe. Damit die Urinprobe nicht verunreinigt wird, muß steril gearbeitet werden (siehe Kap. 10). Die Patientin wird auf das Steckbecken gelegt, mit einer Unterlage abgedeckt und eine Lampe so aufgestellt, daß man gut sieht.

Man zieht sterile Handschuhe an, breitet die Zellstoffplatte so aus, daß man einen sterilen Bezirk erhält, stellt den Probenbehälter auf diese sterile Fläche und löst den Deckel des Behälters, ohne ihn abzunehmen.

Man taucht die Tupfer zur Reinigung in eine desinfizierende Lösung und streicht einmal damit von vorn nach hinten über die Harnröhrenöffnung und das umgebende Gebiet. Mit der behandschuhten Hand spreizt man die Labien (Schamlippen) und bittet die Patientin, Wasser zu lassen.

Mit dem Sammeln beginnt man erst, wenn Urin im Strahl fließt, so daß man „Mittelstrahlurin" gewinnt. Für eine Urinkultur reichen 15 ml; für andere Untersuchungen benötigt man ca. 60 ml. Nach Urinsammlung wird der Behälter sofort verschlossen und im Eisschrank aufbewahrt, wenn die Probe nicht sofort untersucht wird. Sämtliche Utensilien werden weggeräumt. Dann lagert man die Patientin wieder bequem.

Eintragung in der Kurve – Beispiel:
9 Uhr: Urinprobe gewonnen; Mittelstrahlurin; 15 ml ins bakteriologische Labor zur kulturellen Untersuchung geschickt.
Unterschrift
Oder:
9 Uhr: Urinprobe gesammelt; Mittelstrahlurin; 60 ml zur mikroskopischen Untersuchung geschickt.
Unterschrift

Gelegentlich wird es einem Patienten erlaubt, seinen „Mittelstrahlurin" selbst zu sammeln. Hierzu muß er sorgfältig angeleitet werden, damit der Urin korrekt gesammelt wird. Bei einem männlichen Patienten wird der Mittelstrahlurin von einem Pfleger abgenommen oder der Patient von diesem zur Urinsammlung angeleitet. Bei einem Kind kann der Urin, während es auf der Toilette sitzt, gewonnen werden; vorher muß das entsprechende Gebiet sorgfältig gereinigt werden.

Die sicherste Methode, absolut sterilen Urin zu gewinnen, ist die Blasenpunktion. Sie wird nur vom Arzt ausgeführt.

Urinuntersuchung beim Diabetiker (Zuckerkranken)

Beim Diabetiker wird Urin in regelmäßigen Abständen mehrmals täglich, meist viermal – vor den Mahlzeiten und vor dem Schlafengehen – gesammelt und getestet. Dies geschieht meist mit einfachem Testmaterial, etwa mit Papierstreifen, direkt im Krankenzimmer. (Kompliziertere Tests werden im Labor durchgeführt.) Das Testergebnis ist für die tägliche Neubestimmung der diabetischen Stoffwechselanlage wichtig. Die Diät des Patienten und die Dosierung seiner Medikamente, wie Insulin oder oraler Antibetika, werden entsprechend der Testergebnisse geändert. Wenn Sie solche einfachen Untersuchungen mittels Streifentests ausführen, müssen Sie sie anschließend ins Krankenblatt eintragen.

Untersucht werden auf diese Weise Zucker und Azeton. Azeton ist eine normalerweise nicht im Urin vorkommende Substanz, deren Auftreten anzeigt, daß die Behandlung sofort korrigiert werden muß. Ein positiver Ausfall der Azetonprobe muß daher sofort der Schwester gemeldet werden.

Eintragung ins Krankenblatt eines Diabetikers – Beispiel:

Datum: 6. 5. 77
8 Uhr
Untersuchung des Urins auf Zucker und Azeton. Zucker 4fach positiv; Azeton schwach positiv
11 Uhr
Untersuchung des Urins auf Zucker und Azeton. Zucker 3fach positiv; Azeton mäßig positiv
16 Uhr
Untersuchung des Urins auf Zucker und Azeton. Zucker 2fach positiv; Azeton negativ

21 Uhr
Untersuchung des Urins auf Zucker und Aze-
ton. Zucker negativ; Azeton negativ.
Unterschrift

Sammeln von Sputum

Benötigt wird:
1 Sputumbecher
1 Laborschein
1 Etikett

Eine Sputumuntersuchung wird bei Verdacht auf eine Infektion oder eine andere Erkrankung der Lunge oder der Luftwege gemacht. Bei dieser Untersuchung werden
Krankheitserreger oder andere normalerweise
im Sputum nicht vorkommende Substanzen,
die Ursache der Krankheit sind, entdeckt.

Am Vorabend der Sammlung wird der Patient hiervon in Kenntnis gesetzt; man erklärt
ihm, daß die Probe am folgenden Morgen,
direkt nach dem Aufwachen, gesammelt werden muß. Dies ist die beste Zeit, um Sputum

zu sammeln, da sich das Bronchialsekret während der Nacht angesammelt hat. Am Morgen
wird der Patient aufgefordert, zu husten (wodurch Sekret aus den tieferen Lungenab-
schnitten noch oben transportiert wird) und
dann direkt in den Sputumbecher zu spucken
(Abb. 39). Anschließend wird der Becher so-

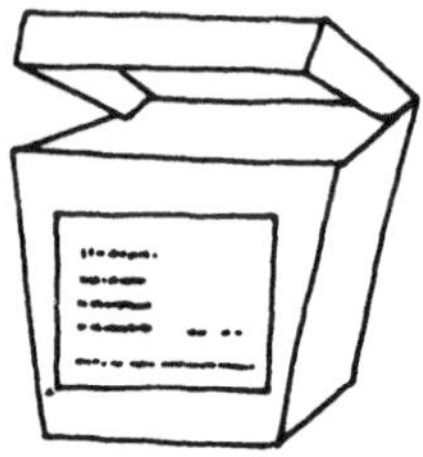

Abb. 39. Sputumbecher

fort fest verschlossen, mit dem Etikett versehen und das Sammeln der Probe ins Krankenblatt in die Rubrik „Bemerkungen der
Schwester" eingetragen. Dann wird die Probe
an den Ort gestellt, von wo sie ins Labor gebracht wird.

Eine Krankheit läßt sich nur dann erfolgreich behandeln, wenn der Arzt eine sichere
Diagnose stellen und die Fortschritte des Patienten unter Behandlung beurteilen kann.
Laboruntersuchungen verschiedenster Art
helfen ihm, die Krankheitsursache zu erkennen, zu beurteilen, ob sich der Zustand des
Patienten bessert, und zu entscheiden, ob die
Behandlung beendet werden kann. Auf der
anderen Seite sind Genauigkeit und Verläß-
lichkeit von Laboruntersuchungen in großem

Maße von der Qualität des Untersuchungs-
materials abhängig: Man muß die richtige
Probe, zur richtigen Zeit, in richtiger Menge
und unter vorgeschriebenen Bedingungen gewinnen. Dadurch, daß Sie wissen, wie Untersuchungsmaterial korrekt gewonnen wird,
helfen Sie den Labors, genaue und richtige
Untersuchungsergebnisse zu bekommen, und
das hilft wiederum dem Arzt, eine Diagnose
zu stellen und seinem Patienten die bestmögliche Behandlung zukommen zu lassen.

In diesem Kapitel wird behandelt:

— *Aufnahme des chirurgischen Patienten*

— *Welche Tests und Untersuchungen bei einem Patienten vor einer Operation durchgeführt werden müssen*

— *Warum ein Patient vor einer Operation gespannt und nervös ist.*

— *Wie ein Patient zur Operation vorbereitet wird*

— *Wie das Bett des Patienten für seine Rückkehr aus dem Operationssaal vorbereitet wird*

— *Postoperative Pflege und Beobachtung des Patienten*

— *Auf welche Gefahrensignale postoperativ geachtet werden muß*

— *Wie man gefährliche, postoperative Komplikationen vermeiden kann*

— *Was man unter steriler Technik versteht und wie sie angewandt wird*

— *Stuhl und Urinentleerung nach Operation*

— *Wie die Genesung eines Patienten nach Operation gefördert werden kann und er zur Entlassung vorbereitet wird*

Wenn ein Patient zur Operation aufgenommen wird, gleichen viele Aufnahmeformalitäten denen anderer Patienten. Es gibt jedoch einige Besonderheiten. Beispielsweise bittet die Aufnahmesekretärin einen Patienten, der schon weiß, daß er operiert wird (andere Patienten werden unter Umständen erst nach Aufnahme ins Krankenhaus „chirurgische" Patienten) eine sogenannte „Operationseinwilligung" zu unterschreiben. Bevor diese Einwilligung nicht unterzeichnet ist,

wird kein chirurgischer Eingriff durchgeführt. In diesem Formular gibt der Patient dem Arzt und dem Krankenhaus die Erlaubnis, die Operation durchzuführen. Der Patient bestätigt damit auch, daß ihm der Arzt die Notwendigkeit des operativen Eingriffs erklärt hat. Bevor einem Patienten nicht die Art des operativen Eingriffs erklärt wurde, sollte nicht operiert werden.

Wenn der chirurgische Patient auf die Station kommt, ist die erste und wichtigste Frage die: muß der Eingriff notfallmäßig durchgeführt werden? Wenn ja, muß er umgehend vorbereitet werden, um schnellstens in den Operationssaal (OP) gebracht zu werden. Oder handelt es sich um einen chirurgischen Eingriff bei einer Erkrankung, die durch Tests und Laboruntersuchungen weiter abgeklärt werden muß, bevor der Arzt schließlich entscheidet, ob und wann die Operation durchgeführt wird? Es gibt auch Krankheiten, bei denen eine Operation empfohlen worden ist, der Zeitpunkt aber nach dem Wunsch des Patienten gewählt werden kann, da keine akute Gefahr besteht.

Tests und Untersuchungen vor der Operation

Um sicher und erfolgreich operiert werden zu können, muß jeder Patient sorgfältig vorbereitet werden. Wenn er notfallmäßig operiert werden muß, steht hierfür wenig Zeit zur Verfügung; entscheidend ist, daß der Patient so schnell wie möglich in den OP kommt. Für alle anderen chirurgischen Patienten ist „präoperativ" (d. h. *vor* der Operation) eine sorgfältige und gründliche Vorbereitung notwendig, um während und nach dem Eingriff die Sicherheit des Patienten und den Erfolg der Operation zu gewährleisten. Deshalb ist die

Zeit vor der Operation mit einer Vielzahl von Maßnahmen ausgefüllt. Am Anfang steht eine gründliche, körperliche Untersuchung. Der Arzt befragt den Patienten über frühere Krankheiten und Operationen, aufgrund derer sich unter Umständen einige seiner Körperfunktionen geändert haben oder eingeschränkt sind — eine wichtige Information für den Operateur.

Wenn der Patient eine Begleiterkrankung, wie zum Beispiel einen Diabetes mellitus hat, bedarf diese vor, während und nach der Operation besonderer Behandlung, da der Eingriff für den Patienten sonst ein erhebliches Risiko darstellen würde.

Blut- und Urinuntersuchungen werden präoperativ bei allen Patienten gemacht. Die Blutuntersuchung zeigt, ob die Blutzusammensetzung des Patienten in Ordnung ist. Aus den Urinuntersuchungen geht hervor, ob die Niere des Patienten normal funktioniert oder ob im Bereich der Niere oder der ableitenden Harnwege Infektionen oder andere Besonderheiten bestehen. Herz und Lunge und andere Körpersysteme werden sorgfältig untersucht, da sie durch die Operation einer erheblichen Belastung ausgesetzt sind, die ein krankes oder schlecht funktionierendes Organ oder System unter Umständen nicht aushalten würde.

Röntgenaufnahmen und andere diagnostische Maßnahmen können präoperativ notwendig werden, um die genaue Art des Eingriffs festzulegen. Vor einfachen chirurgischen Maßnahmen sind zusätzlich zur klinischen Untersuchung einige grundlegende Laboruntersuchungen ausreichend. Je komplizierter eine Operation ist, der sich ein Patient unterziehen muß, um so ausführlicher müssen im allgemeinen die diagnostischen Vorbereitungen sein, um dem Patienten die Chance zu geben, den Eingriff sicher zu überstehen und um die Erholungsphase nach der Operation so kurz und angenehm wie möglich zu gestalten.

Wenn der Arzt zusätzlich eine Krankheit entdeckt, die die Sicherheit der Operation beeinträchtigt, ergreift er sofort entsprechende Maßnahmen, um diesen Zustand zu ändern bzw. zu bessern. Er kann, wenn nötig, andere Spezialisten hinzuziehen und den Eingriff solange zurückstellen, bis er sicher ist, daß alle vermeidbaren Risiken ausgeschaltet wurden. Wenn der Patient zum Beispiel einen Infekt oder Fieber hat, wird der Chirurg — selbst wenn es sich um einen „simplen Schnupfen" handelt — behandeln und mit der Operation abwarten, bis der Infekt abgeklungen ist. Gelegentlich wird ein Patient sogar vorübergehend nach Hause entlassen, bis sein Infekt oder ein anderer krankhafter Zustand abgeklungen ist, und wieder aufgenommen, wenn die Operation gefahrlos durchgeführt werden kann.

Hilfe bei seelischen Spannungen

Die präoperative Phase ist für den Patienten oft eine Zeit großer seelischer Belastung. Unter Umständen wird er Tests unterworfen, deren Sinn er nicht voll versteht, selbst wenn sie ihm sorgfältig erklärt wurden. Ein angespannter, besorgter Patient ist oft nicht in der Lage, Erklärungen so zu folgen, wie ihm dies zu einer Zeit, als er gesund war und sorgenfrei lebte, möglich gewesen wäre. Manchmal fällt es ihm auch schwer, den Zusammenhang zwischen Testergebnissen und der Operation zu verstehen. Was ihm Sorgen macht, ist natürlich die Operation. Wieviel Sicherheit die Tests auch geben, er weiß, daß sie lediglich eine Vorbereitung für das bevorstehende große Ereignis sind.

Einige Tests und diagnostische Maßnahmen können sehr unangenehm sein. Die normale Krankenhausroutine wird gelegentlich unterbrochen; Mahlzeiten fallen aus oder werden zurückgestellt, damit Blutentnahmen in nüchternem Zustand gemacht werden können; Röntgenuntersuchungen können oft nur bei leerem Magen-Darmtrakt durchgeführt werden. Durch solche Untersuchungen wird ein Patient präoperativ oft erheblich belastet.

Sie können helfen, dem Patienten die Spannung zu nehmen, indem Sie sich Zeit nehmen, mit ihm zu sprechen, oder ihm die Möglichkeit geben, mit Ihnen zu sprechen. Er wird sich weniger um seine Gesundheit sorgen, wenn er fühlt, daß Sie seine Bedenken nicht auf die leichte Schulter nehmen, obwohl er genau weiß, daß Sie ihm die große Frage, die ihn quält: „Wie werde ich diese Operation überstehen?", nicht beantworten können. Aber Sie können ihn wissen lassen, daß er nicht allein ist und daß Sie seine Gefühle bis zu einem gewissen Grad nachempfinden können. Sagen Sie ihm, daß er nicht ein Fall wie jeder andere ist, der zur Operation vorbereitet wird, sondern ein Mensch, dessen Ängste und Nöte verstanden und von denen, die ihn pflegen, geteilt werden. Das gibt ihm mehr Sicherheit als alles andere, was Sie sonst für ihn tun können.

Die meiste Unterstützung braucht der Patient, der fürchtet eine sehr ernste Krankheit, z. B. Krebs zu haben. Vielleicht wurde ihm von seinem Arzt gesagt, daß die Möglichkeit nicht auszuschließen ist und nur die Operation Klarheit schaffen kann. Unter Umständen fürchtet er auch die möglicherweise verstümmelnden Konsequenzen eines ausgedehnten operativen Eingriffs. Dieser Patient braucht mehr seelischen Beistand als andere. Ihm hilft oft ein Gespräch mit anderen Mitgliedern des Pflegepersonals wie einem Sozialarbeiter oder auch mit einem Psychiater oder Priester, die ihm helfen können, mit seiner Angst fertig zu werden.

Vorbereitung des Patienten zur Operation

Wenn schließlich alle notwendigen Tests und diagnostische Maßnahmen abgeschlossen sind und die Operation auf dem Operationsplan steht, ordnet der Chirurg an, wie der Patient vorbereitet werden soll.

Blutgruppenbestimmung

Vor der Operation wird die Blutgruppe des Patienten bestimmt, um bei Bedarf eine Bluttransfusion vornehmen zu können, d. h. um während oder nach dem Eingriff einen Blutverlust auszugleichen. Hierzu wird eine Kreuzprobe durchgeführt, um festzustellen, ob das Blut des Patienten sich mit dem seines eventuellen Spenders ohne zu verklumpen (agglutinieren) verträgt, d. h. kompatibel ist und ohne Gefahr transfundiert werden kann.

Vorbereitung des Operationsgebietes

Der Arzt ordnet auch an, wieweit über das eigentliche Operationsgebiet hinaus rasiert werden muß. (Abb. 40 a - e). Rasiert wird, da sonst an den Haaren eines bestimmten Gebietes Keime zurückbleiben, die eine Wundinfektion verursachen könnten. Nachdem ein größeres Gebiet um das eigentliche Operationsgebiet herum rasiert wurde, wird es gewaschen und abgetrocknet. In vielen Krankenhäusern wird das Rasieren vor der Operation von einem besonderen Team, das sich aus Pflegekräften (oft auch Schwesternhelferinnen) zusammensetzt, durchgeführt, das von der chirurgischen Abteilung zu jedem Patienten, der vor Operation rasiert werden muß, geschickt werden. Gibt es ein solches Team nicht, teilt die Stationsschwester eine Pflegekraft dazu ein.

Um das Operationsgebiet vorzubereiten, *benötigt man:*

1 Tablett (in den meisten Krankenhäusern zum Einmalgebrauch) mit einem Plastikbehälter, einer Zellstoffplatte mit Plastikrücken, Schwämmchen mit Seifenlösung, Stieltupfer, Waschlappen, Handtuch, Rasierapparat und Rasierklingen

1 Bettlaken oder eine Decke, um den Patienten zuzudecken

eine gute Lichtquelle

1 Rasierapparat mit neuer Klinge, falls auf dem oben beschriebenen Tablett kein Rasierapparat liegt

Man bringt alles ans Bett des Patienten, lagert ihn und deckt ihn ab. Die Lichtquelle wird so eingestellt, daß man das entsprechende Gebiet gut sieht; man legt sich die Uten-

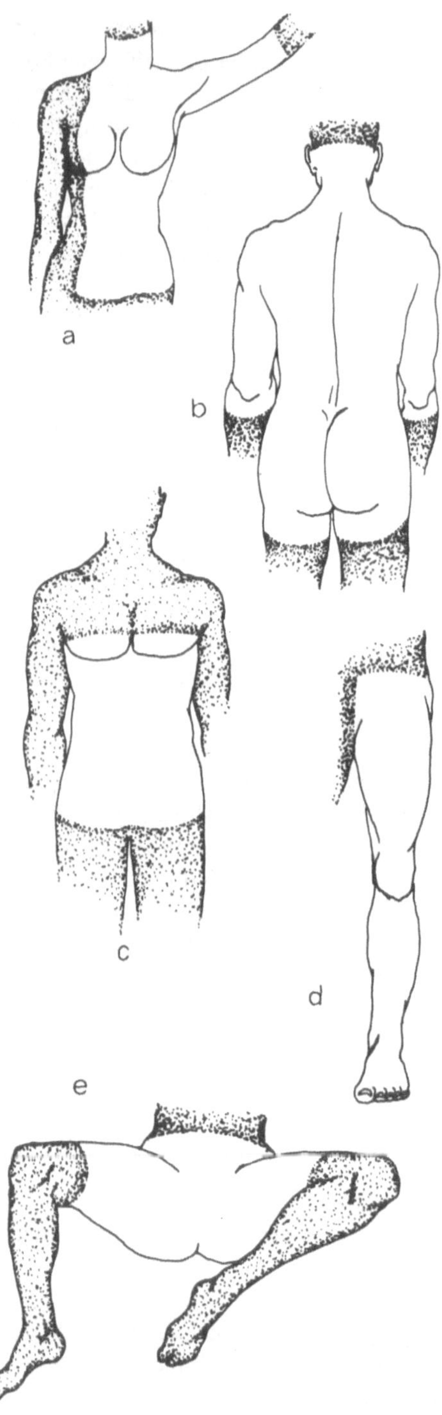

Abb. 40a–e. Rasieren vor Operationen, wie z. B.:
a) Brustoperation; b) Rückenoperation; c) abdominelle Operation; d) Bein-, Knie- oder Hüftoperation
und e) eine Operation im Genitalbereich

silien zurecht und gießt warmes Wasser in den Behälter.

Man nimmt sich jeweils ein kleines Teilgebiet vor, das man mit einem Schwämmchen einseift. Man strafft die Haut und rasiert in kurzen Zügen, wobei die Klinge im spitzen Winkel zur Haut stehen muß. Den Rasierapparat reinigt man öfter. Sobald ein Gebiet fertig ist, schaut man es sich genau an, um sicherzugehen, daß sämtliche Haare entfernt wurden und wendet sich dem nächsten Teilgebiet zu, bis die gesamte Fläche rasiert ist. Wenn der Unterleib rasiert wird, muß man die auf dem Tablett liegenden Stieltupfer benutzen, um den Nabel sorgfältig zu reinigen.

Wenn man mit Rasieren fertig ist, wäscht man das gesamte Gebiet sorfgältig, ohne dabei stark zu reiben, und trocknet es vorsichtig ab. Man macht es dem Patienten bequem, entfernt sämtliche Utensilien und trägt die Rasur in die Kurve ein.

Allgemeine Vorbereitungen

Körperreinigung. Zur Operation muß der Körper des Patienten vollkommen sauber sein. Unter Umständen wird der Patient am Tag vor der Operation oder noch am Operationstag gebeten, ein gründliches Bad zu nehmen oder sich gründlich zu duschen. Wenn Knochenoperationen geplant sind, werden zur Reinigung der Haut oft besondere Verfahren angewandt. Mit täglichen Waschungen wird mehrere Tage vor dem Eingriff begonnen, damit das Gebiet absolut sauber ist. Zwischenzeitlich kann der Körperteil, der operiert werden soll, in sterile Tücher gehüllt werden, um ihn so keimfrei, wie möglich, zu halten. In einigen Fällen werden die Patienten gebeten, beim täglichen Baden oder Duschen spezielle Reinigungslösungen zu benutzen; auch hiermit wird einige Tage vor dem geplanten Eingriff begonnen.

Diät. In den Tagen vor dem Operationstermin wird in der Regel eine milde, leicht

verdauliche Kost gegeben, die gut wieder ausgeschieden wird.

Narkosevorbereitungen. Der Anästhesist
oder die Narkoseschwester (Arzt und Schwester, die die Narkose leiten) besuchen den Patienten am Tag vor dem Eingriff und untersuchen ihn. Sie fragen ihn, ob er Allergien
(abnorme Reaktionen auf gewisse Medikamente) hatte, da solche Medikamente unter
der Operation nicht gegeben werden dürfen.
Da die Narkose für die Luftwege eine besondere Belastung darstellt und Reizungen nicht
selten sind, ermittelt der Anästhesist das
Atemvolumen des Patienten. Unter Umständen werden dem Patienten besondere Atem-
übungen beigebracht, die ihm helfen, nach
der Operation seine Lungen besser zu nützen.
(Wenn der Patient Probleme hinsichtlich seiner Lunge und/oder Atemwege bietet, wird
sofort nach Aufnahme ins Krankenhaus mit
ihrer Behandlung begonnen.) Abschließend
prüft der Anästhesist, ob der Patient eine ent-
fernbare Zahnprothese oder andere künstliche Körperteile (z. B. ein Glasauge) hat, und
bittet den Patienten, diese zu entfernen, bevor er in den OP gebracht wird.

**Vorbereitungen auf die Nacht vor der
Operation.** In der Nacht vor dem Eingriff
ordnet der Arzt ein Schlafmittel an, damit
der Patient einen erholsamen und ruhigen
Schlaf hat, nicht wach liegt und sich dabei
über den bevorstehenden Tag Gedanken
macht.

Im allgemeinen werden ab Mitternacht
keine festen oder flüssigen Speisen mehr gegeben. Der Magen des Patienten muß während
der Operation leer sein, damit keine Nahrungs-
teilchen aspiriert (in die Luftröhre eingesogen) werden können, wenn der Patient
während oder nach der Operation infolge der
Narkose oder der Operation selbst erbricht

Dem Patienten muß erklärt werden, warum Essen und Trinken (einschließlich Wasser) vor der Operation verboten sind. Wenn
er den Grund nicht kennt, wird er unter Um-

ständen ohne Ihr Wissen etwas essen oder
trinken, was ernste Konsequenzen nach sich
ziehen kann — so ernst, daß ein Chirurg die
Operation verschieben wird, wenn er feststellt, daß der Patient kurz vor dem Eingriff
noch Nahrung zu sich genommen hat.

Vor der Operation werden die unteren
Darmabschnitte durch einen Reinigungseinlauf entleert. Das geschieht, damit der Patient,
der unter der Narkose vollkommen entspannt
ist, keinen Stuhl auf den Operationstisch entleert. Auch bei abdominellen Eingriffen ist
es vorteilhaft, den Darm zu entleeren, da er
den Chirurgen sonst behindern könnte. Außerdem entsteht in einem vor der Operation ent-
leerten Darm postoperativ weniger Darmgas;
das bedeutet für den Patienten eine wesentliche Erleichterung, da gasgeblähte Darm-
schlingen teilweise erheblich zu den postoperativen Beschwerden beitragen. Ein weiterer Vorteil ist, daß der Patient kurz nach
dem Eingriff, während er sich von der Narkose erholt, keinen Stuhl entleeren muß.
Wenn eine Darm- oder andere abdominelle
Operation geplant ist, werden unter Umständen an mehreren vorhergehenden Tagen Reinigungseinläufe gemacht, um ganz sicher zu
gehen, daß der Darm am Tag der Operation
sauber ist.

Letzte Vorbereitungen. Die Stationsschwester sieht auf dem täglich auf jede Station kommenden Operationsplan, zu welcher
Stunde die Patienten ihrer Station an der Reihe sind. Aufgrund dieses Plans werden die
letzten präoperativen Vorbereitungen getroffen. Gewöhnlich gehört hierzu die Gabe be-
ruhigender Medikamente, um den Patienten
schläfrig und entspannt zu machen. Er wird,
nachdem diese Mittel gegeben wurden, gebeten, im Bett zu bleiben, da es ihm schwinde-
lig werden kann und er beim Versuch aufzustehen hinfallen könnte. Aus dem gleichen
Grund werden meist die Bettgitter hochgestellt. Unter gewissen Umständen werden in
dieser Zeit nach andere Medikamente verabreicht.

Eine Zahnprothese oder andere künstliche Körperteile (Prothesen) werden entfernt. Auch Schmuck muß abgenommen werden, mit Ausnahme des Eherings, der, damit er nicht verloren geht, am Finger mit einem Pflaster oder Bändchen fixiert wird. Damit die Farbe der Nagelbetten beurteilbar ist, wird der Nagellack entfernt. Haarnadeln, Hörhilfen oder andere Dinge, die im Weg sein können oder auf dem Weg in den OP oder im OP verloren gehen können, werden entfernt. Schmuck wird entweder den Angehörigen ausgehändigt oder im Safe des Krankenhauses aufbewahrt. In einigen Häusern werden dem Patienten für die Operation ein warmes Flanellhemd und Socken angezogen und die Haare unter eine Baumwollkappe gesteckt.

Wenn der Patient nervös oder in Spannung ist, bleibt man einige Minuten bei ihm. Wenn ihn in diesem Augenblick Besucher sehen möchten, dürfen sie ihn nicht beunruhigen, indem sie auf einem Gespräch mit ihm bestehen. Erklären Sie allzu gesprächigen Besuchern, daß der Patient beruhigende Medikamente bekommen hat und daß es ihm aus diesem Grund schwer fällt, mit ihnen zu sprechen, und vor allem, daß das Medikament seinen Zweck nicht erfüllt, wenn man ihn nicht schlafen läßt.

Wie man den Patienten in den Operationssaal bringt

Wenn es Zeit ist, den Patienten in den OP zu bringen, kommt ein OP-Pfleger mit einer fahrbaren Trage auf Station. Als erstes stellt er den Namen des Patienten fest, da an diesem Tage unter Umständen mehrere Patienten Ihrer Station zur Operation vorgesehen sein können und jede mögliche Vorsichtsmaßnahme ergriffen werden muß, um eine Verwechslung zu vermeiden. Auch die Stationsschwester überprüft in Gegenwart des Pflegers nochmals den Namen des Patienten und achtet darauf, daß er den richtigen Patienten mitnimmt. Gegebenenfalls prüfen Pfle-

ger und Pflegekräfte der Station nochmals das an manchen Häusern übliche Identitätsarmband des Patienten und helfen mit, ihn vorzubereiten. Der Patient wird gebeten, Wasser zu lassen. Man sieht nochmals nach, ob alle Dinge, die sich vom Körper des Patienten entfernen lassen (Prothesen, usw.), abgelegt wurden.

Der Pfleger legt den Patienten mit Ihrer Hilfe auf die fahrbare Trage und macht es ihm mit einem Kissen bequem, deckt ihn warm zu und zieht die Sicherheitsgurte straff, damit er nicht herunterfallen kann. In der Zwischenzeit trägt die Stationsschwester noch die letzten Informationen in sein Krankenblatt ein: welche Medikamente er vor der Operation bekommen hat (Prämedikation), welche Behandlungen durchgeführt werden und welche Vorbereitungen getroffen wurden; zuletzt den Zeitpunkt, an dem der Patient die Station verläßt. Das Krankenblatt, Röntgenaufnahmen und die Kurve werden dem Patienten mit in den OP gegeben.

Unter Umständen bittet Sie die Stationsschwester, den Patienten zu begleiten. Wenn Sie beim Schieben der Trage helfen, denken Sie daran, vorsichtig mit ihr umzugehen, ohne Wände, Türen oder andere Patienten anzufahren. Wenn Sie durch eine Tür oder in einen Aufzug müssen, schieben Sie die Trage mit dem Kopfende voran.

Wenn Sie in der Operationsabteilung angekommen sind, geben Sie der OP-Schwester das Krankenblatt des Patienten. Die Schwester wird Ihnen sagen, wohin der Patient gebracht werden soll, und jemanden bitten, bei ihm zu bleiben. Wenn Sie weggehen, sagen Sie dem Patienten, daß Sie auf Station zurückgehen, um sein Zimmer für seine Rückkehr aus dem OP vorzubereiten.

Vorbereiten des Zimmers für den frischoperierten Patienten

Ihre Unterrichtsschwester wird Ihnen zeigen, wie man ein Bett für einen postoperativen

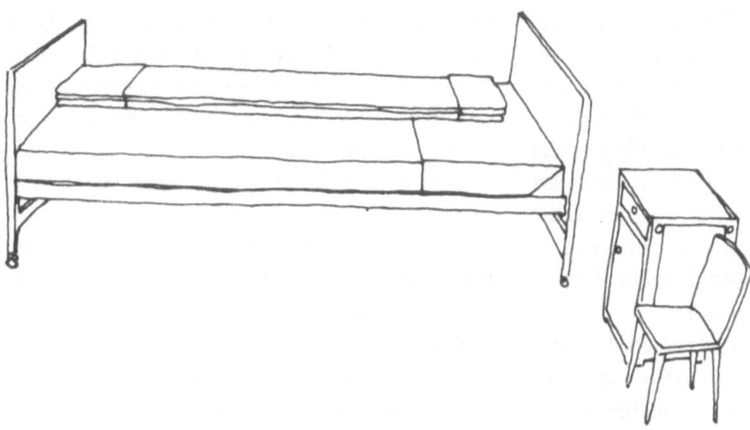

Abb. 41. Ein für einen Patienten nach der Operation vorbereitetes Bett

Patienten vorbereitet. Beziehen Sie das Bett neu, stecken Sie jedoch die Bettdecke nicht am Fußende unter die Matratze, sondern falten Sie sie der Länge nach auf die von der Tür entfernte Bettseite und legen Sie ein zusätzliches, gefaltetes Laken über das Kopfende des Betts und stecken Sie es an beiden Seiten unter das Kopfende der Matratze. Der Nachttisch und anderes Mobiliar muß zur Seite gestellt werden, damit die fahrbare Trage mit dem aus dem OP zurückkommenden Patienten ohne Schwierigkeiten direkt neben das Bett gefahren werden kann. Die Ablagefläche des Nachttischs wird bis auf Papiertücher, eine Brechschale oder besondere Geräte, die die Schwester zur postoperativen Pflege angeordnet hat, abgeräumt (Abb. 41).

Pflege des postoperativen Patienten

In vielen Krankenhäusern kommt der Patient nach Beendigung der Operation in einen Aufwachraum, der gleich neben dem OP liegt. Dort wird er bis zum Ausklingen der Narkose, bis er voll ansprechbar ist und seine Vitalzeichen stabil sind, d. h. auf einem sicheren Niveau bleiben, von Ärzten und Schwestern überwacht und versorgt. Im Aufwachraum ist ständig ein Anästhesist, ein anderer Arzt oder eine Schwester erreichbar. Die Vitalzeichen des Patienten werden alle 10 bis 15 Minuten gemessen, da sie nach dem Eingriff gefährlich schwanken können und dann sofortiges Handeln notwendig ist. Sie achten auch auf die Verbände des Patienten, seine intravenöse Infusion (über eine Vene wird Flüssigkeit zugeführt, um die bei der Operation verlorengegangene Körperflüssigkeit zu ersetzen und eine normale Zusammensetzung der Blutelektrolyte zu garantieren) oder die Bluttransfusion (um den während der Operation eingetretenen Blutverlust auszugleichen). Im Aufwachraum sind alle Geräte, die in einem eventuellen Notfall gebraucht werden, 24 Stunden, d. h. rund um die Uhr, einsatzbereit und sofort zur Hand. Der Aufwachraum ist nach der Operation der sicherste Platz für den Patienten.

Wenn Ihr Krankenhaus keinen Aufwachraum hat, wird der Patient unter Umständen noch bewußtlos oder noch unter dem Einfluß der Narkose auf die Station zurückverlegt. Er muß ständig überwacht und genauso wie im Aufwachraum gepflegt werden. Das ist eine besonders schwierige Aufgabe, da gleichzeitig die anderen Patienten der Station nicht vernachlässigt werden dürfen. Möglicherweise werden Sie gebeten, den Schwestern bei der postoperativen Pflege beizustehen, sobald der Patient wieder auf Station ist. Wenn er noch bewußtlos, stark benommen ist oder sich nicht bewegen kann, müssen mehrere Pflegekräfte mithelfen (mindestens 3 oder 4 neben dem OP-Pfleger, der den Patienten aus dem OP gebracht hat), um den hilflosen Patienten sicher von der fahrbaren Trage in sein Bett hinüberzuheben. Das Laken (oder die Decke) auf dem der Patient liegt, ist hierbei eine große Hilfe.

Die Trage oder Liege wird neben das Bett gestellt und die Räder der Trage und des Bettes blockiert, damit sie sich während des Umlegens nicht bewegen können. Eine Person stellt sich hinter das Bett gegenüber der Trage und faßt das Laken, das sich unter dem Patienten befindet.

Drei Pflegekräfte stehen neben der Trage und greifen auf ihrer Seite nach dem gleichen Laken (oder der Decke), auf dem der Patient liegt. Wenn eine fünfte Person zur Verfügung steht, geht sie ans Kopfende, um den Kopf des Patienten zu stützen. Bei nur 4 Personen muß diejenige, die neben der Trage steht und dem Kopfende am nächsten ist, den Kopf des Patienten mitstützen. (Abb. 42).

Auf ein Zeichen hin heben alle den Patienten gleichzeitig an und legen ihn ins Bett, wobei weder Schläuche noch andere am Patienten befestigte Meßkabel in Unordnung geraten dürfen. Je nach Art des operativen Eingriffs muß der Patient wie vom Chirurg angeordnet gelagert werden. Anschließend wird der Patient zugedeckt — wenn es ihm kalt ist, kann zusätzlich unter die Bettdecke eine Wolldecke eingezogen werden, und nachdem die Bettdecke wieder darüber gelegt wurde, diese am Fußende untergesteckt werden.

Wenn der Patient noch bewußtlos ist oder erst anfängt sich zu bewegen (was immer ein Anzeichen dafür ist, daß er aufzuwachen beginnt), wird die Schwester Sie vielleicht bitten,

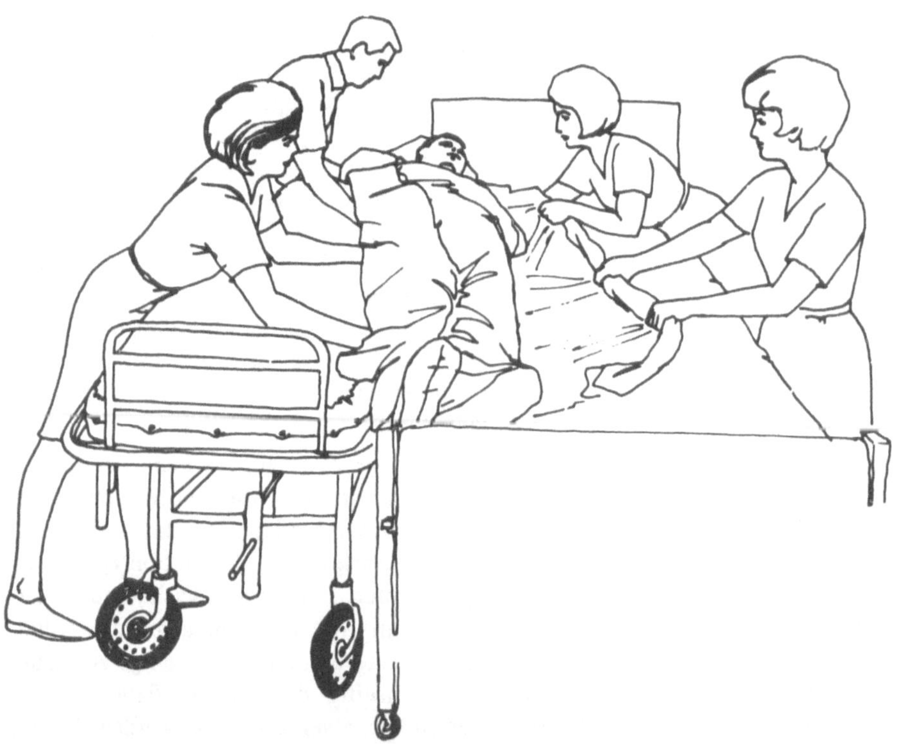

Abb. 42. Nach der Operation wird der Patient von der fahrbaren Trage auf sein Bett hinübergehoben

bei ihm zu bleiben. Selbst wenn die Bettgitter oben sind, darf man einen Patienten, der aus Narkose erwacht, nicht allein lassen. Wenn Sie aus irgendeinem Grund das Zimmer verlassen müssen, muß eine andere Schwester oder Schwesternhelferin Ihre Stelle einnehmen, bis die Schwester Ihnen mitteilt, daß Sie den Patienten unbesorgt allein lassen können.

In das Krankenblatt hat der Chirurg vermerkt, welche postoperativen Maßnahmen notwendig sind; sie werden von der Schwester durchgeführt. Der Patient wird in regelmäßigen Abständen untersucht, wobei die Schwester sich jedoch auf Ihre ständigen Beobachtungen, die ihr helfen, den Zustand des Patienten während der unmittelbaren postoperativen Phase fortlaufend zu verfolgen, verlassen können muß. Sie wird Sie bitten, den Puls und die Atmung alle 10 bis 15 Minuten zu überprüfen und die Hautfarbe des Patienten zu beobachten; wenn die Fingernägel oder Lippen leicht bläulich schimmern (zyanotisch werden), braucht der

Patient unter Umständen sofort Sauerstoff. Sauerstoff kann durch einen Nasenkatheter, über eine Sauerstoffmaske, ein Sauerstoffzelt oder über einen Respirator (ein Gerät, das dem Patienten das Atmen erleichtert, wenn seine Eigenatmung nicht ausreichend ist) verabreicht werden.

Die Schwester erwartet von Ihnen, daß Sie alle 10 - 15 Minuten die Verbände überprüfen und ihr mitteilen, wenn Blut oder vermehrt Sekret durch die äußerste Bindenlage dringt. Wenn ein gewisser Drainageeffekt gewünscht wird, werden Sie von der Schwester erfahren, bis zu welchem Ausmaß dies geschehen darf.

Sie wird Ihnen zeigen, wie man das Gesicht eines bewußtlosen oder teilweise bewußtlosen Patienten zur Seite dreht; in dieser Lage kann Speichel oder Erbrochenes (Erbrechen ist eine häufige Spätfolge der Narkose oder der Operation) aus seinem Mund abfließen (Abb. 43). Jede andere Lage ist gefährlich, da Flüssigkeit, die aus seinem Magen nach oben kommt, sonst in die Luft-

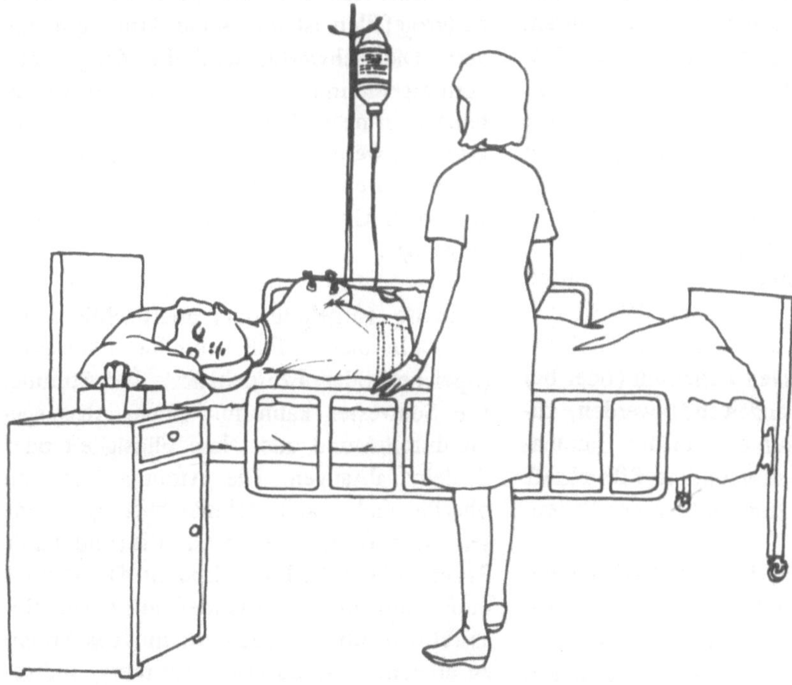

Abb. 43. Postoperative Lagerung des bewußtlosen Patienten

röhre eingesogen (aspiriert) werden kann, anstatt aus dem Mund abzufließen. Er kann daran ersticken oder die Flüssigkeit in die Lungen bekommen, was zu Infektionen oder anderen ernsten, pulmonalen Komplikationen führen kann. Wenn er auf dem Rücken liegt, kann seine Zunge nach hinten in den Rachen fallen und durch Verlegen der Luftwege zum Ersticken führen. Wenn Sie das Gesicht des Patienten zur Seite drehen, wischen Sie seinen Mund mit einem Papiertuch aus, um auch kleinere Mengen Speichel oder Erbrochenes zu beseitigen. Wenn er größere Mengen erbricht, hält man ihm eine Brechschale an die Wange, um das Erbrochene aufzufangen.

Auch die Infusionsflasche muß man im Auge behalten. Man muß sofort melden, wenn sie fast leer ist, wenn die Flüssigkeit aufgehört hat zu laufen oder nicht gut zu laufen scheint oder wenn an der Stelle, an der die Nadel in die Vene läuft, eine zunehmende Schwellung auftritt. Der Infusionsschlauch von der Flasche zum Patienten muß, wenn er geknickt oder verdreht ist, begradigt werden. Man muß auch auf andere Schläuche achten, die während der Operation in die verschiedenen Körperöffnungen eingelegt wurden, und melden, wenn sie nicht richtig zu liegen scheinen. *Sie dürfen Drainagen auf keinen Fall berühren oder ihre Lage verändern!* Wenn Sie das tun, können Sie dem Patienten ernstlichen Schaden zufügen. Denken Sie daran, daß die Schwester von Ihnen erwartet, daß Sie beobachten, nicht aber, daß Sie sich an Ausrüstungsgegenständen oder Geräten, die beim postoperativen Patienten (oder bei anderen Patienten) angewandt werden, zuschaffen machen. Nur eine in der Handhabung dieser Geräte ausgebildete Pflegekraft kann sie sicher und zum Nutzen des Patienten bedienen.

Die Schwester wird Ihnen helfen, den Patienten zu bewegen und ihn richtig zu lagern. Nach der Operation wird er stündlich umgelagert oder man hilft ihm, sich zu bewegen oder zu drehen. Wenn der Patient schwitzt oder sein Hemd oder das Bettzeug durch abfließendes Blut oder Sekrete aus Verbänden verschmutzt ist, wird das betreffende Wäschestück sooft wie nötig gewechselt, damit er sauber, trocken und einigermaßen bequem liegt. Wenn er Flüssigkeit intravenös zugeführt bekommt, wird das Hemd nicht über diesen Arm gezogen, damit man es schnell und leicht wechseln kann.

Warnsignale

Wenn Ihnen während dieser Periode ständiger Überwachung ungewöhnliche Symptome auffallen, müssen Sie sofort die Schwester rufen. Sie kann schnell entscheiden, ob der Patient einen Arzt und/oder eine Notfallbehandlung benötigt. Das Notfallteam muß eingreifen (und das muß sofort geschehen, um überhaupt Aussicht auf Erfolg zu haben), wenn Sie (oder die Schwester) eines der folgenden Zeichen beim Patienten bemerken:

Schnarchende Atmung. Es besteht der Verdacht, daß seine Zunge in den Rachen zurückgefallen ist und seine Atmung behindert. Die Schwester wird die Zunge nach vorn ziehen und den Kopf in die richtige Seitenlage bringen. Eventuell muß der Patient intubiert werden, um die Luftwege offen zu halten (durch Mund oder Nase wird ein Plastik- oder Gummischlauch in die Luftröhre eingelegt).

Laute, gurgelnde oder oberflächliche Atmung. In diesem Fall behindert Flüssigkeit (Speichel oder Erbrochenes) die Atmung. Die Schwester kann mit einem Absauggerät durch Mund oder Nase Flüssigkeit oder Schleim absaugen. Die Atmung kann zu oberflächlich oder schmerzhaft gehemmt sein, so daß nicht genügend Luft (und damit Sauerstoff) in die Lunge kommt. Der Patient muß dann unter Umständen mit einem Respirator beatmet werden, um ihm das Atmen zu erleichtern (assistierte Beatmung) und genügend Sauerstoff zuzuführen.

Blutige Verbände. Die Schwester überprüft die Vitalzeichen. Wenn der Puls des Patienten schnell, die Atmung schleunigt und flach, seine Haut kühl und blaß ist und sein Blutdruck fallende Tendenz hat, besteht der Verdacht auf eine stärkere Blutung (hämorrhagischer Schock). Unter Umständen muß eine Transfusion verabreicht oder der Patient sogar in den OP zurückverlegt werden, um blutende Gefäße zu unterbinden, wenn die Blutung auf anderem Wege nicht gestoppt werden kann.

Diese eben beschriebenen, lebensrettenden Maßnahmen werden entweder vom Arzt, der Schwester oder von beiden gemeinsam vorgenommen, bis diese gefährlichen Komplikationen unter Kontrolle sind.

Postoperative Pflege nach Erwachen des Patienten

Wenn sich der Patient von der Narkose vollständig erholt hat (oder aus dem Aufwachraum zurück ist), brauchen Sie nicht mehr ständig bei ihm zu bleiben . Trotzdem bedarf er ständiger Pflege und Überwachung. Wenn er eine sehr schwere Operation hinter sich hat oder in schlechtem Allgemeinzustand ist, wird ihm eine Schwester zur Einzelpflege zugeteilt, die ihn fortlaufend pflegt, bis er außer Gefahr ist. In vielen Krankenhäusern gibt es zusätzlich eine Intensivstation, auf der Schwerkranke rund um die Uhr von hierfür besonders ausgebildeten Kräften intensiv ärztlich und pflegerisch versorgt werden.

Linderung des Durstes. Die Anweisungen, die der Chirurg für die postoperative Pflege gegeben hat, haben eine möglichst schnelle, angenehme und sichere Erholung zum Ziel. Vielleicht hat er für die ersten postoperativen Stunden „gestoßenes Eis" oder „Flüssigkeit löffelweise" angeordnet, solange der Magendarmtrakt noch keine festen Speisen toleriert. Während dieser Zeit kann der Patient sehr durstig sein und um Flüssigkeit betteln. Seine Lippen, seine Zunge und seine Mundschleimhaut können ausgedörrt und trocken sein und bedürfen spezieller Mundpflege, um ein schmerzhaftes Anschwellen der Schleimhäute zu verhindern.

Linderung der Schmerzen. Analgetika (Medikamente, die den Schmerz lindern) werden vom Chirurgen verordnet und von der Schwester meist durch Injektion (zum schnellen Wirkungseintritt) mehrfach täglich, nach Bedarf und Verordnung, gegeben.

Bewegen und Umlagern des Patienten. Selbst direkt nach einem operativen Eingriff wird auf Lagerung und Bewegung des Patienten im Bett geachtet. Er wird gebeten, sich zu drehen oder man hilft ihm, sich mindestens alle 2 Stunden auf die andere Seite zu drehen, um die Körperteile, auf denen er gelegen hat, zu entlasten und dadurch eine Entwicklung von Druckstellen und Dekubitalgeschwüren vorzubeugen. Bewegung ist außerdem für den Patienten eine wichtige Übung, da sie die Blutzirkulation in allen Körperteilen anregt. Dies verhindert die Entwicklung von Blutgerinnseln (Thrombosen), die in Herz, Lunge oder anderen Körperstellen zu Embolien mit ihren lebensbedrohlichen Konsequenzen führen können.

Wie man einem Patienten hilft, tief zu atmen und abzuhusten. Das Umlagern und Bewegen ist auch wichtig, um eine zufriedenstellende Funktion der Lunge aufrechterhalten wird. Ein Patient, der Schmerzen hat, besonders dann, wenn die Operation im Bereich der oberen Rumpfhälfte durchgeführt wurde, liegt still und möchte sich nicht bewegen oder tief atmen, weil jede Bewegung und jeder tiefe Atemzug oder Husten schmerzen. Dieser Patient braucht Ihre Hilfe. Er muß dazu ermuntert werden, alle 10 bis 15 Minuten tief durchzuatmen und abzuhusten. Dies kann für ihn weniger schmerzhaft sein, wenn Sie Ihre Hand oder die Hand des Patienten auf das Operationsgebiet legen, um die Wunde möglichst ruhigzustellen. Manchmal wird dem Patienten vorher ein Schmerzmittel gegeben. Wenn seine Wirkung eingesetzt hat, wird er dazu angehalten, sich zu bewegen bzw. tief zu atmen und abzuhusten. Wenn ein Patient dies trotz aller Ermunterung nicht tut oder einfach nicht tief einatmen und abhusten kann, muß seine Atmung unter Umständen von einem Respirator, der so eingestellt wird, daß seine Lungen ausreichend Sauerstoff bekommen, unterstützt werden (assistierte Beatmung). Eine gute Funktionstüchtigkeit der Lunge ist die beste Prophylaxe für pulmonale Komplikationen während der frühen postoperativen Phase und später. Ärzte und Schwestern müssen immer mit dieser Gefahr rechnen und dürfen keine Mühe scheuen, sie zu vermeiden.

Mobilisierung des Patienten. Atmung und Kreislauf funktionieren besser, wenn der Patient das Bett verlassen kann. Deshalb hilft man den meisten Patienten schon am Tag nach dem Eingriff (gelegentlich schon am Operationstag) oder so früh, wie dies ohne Gefahr für ihn möglich ist, aus dem Bett. Die Mobilisierung hilft auch anderen Organen und Organsystemen, ihre normale Funktion schneller wieder aufzunehmen. Das erste Wasserlassen ist zum Beispiel ein Zeichen dafür, daß die Blasenmuskulatur, die durch Narkose und Operation geschwächt war, ihre Arbeit wieder aufgenommen hat. Wenn der Patient Schwierigkeiten hat, Wasser zu lassen, muß er unter Umständen katheterisiert werden, was gelegentlich im vom Arzt festgelegten Intervallen wiederholt werden muß, um zu vermeiden, daß sich die Blase über ihr normales Fassungsvermögen hinaus ausweitet. Meist wird die Menge des ersten Urins gemessen und in die Kurve eingetragen. Danach bestimmt der Arzt, ob Urin gesammelt und ob eine Flüssigkeitsbilanz aufgestellt werden muß.

Nahrungsaufbau. Jeden Tag wird der Zustand des Patienten neu beurteilt und die postoperative Behandlung seinen Bedürfnissen angepaßt. Nach schluckweiser Flüssigkeitszufuhr, einer Weichkost (Breikost) geht man auf eine Normalkost über, wenn keine Operation im Bereich des Magendarmtrakts stattgefunden hat. In diesen Fällen sind für einige Zeit spezielle diätetische Maßnahmen erforderlich.

Wundpflege und Verbandswechsel. Die Verbände des Patienten werden täglich und wenn nötig öfter geprüft. Je nach Art des operativen Eingriffs, müssen die Verbände täglich vom Arzt oder der Schwester gewechselt werden. Die Schwesternhelferin darf solange keinen Verband wechseln, bis sie nicht im Wechseln äußerer Verbände sicher ist und die Einweisung in die sterile Verbandstechnik sie dazu berechtigt. Jede Schwesternhelferin, ob sie beim Verbandswechsel mithilft oder nicht, muß den Sinn und Zweck der sterilen Verbandstechnik kennen, um chirurgische Patienten gut versorgen zu können und um eine Verschmutzung der Wunden mit ihrem Infektionsrisiko zu vermeiden.

Ein „steriles" Gebiet ist ein Hautbezirk, der vollständig frei von Keimen (mikroskopische Organismen, die entweder harmlos oder Krankheitserreger sein können) ist. Verbände, chirurgisches Verbands- und Nahtmaterial, Instrumente oder andere Gegenstände können durch Kochen, Heißdampfsterilisation oder Einlegen in keimtötende Desinfektionslösungen und durch Einbringen in Gaskammern (Gassterilisation) sterilisiert (frei von Keimen gemacht) werden.

Im täglichen Leben sind Keime allgegenwärtig – auf der Körperoberfläche, auf allem, was Menschen mit ihren Händen berührt haben, auf Nahrungsmitteln und in den meisten Getränken. Die meisten dieser Keime sind harmlos, solange sie nur auf der Hautoberfläche sind. Dies kann sich jedoch ändern, wenn ein Mensch einen Hautriß, eine Verbrennung oder eine Wunde (wie nach Operation) hat, durch die die mikroskopisch kleinen Keime in den Körper gelangen können. Während einige dieser winzigen Organismen vom Abwehrsystem des Körpers überwunden werden, können andere in die Gewebe und die Blutbahn eindringen und gefährliche Infektionen verursachen. Je größer die Anzahl dieser Krankheitserreger und je größer die Wundfläche ist, desto größer ist die Gefahr einer ernsten, möglicherweise lebensbedrohlichen Infektion.

Bei der Behandlung aller Wunden, besonders operativer Wunden (wenn der Chirurg einen Hautschnitt gelegt hat, um ein erkranktes Organ oder einen erkrankten Körperteil zu entfernen oder zu nähen), müssen alle Dinge, die mit der Wunde in Kontakt kommen, steril — absolut frei von Keimen, seien sie harmlos oder nicht, — sein.

Steriles Arbeiten

Im OP-Vorraum waschen sich der Chirurg, seine Assistenten und die Schwestern mehrere Minuten lang Hände und Arme, um so viele Erreger wie möglich zu entfernen. Dann ziehen sie sterile Kittel und Handschuhe an. Sie tragen Mützen, Masken oder einen Mundschutz, so daß kein Keim während der Operation in die offene Wunde gelangen kann. Sobald sie selbst „steril" sind, berühren sie nichts Unsteriles mehr. Wenn es trotzdem passiert, müssen sie frische, sterile Kittel anziehen. Bei der Operation wird der Patient mit sterilen Tüchern abgedeckt und das Operationgebiet mit einer desinfizierenden Lösung „sterilisiert". Alle Instrumente, Tupfer, Handtücher und anderes Material oder Verbände, die während der Operation benützt werden, sind steril. In dem Moment, in dem ein steriler Gegenstand mit einem nicht sterilen in Berührung kommt (selbst wenn der andere vorher gereinigt und gebürstet wurde), kann der erste Gegenstand nicht länger als steril betrachtet werden und wird „unsteril".

„Steriles Arbeiten" heißt, ein bestimmtes Gebiet für eine gewisse Zeit steril (keimfrei) zu halten. Pflegekräfte und Ärzte, die steril arbeiten, wissen, wie man sterile Instrumente und steriles Material handhaben muß, damit sie steril bleiben. Wenn Ihnen Ihre Unterrichtsschwester den „Verbands- und Behandlungswagen" Ihrer Station demonstriert, wird Sie Ihnen auch zeigen, wie sterile Verbände angelegt und wie sterile Instrumente hierbei gehandhabt werden. Sie wird Ihnen die sterile Faßzange zeigen. Sie wird (geöffnet, nicht geschlossen) in einem sterilen, mit einer keimtötenden Desinfektionslösung gefüllten Standgefäß aufbewahrt (Abb. 44). Sie

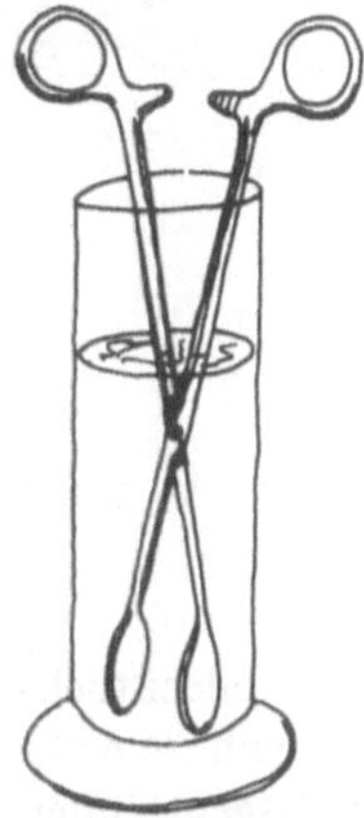

Abb. 44. Sterile Faßzange in einem Standgefäß

wird Ihnen auch zeigen, wie Sie die Zange (anstelle Ihrer Finger) benützen können, um Verbandsmaterial oder Instrumente steril zu halten — indem Sie steriles Verbandsmaterial oder Instrumente mit der Faßzange, deren Enden ebenfalls steril sind, aufnehmen. Wenn Arzt oder Schwester eine „sterile Ablage" brauchen, auf der sie mehrere sterile Gegenstände, die sie zum Verbandswechsel benötigen, ablegen können, wird unter Umständen eine Packung mit einem sterilen Abdecktuch oder Handtuch geöffnet. Dadurch, daß man die Packung nur von außen anfaßt, bleibt das Abdecktuch oder Handtuch innen steril. Wenn die Packung einmal offen ist, wird mit der Faßzange das sterile Tuch entnommen, entfaltet und ausgebreitet (Abb. 45). Die Unterseite des Abdecktuchs wird — durch Kontakt mit der unsterilen Unterla-

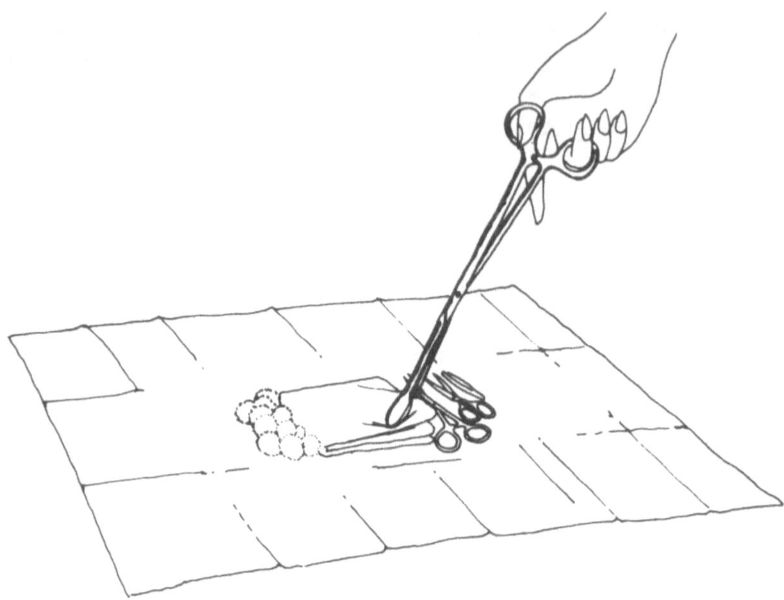

Abb. 45. Mit einer sterilen Faßzange wird ein steriles Handtuch aus einem sterilen Verbandspäckchen entnommen.

ge – unsteril. Die Oberseite des Abdecktuchs ist in trockenem Zustand und wenn sie nicht von Händen oder unsterilen Gegenständen berührt wird, steril. Instrumente und Verbandsmaterial können mit der sterilen Faßzange aus dem Instrumenten- bzw. Verbandskasten entnommen und auf die sterile Unterlage gelegt werden.

Auf diese Weise werden häufig chirurgische Verbände gewechselt, Fäden gezogen oder sterile Drains aus Wunden entfernt. Arzt oder Schwester tragen unter Umständen sterile Handschuhe, wenn sie mit Instrumenten in oder nahe der Operationswunde arbeiten, damit von ihren Händen über die Instrumente keine Krankheitserreger in die Wunde gelangen können. Es gibt viele sterile Fertigpackungen zum Einmalgebrauch, d. h. sie werden nur einmal benutzt und dann verworfen. Der Umgang mit Einmalsterilpackungen unterscheidet sich nicht von der eben beschriebenen Technik: das Wundgebiet muß steril gehalten werden.

Ein steriles Abdecktuch wird unsteril, wenn es feucht wird, da Krankheitserreger durch feuchte Tücher hindurchwandern und dadurch sterile Gebiete besiedeln können. Ein auf dem unsterilen Nachttisch ausgebreitetes steriles Tuch wird zum Beispiel unsteril, wenn es naß wird. Um die sterile Technik sicher und korrekt durchführen zu können, ist neben Beachtung der Grundsätze sterilen Arbeitens Erfahrung unerläßlich. Ihre Unterrichtsschwester wird Ihnen zur Seite stehen, bis Sie steriles Arbeiten sicher beherrschen.

Postoperative Pflege in der Rekonvaleszenz

Wenn es dem Patienten von Tag zu Tag besser geht, wird er bald keine schmerzlindernden Medikamente mehr benötigen. Im allgemeinen verschwinden die operationsbedingten Schmerzen innerhalb weniger Tage. Die Fähigkeiten des Patienten, sein Bett zu verlassen, sich zu bewegen, frei zu atmen, und sein Appetit nehmen zu; er beginnt Kräfte zu sammeln. Sein Darm, der während der ersten

96

postoperativen Tage nur unzureichend gearbeitet hat und wegen Gasansammlung häufig Schmerzen bereitet hat, beginnt wieder normal zu funktionieren. Um durch Darmgas hervorgerufene Schmerzen zu lindern, kann ein Darmrohr eingelegt werden. Um den Darm nach der Operation erstmalig zu entleeren, kann ein Einlauf nötig werden. Danach nimmt der Darm gewöhnlich seine normale Funktion wieder auf, wenn nicht an ihm selbst operiert wurde. In diesen Fällen sind spezielle Maßnahmen notwendig, um die Darmfunktion zu normalisieren.

Selbst wenn es dem Patienten postoperativ gut geht, beobachten Arzt und Pflegepersonal sorgfältig den Patienten, da auch in der späteren nachoperativen Phase Komplikationen auftreten können. Ein Temperaturanstieg kann auf eine nachfolgende Infektion in der Lunge oder eine Infektion des Wundgebiets hinweisen. Blutungen treten sowohl in der frühen wie in der späten postoperativen Phase auf. Andere Probleme können auftreten und die Erholung des Patienten verzögern. Meistens wird der Patient jedoch jeden Tag kräftiger, kann jeden Tag länger aufbleiben und merkt den operativen Eingriff von Tag zu Tag weniger. Wenn der Arzt sieht, daß die Wunde primär verheilt und daß der Patient in der Lage ist, für sich selbst zu sorgen, beginnt er seine Entlassung aus dem Krankenhaus oder, wenn nötig, seine Verlegung in eine weiterführende Pflegeeinrichtung zu planen.

11 Sicherheit des Krankenhauspatienten

In diesem Kapitel wird behandelt:

- *Warum auch im Krankenhaus Unfälle passieren können*

- *Die immer drohende Brandgefahr*

- *Wie potentielle Brandursachen erkannt und beseitigt werden können*

- *Wie Sie Ihre Patienten vor solchen Gefahren schützen können*

- *Was Sie im Fall eines Brandes tun müssen*

- *Wie man Unfälle vermeidet*

- *Wie wichtig Sicherheitsvorkehrungen gerade im Krankenhaus sind*

Wenn ein Patient ins Krankenhaus aufgenommen ist, sind alle, die ihn pflegen, nicht nur für seine Behandlung, sondern auch für seine perönliche Sicherheit verantwortlich. Ein Gesunder benimmt sich im täglichen Leben im allgemeinen so, daß er Brände und Unfälle zu Hause, am Arbeitsplatz und in der Freizeit vermeidet. Er kennt die möglichen Gefahren und weiß, welche Vorsichtsmaßnahmen er ergreifen muß. Tut er das nicht, liegt die Verantwortung für einen Unfall bei ihm.

Im Krankenhaus ist das anders. Der Patient ist nicht für seine eigene Sicherheit verantwortlich und kann es auch nicht sein. Er ist mit seiner Umgebung nicht vertraut und kennt deshalb die möglichen Gefahrenpunkte nicht; daher kann er sie nicht meiden. Oft ist er zu krank und schwach oder fühlt sich so schlecht, daß er eine gefährliche Situation nicht erkennen kann. Selbst wenn er die Gefahr sieht, macht es ihm seine Krankheit unmöglich, sich vor ihr zu schützen.

Da er sich gegen Gefahren, die er nicht kennt, nicht wehren kann, müssen das Krankenhauspersonal, und besonders die Pflegekräfte seiner Station, mögliche Gefahren erkennen und in der Lage sein, ihnen zu begegnen und sie auszuschalten. Sie müssen auch bestimmte Risiken, die mit der Krankheit des Patienten zusammenhängen, kennen und in der Lage sein, ihnen rechtzeitig zu begegnen.

In einem Krankenhaus, in dem viele Menschen mit einer großen Zahl unterschiedlicher, potentiell gefährlicher Materialien und Geräte arbeiten, kann sorgloses Arbeiten oder Umgehen mit defektem Material oder schadhaften Geräten plötzlich zu einer lebensbedrohlichen Gefahr werden.

Wie man einem Brand vorbeugt

Das gesamte Personal des Krankenhauses ist darin geübt, Gefahrenherde zu erkennen, einen Feuerausbruch zu verhindern und Patienten im Brandfall zu retten.

Feuerfeste Gebäude

Wenn ein neues Krankenhaus gebaut wird, baut man außen wie innen zahlreiche Brandschutzeinrichtungen ein, um damit die Gefahr eines Brandes möglichst klein zu halten oder sogar auszuschließen. Wo immer möglich, wird für Wände und Decken usw. feuerfestes Baumaterial verwendet. In den Bauplänen sind Feuertüren, Feuerspürgeräte und ein Feueralarmsystem (an das oft die nächste Feuerwache angeschlossen ist), Notausgänge, Feuerlöscher, Schlauchleitungen und Hydranten vorgesehen. In vielen Häusern gibt es auch automatische Berieselungsanlagen, die jeden Teil des Gebäudes, in dem die Temperatur über eine bestimmte Höhe ansteigt, automatisch unter Wasser setzen.

Nach Fertigstellung eines neuen Krankenhauses wird es von einem Brandschutzsachverständigen inspiziert, der feststellt, ob es den Sicherheitsbestimmungen genügt; außerdem werden alle Krankenhäuser in regelmäßigen Abständen von ihm besucht.

Sorgfältiger Umgang und Beseitigung von brennbaren Stoffen

In jedem Krankenhaus müssen, um die Gefahr eines Brandes zu verringern, Anweisungen zur sorgfältigen Handhabung und Instandhaltung von Geräten beachtet werden. Angestellte, die mit brennbaren Stoffen (Farben, Anästhetika usw.) umgehen, müssen wissen, wie man mit diesem Material arbeitet, ohne andere und sich zu gefährden, und wie es gelagert werden muß. Wenn solches Material von einer Abteilung in eine andere oder von einem Teil des Krankenhauses in einen anderen gebracht werden muß, sind unter Umständen spezielle Transportvorschriften zu beachten.

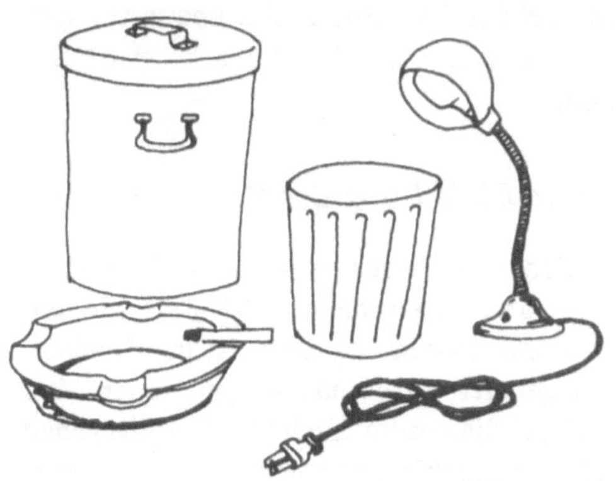

Abb. 46. Wie man einem Brand vorbeugen kann: eine Lampe in gutem Zustand, ein Papierkorb aus Metall, ein Blechmülleimer mit einem fest verschließbaren Deckel; in Bereichen ohne Rauchverbot werden sicherheitshalber Metallaschenbecher von Besuchern und Patienten benützt

Müll muß, besonders wenn es sich um leicht brennbares Material handelt, sicher gelagert und vernichtet werden; leicht entzündliche Stoffe werden in dicht schließende Blechkanister gefüllt. Der Müll darf sich nicht in großen Mengen ansammeln, da er dann eine ständige Feuergefahr darstellt. Wenn nicht benutzte Geräte weggeräumt oder vorübergehend gelagert werden, sollen sie so untergebracht werden, daß eine Gefahr ausgeschlossen ist.

Das Pflegepersonal muß mit bestimmten Substanzen, die zur Pflege benötigt werden, besonders sorgfältig umgehen. Flaschen mit Alkohol oder Äther dürfen nie offen in Nähe der Heizung stehen bleiben. Man sollte auch nie versuchen, eine Lampe mit einer Decke oder einem Handtuch abzuschirmen; beide können sehr schnell heiß werden, in Brand geraten und innerhalb von Sekunden ein Feuer entstehen lassen.

Ständige Kontrollen bei elektrischen Geräten und Instrumenten

Jeden Tag gehen Angestellte der Reparaturwerkstatt und technisches Personal durch das ganze Haus und prüfen Geräte und Instrumente auf ihre Betriebssicherheit. Sie reparieren jedes defekte Gerät, das erst nach fachmännischer Prüfung wieder benützt werden darf. Das Feuerspürsystem, die Feueralarmanlage und die Brandbekämpfungssysteme werden ebenfalls von ihnen überprüft, damit sie jederzeit bei Tag und bei Nacht einsatzbereit sind (Abb. 47).

Das gesamte Personal muß ständig auf der Hut vor *defekten Geräten* sein. Wenn Sie zum Beispiel blanke elektrische Drähte sehen oder in einem Patientenzimmer oder im Gang eine Lampe entdecken, die nicht richtig funktioniert oder wenn Sie ein schmorendes Kabel bemerken, benützen Sie diese Dinge nicht mehr und fassen Sie nichts an, sondern melden Sie den Defekt unverzüglich, damit er umgehend beseitigt wird. Ihr schnelles Eingreifen kann das Ausbrechen eines Feuers verhindern (Abb. 48).

Wenn ein neuer Patient oder ein Besucher ein elektrisches Gerät, wie ein Radio oder einen elektrischen Rasierapparat, mit ins Krankenhaus bringt, melden Sie das und

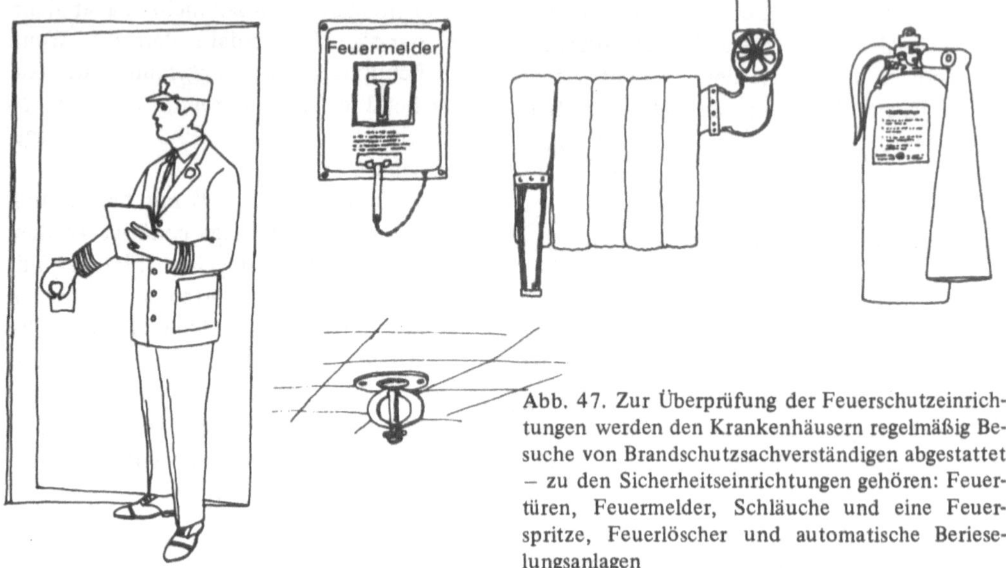

Abb. 47. Zur Überprüfung der Feuerschutzeinrichtungen werden den Krankenhäusern regelmäßig Besuche von Brandschutzsachverständigen abgestattet – zu den Sicherheitseinrichtungen gehören: Feuertüren, Feuermelder, Schläuche und eine Feuerspritze, Feuerlöscher und automatische Berieselungsanlagen

lassen Sie das fragliche Gerät von einem Mechaniker oder einem Elektriker des Hauses auf seine Betriebssicherheit prüfen. Der Patient darf das Gerät erst an den Stromkreis anschließen oder es benützen, wenn der Elektriker seine Einwilligung gegeben hat. Es muß unter allen Umständen verhindert werden, daß elektrische Stromkreise überlastet werden, da dies eine Brandursache darstellen kann.

Strikte Einhaltung des Rauchverbots

Mitglieder des Personals beachten das Rauchverbot und achten darauf, daß die Patienten sich daran halten. Rauchen ist im Krankenhaus generell verboten; ausgenommen sind Bereiche, die ausdrücklich hierfür freigegeben sind. Für das Pflegepersonal besteht die Möglichkeit, im Schwesternzimmer oder im Schwesternaufenthaltsraum zu rauchen. Für die Patienten wird meist im Tagesraum oder in einem besonders bezeichneten Aufenthaltsraum der Station das Rauchen erlaubt. Den Patienten, die sich nicht an diese Regeln halten, muß man die Bedeutung und die Gründe dieser Regeln deutlich erklären. Vielen ist einfach nicht klar, daß sie buchstäblich „mit dem Feuer spielen", wenn sie in Bereichen rauchen, die hierfür nicht freigegeben sind.

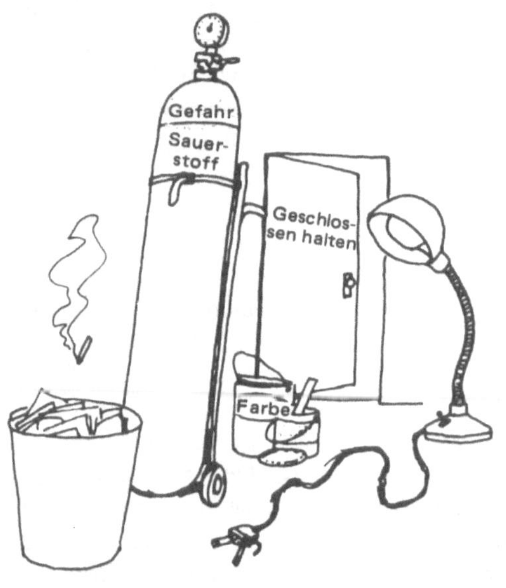

Abb. 48. Gefahrenpunkte: eine offene Feuertür; eine defekte Lampenschnur oder ein Stecker; eine brennende Zigarette in einem Papierkorb; eine Sauerstoffflasche in Nähe rauchender Patienten oder Besucher; offene Behälter mit brennbaren Farben in Nähe von Sauerstoffbehältern oder Rauchern

In den Räumen, in denen Rauchen gestattet ist, muß für einen ausreichenden Vorrat an Aschenbechern gesorgt werden. Wenn nicht genügend Ascher zur Verfügung stehen, kommt es vor, daß Patienten nicht geeignete, ja gefährliche Behälter für ihre Asche verwenden (wie zum Beipiel Papierkörbe). Auch wenn Sie die Gefahr klar sehen, gilt dies nicht unbedingt für einen müden oder schwachen Patienten, der das nächstbeste oder bequemste Behältnis für seine Asche oder Zigarettenstummel verwendet.

Schilder mit der Aufschrift „Rauchen verboten" in der Nähe von Zimmern oder Abteilungen, in denen Sauerstoff verwendet wird, müssen vom Personal, von Patienten und von Besuchern in gleicher Weise beachtet werden. Sauerstoff ist ein hochentzündliches Gas, und bereits ein kleiner Funke genügt, um es zum Brennen zu bringen.

Feuertüren müssen immer geschlossen bleiben

Man wird Ihnen in Ihrem Krankenhaus eine sehr genaue Erklärung über die lebensrettende Wichtigkeit von Feuertüren geben. Sie müssen *immer* geschlossen gehalten werden. Selbst wenn es im Sommer sehr heiß ist und das Öffnen der Feuertüren angenehmen Durchzug bringen würde, müssen sie geschlossen bleiben; falls jemals Feuer ausbrechen sollte, kann es durch diese Türen auf die zwischen ihnen liegenden Räume begrenzt werden und auf diese Weise ein Übergreifen auf andere Teile des Krankenhauses verhindert werden. Flure in Krankenhäusern müssen immer offen gehalten werden. Im Falle eines Brandes müssen sie für eine schnelle Rettung der Patienten sowie für die Feuerwehr und deren Ausrüstung frei sein.

Was bei Feuerausbruch zu tun ist

Als Schwesternhelferin werden Sie genaue Instruktionen erhalten und häufig an Feuerübungen teilnehmen, so daß Sie, falls jemals Feuer in Ihrem Krankenhaus ausbrechen sollte, sofort wissen, was zu tun ist. Jedes Krankenhaus hat seinen eigenen, sorgfältig ausgearbeiteten Feuerbekämpfungsplan, dessen Ziel ist, bei einem Brand das Leben aller Patienten und Angestellten und möglichst viel Material zu retten. Einzelheiten eines Feuerbekämpfungsplanes in einem Krankenhaus hängen von seiner Größe, seiner Konstruktion und von der Zahl der zur Bekämpfung nötigen Personen ab. Unabhängig von Unterschieden zwischen einzelnen Krankenhäusern ist jeder Feuerbekämpfungsplan so aufgebaut, daß jedes Mitglied des Personals sofort weiß, was es im Fall eines Brandes zu tun hat. Jedem Angestellten wird eine individuelle Verantwortlichkeit übertragen, und die Handlungsabläufe und Verantwortlichkeiten werden bei Feuerübungen (die ohne Vorankündigung abgehalten werden) geübt. Die beste Chance, ein einmal ausgebrochenes Feuer unter Kontrolle zu bekommen, liegt im sofortigen Handeln des Personals; jeder weiß genau, was er zu tun hat, so daß keine Sekunde verloren geht.

Als zweites muß man sich bemühen, Ruhe zu bewahren. Wenn Sie ruhig sind, wissen Sie genau, was zu tun ist. Die Patienten sehen, daß Sie nicht kopflos werden und geraten deshalb auch selbst nicht in Panik. Bei einer Panik hören sie nicht mehr auf Ihre Anweisungen, wodurch die Rettungsaktionen behindert und Menschenleben gefährdet werden können.

Grundlegende Verhaltensregeln

Zu den Grundregeln gehören:

1. Wenn Patienten in Gefahr sind, müssen diese zuerst in Sicherheit gebracht werden
2. Alarm geben (wenn dies nicht automatisch geschieht)
3. Feuer eingrenzen (indem man Fenster, Türen usw. schließt)
4. Löschen des Feuers

Um zu wissen, was im Brandfall zu tun ist, müssen Sie die Einzelheiten des Feueralarmplans kennen und genau wissen, wo sich in Ihrer Station oder Abteilung die Notausgänge befinden. Meist sind sie deutlich gekennzeichnet; im Notfall ist keine Zeit, um sich zu überlegen, wo sie sind.

Das Wichtigste im Fall eines Feuers ist immer, die Patienten aus der akuten Gefahrenzone zu bringen. Patienten, die gehen können, werden zum nächsten Ausgang geführt; Patienten in Rollstühlen werden in ihren Rollstühlen zur Ausgangstür geschoben; Patienten, die das Bett nicht verlassen können, müssen, so schnell wie möglich, geschoben, getragen oder auf einem Laken, einer Decke oder der Matratze durch die nächste Tür gezogen werden. In einigen Krankenhäusern wird über eine automatische Alarmanlage die nächste Feuerwache alarmiert, die sofort zu Hilfe kommt. In anderen Krankenhäusern ruft der Pförtner die Feuerwehr an. *Ihre erste Pflicht besteht darin, Menschenleben zu retten.*

Wenn Ihre Patienten in Sicherheit sind, sehen Sie nach, ob alle Türen und Fenster im Gefahrenbereich geschlossen sind; dadurch verhindern Sie, daß sich das Feuer auf andere Krankenhausbereiche ausbreitet. Drehen Sie Gashähne und Sauerstoffanschlüsse ab und stellen Sie andere Geräte, die noch in Betrieb sind, nach Möglichkeit ab.

Zuletzt benützen Sie die in Ihrem Krankenhaus installierten Feuerlöschgeräte. Während der Feuerübungen haben Sie Gelegenheit, sich mit ihrem Gebrauch vertraut zu machen. Mit großer Wahrscheinlichkeit werden Sie Ihr in häufigen Feuerübungen erprobtes Wissen nie anwenden müssen.

Wie man im Krankenhaus Unfälle verhindert

Ständige Wachsamkeit, Vorsicht und Erkennen von Gefahrenpunkten, die zu Unfällen führen könnten, sind Vorbedingungen zur Verhinderung von Unfällen.

Im Krankenhaus arbeiten Menschen, die mit vielen verschiedenen Geräten zu tun haben und den verschiedensten Aufgaben nachgehen. Sie können leicht Unfälle bei anderen oder Verletzungen bei sich selbst verursachen, wenn sie hastig, ohne die notwendigen Vorsichtsmaßregeln zu beachten oder mit schadhaften Geräten arbeiten oder versuchen, Aufgaben durchzuführen, für die sie nicht entsprechend ausgebildet sind. Das kann bei Mitgliedern des Pflegepersonals ebenso wie bei Patienten oder Besuchern zu Unfällen führen. Andere Risiken entstehen, weil kranke Patienten oft nicht beurteilen können, ob ihr Handeln noch sicher ist oder nicht. Sie können deshalb bei sich und anderen Unfälle verursachen.

Grundregeln der Unfallverhütung

Das gesamte Krankenhauspersonal ist an einem Unfallverhütungsprogramm beteiligt; der Nachdruck liegt auf folgenden Hauptpunkten:

1. das Personal muß bei guter Gesundheit sein

2. die Arbeitsbedingungen im Krankenhaus müssen sicher sein

3. das Personal darf nur Arbeiten ausführen, die es beherrscht

4. das Krankenhauspersonal muß sichere Arbeitsgewohnheiten und ein Sicherheitsbewußtsein entwickeln

5. das Krankenhauspersonal muß die Patienten schützen, indem es ihre krankheitsbedingten Risiken kennt und versucht, ihnen vorzubeugen oder sie auszuschalten

6. die Patienten dürfen ihre Station nur in Begleitung einer Pflegekraft verlassen

Mitglieder des Pflegepersonals müssen bei guter Gesundheit, gut ernährt und ausgeruht sein, um ihrer Arbeit auch sicher nachkommen zu können. Vor und während der Arbeitszeit dürfen Sie keinen Alkohol trinken. Wenn Pflegekräfte sich während der Dienstzeit krank fühlen, hinfallen oder sich sonstwie verletzen, muß dies sofort gemeldet werden, damit eine prompte Behandlung einsetzen kann. Eine kranke oder verletzte Pflegekraft kann die Patienten nicht sicher pflegen. Da sich die Krankenhausleitung darüber im klaren ist, wird in jedem Sicherheitsprogramm die Wichtigkeit der Krankmeldung, Verletzten- oder Unfallmeldung, wie unbedeutend das Ereignis auch sein mag, unterstrichen.

Das Krankenhaussicherheitsprogramm hat sichere Arbeitsbedingungen zum Ziel. Das bedeutet, daß das Krankenhausgebäude, das gesamte Mobiliar und die Geräte, die täglich gebraucht werden, in gutem Zustand sein müssen. Bei ihren Besuchen auf den verschiedenen Stationen und Abteilungen prüfen die Oberschwester und hierfür zuständige Angestellte im gesamten Haus, ob die Sicherheitsbestimmungen eingehalten werden. Wenn sie bemerken oder Anhalt dafür besteht, daß die Arbeitsbedingungen nicht sicher genug sind, werden sofortige Schritte unternommen, um diesen Zustand zu ändern.

Als Mitglied des Pflegepersonals müssen Sie die Verpflichtungen Ihres Berufs kennen und wissen, wie Sie Ihre Aufgaben unter Wahrung der Sicherheit für sich und andere erfüllen können. Durch eine sorgfältige Ausbildung und tägliche Übung haben Sie sich auf Ihrem Gebiet fachlich qualifiziert. Trotzdem sollten Sie nicht versuchen, irgendetwas zu tun, was Sie nicht gelernt haben, da Sie unter Umständen nicht in der Lage sind, es mit der nötigen Sicherheit zu tun. Wenn ein Patient oder ein Besucher Sie bittet, etwas für ihn zu tun, auf das Sie von Ihrer Unterrichtsschwester oder der Schwester nicht vorbereitet wurden, oder wenn Sie nicht sicher sind, ob Sie den Wunsch ohne Gefährdung der Sicherheit ausführen können, dürfen Sie ihn nicht erfüllen. Erklären Sie, daß Sie nicht wissen, ob Sie den Wunsch ohne Risiko erfüllen können und daß Sie sich bei der Stationsschwester erkundigen wollen. Sie wird entscheiden, wie Sie den Wunsch des Patienten oder des Besuchers ohne Gefährdung erfüllen können.

Sicherheitsbewußtsein

Als Mitglied des Pflegepersonals werden Sie mit der Zeit ein Sicherheitsbewußtsein entwickeln, d. h. lernen, bei der Pflege ständig an die eigene und die Sicherheit der Patienten zu denken. Sorglosigkeit und Gedankenlosigkeit kann Ihre eigene Arbeit und die Arbeit anderer stören und die Unfallgefahr erhöhen.

Wenn Sie zum Beispiel Material wegräumen, legen Sie es immer sorgfältig an seinen Platz zurück. Lassen Sie niemals Gegenstände über die Kante eines Regals herausragen oder türmen Sie keine Dinge so übereinander, daß sie auf jemanden fallen können. Wenn Sie mit irgendeinem Gerät nicht mehr arbeiten, lassen Sie es nicht herumstehen, wo es anderen im Weg sein könnte, sondern stellen Sie es sofort an seinen Platz zurück. Behandeln Sie alle Geräte vorsichtig, so daß der nächste sie in gutem Zustand vorfindet und ohne Gefahr für sich benutzen kann. Arbeiten Sie niemals mit schadhaftem Material. Wenn elektrische Geräte nicht zur vollen Zufriedenheit arbeiten, zieht man den Stecker aus der Leitung, meldet den Defekt und läßt ihn reparieren. Wenn Sie gesprungene Teller oder angeschlagene Gläser entdecken, entfernen Sie diese vom Tablett des Patienten oder wo sie Ihnen auch immer auffallen; sie stellen für Sie und für die Patienten eine Gefahr dar.

Wie schützt man den Patienten vor möglichen Gefahren

Halten Sie bei Geräten oder Mobiliar, das Sie für Ihre Patienten benötigen, nach schadhaften Stellen Ausschau — zum Beispiel nach einem lockeren Stuhlbein oder der schadhaften Bremse eines Rollstuhls. Alle möglichen Gefahren können hier nicht aufgezählt werden; trotzdem ist es möglich, sie zu entdecken. Ihr Sicherheitsbewußtsein wird Ihnen auch helfen, Patienten vor dem für sie besonders gefährlichen Hinfallen zu bewahren. Ein Patient kann zum Beispiel bei dem Versuch, aufzustehen, aus dem Bett fallen, wenn dieses zu hoch ist oder er zu schwach oder zu unsicher auf den Beinen ist, um selbständig aufzustehen. Oder er kann über einen achtlos stehengelassenen Eimer fallen, über einen Stuhl oder ein anderes Möbelstück stolpern. Glatter oder naßer Fußboden lädt geradezu dazu ein, hinzufallen und sich zu verletzen. Auf feuchten Boden muß immer hingewiesen werden; sobald man eine feuchte Stelle entdeckt, muß man sie trocken wischen.

Patienten fallen im Krankenhaus leichter, nicht nur weil sie schwach, schläfrig oder sonstwie in schlechtem Allgemeinzustand sind, sondern auch weil sie an die Geschäftigkeit im Krankenhaus nicht gewöhnt sind. Rollstühle, Karren und Tragen werden durch die Gänge geschoben; wenn Ihr Patient unsicher auf den Beinen ist, führen Sie ihn, damit Sie ihn vor solchen Gefahren schützen können. Wenn Sie den Verbands- oder den Essenswagen durch die Gänge schieben, tun Sie das langsam und vorsichtig.

Patienten dürfen − das ist eine Grundregel − weder die Küche noch den Schwesternarbeitsraum oder andere Dienstleistungsbereiche betreten, besonders wenn sie allein sind, da sie mit diesen Arbeitsbereichen nicht vertraut sind. Es ist für die Sicherheit im Krankenhaus entscheidend, daß Patienten in unbekannter Umgebung niemals allein gelassen werden, und daß ihnen untersagt wird, mit Geräten, die sie nicht kennen, allein umzugehen. Aus dem gleichen Grund gilt, daß *Patienten ihre Station nie ohne Begleitung verlassen dürfen,* um auf eine andere Station oder in eine andere Abteilung zu gehen. Selbst wenn sie ohne Unterstützung gehen können, müssen sie immer von einer Pflegekraft begleitet sein.

Jedes neue Verfahren, das Sie kennenlernen, hat eigene Sicherheitsvorschriften, die Sie mitlernen müssen. Sie sind genauso wichtig wie das Verfahren selbst und ein unverzichtbarer Teil desselben. Sie dürfen zum Beispiel nie einen Patienten auf einer Trage irgendwohin fahren, ohne ihn mit den Sicherheitsgurten vorher angeschnallt zu haben.

Sie werden auch lernen, wie man einen Patienten vor sich selbst schützen kann; ein sehr kranker oder verwirrter Patient besteht unter Umständen darauf, sein Bett zu verlassen, selbst wenn er dazu nicht in der Lage ist und strikte Bettruhe angeordnet wurde. Bei verwirrten, schwachen oder älteren Patienten werden meist Bettgitter angelegt, um sie vor dem Herausfallen zu bewahren. In seiner Verwirrtheit versucht ein Patient jedoch oft, über die Bettgitter zu klettern. Wenn er daran nicht gehindert wird, kann er aus dem Bett fallen und sich unter Umständen ernstlich verletzen. Sie werden möglicherweise gebeten, bei ihm zu bleiben und ihn durch Zuspruch zu beruhigen. Das reicht meist aus, um ihn von seinem Versuch abzubringen. Besteht er weiter darauf, wird unter Umständen ein Spezialgürtel angeordnet, der ihm zwar erlaubt, sich im Bett zu bewegen, jedoch ein Herausklettern, bei dem er sich verletzen könnte, unmöglich macht (Abb. 49).

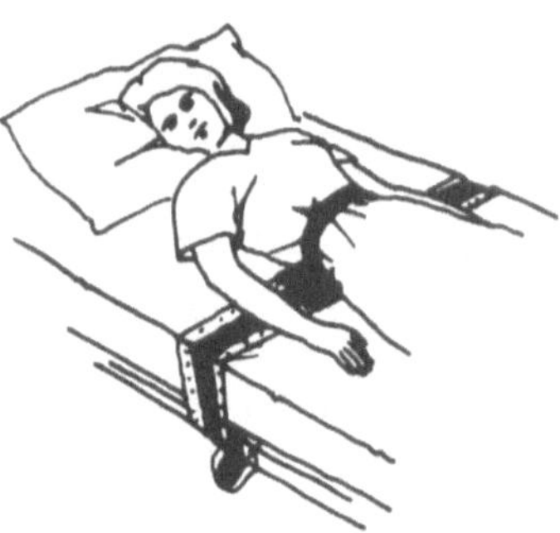

Abb. 49. Ein Bettgürtel verhindert, daß ein verwirrter oder desorientierter Patient aus dem Bett fällt

Je nach Bedarf werden auch andere Hilfsmittel oder Methoden angewandt, um Patienten zu sichern (Abb. 50).

In dem Maß, in dem Sie mit den Sicherheitsvorschriften im Krankenhaus vertraut sind, werden Sie mit Ihren Patienten jederzeit sicher arbeiten können. Wenn Sie über das Risiko einer Maßnahme, die Sie ausführen

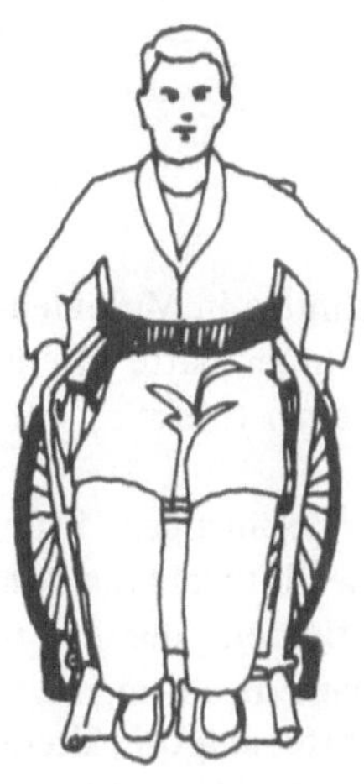

Abb. 50. Ein an der Rückenlehne des Rollstuhls befestigter Gürtel verhindert, daß ein schwacher oder behinderter Patient aus dem Rollstuhl herausrutscht oder -fällt

sollen, im Unklaren sind, zögern Sie nicht, die Schwester oder Ihre Unterrichtsschwester zu fragen, bevor Sie sich ans Werk machen. Sie freut sich über Ihre Frage und wird sich bemühen, sie zu beantworten.

Unfallmeldung

Wenn ein Patient einen Unfall hat, wie unbedeutend er auch sei, meldet man ihn sofort der Schwester. Sie wird den Arzt benachrichtigen, der sofort kommt und, wenn nötig, eine Behandlung einleitet. Der Unfallhergang wird meist von der diensthabenden Schwester ausführlich aufgenommen. Dieser Bericht wird später auf einer Krankenhaussicherheitskonferenz diskutiert, um die am Haus üblichen Sicherheitsmaßnahmen zu verbessern und weitere Unfälle dieser Art zu verhindern.

Da Sie für Ihre Patienten direkt verantwortlich sind, müssen Sie jede Anstrengung machen, um Ihre Aufgaben bis ins Kleinste so sicher wie möglich zu erfüllen; denn Ihre Patienten sind nicht ins Krankenhaus gekommen, um dort Unfälle zu erleiden oder krank zu werden, sondern um gesund zu werden.

12 Vorbeugung und Behandlung des Dekubitus (Wundliegen)

In diesem Kapitel wird behandelt:

- *Daß das Krankenhausbett für einen bettlägerigen Patienten gefährlich sein kann*

- *Daß Wundliegen (Dekubitus) die Krankheit eines bettlägerigen Patienten komplizieren kann*

- *Daß bestimmte Körperregionen und Patienten mit bestimmten Erkrankungen besonders zur Entwicklung von Dekubitalgeschwüren neigen*

- *Wie Sie die Entwicklung einer Hautreizung und eines Dekubitus beim bettlägerigen Patienten vermeiden können*

- *Wie Sie der Schwester und dem Arzt bei der Behandlung eines Dekubitus helfen können*

Ein sauberes und ordentlich gemachtes Bett sollte, so meint man, der sicherste und bequemste Platz für einen Kranken oder Schwachen sein, der aus diesem oder jenem Grund nicht in der Lage ist, aufzustehen und aufzubleiben. Leider trifft das nicht immer zu. Wenn das Bett auch der angenehmste und bequemste Platz ist, ist es für einen Patienten, der dort längere Zeit bleiben muß, nicht notwendigerweise ein sicherer Platz. Er kann Komplikationen erleiden, die eine direkte Folge der langen Bettruhe sind.

Eine der häufigsten Komplikationen beim bettlägerigen Patienten (und eine der oft am schwersten zu heilenden) ist das Wundliegen. Man nennt das gewöhnlich einen *Dekubitus* oder ein *Dekubitalgeschwür.*

Ein Dekubitalgeschwür entwickelt sich, wenn die Blutversorgung gewisser Körperstellen nicht ausreicht, so daß die Haut nekrotisch wird. Wenn man nicht darauf achtet, schreitet die Nekrose fort und kann auch tiefere Gewebsabschnitte in Mitleidenschaft ziehen, wodurch schmerzhafte offene Wunden mit dem Risiko einer Infektion entstehen.

Gewisse Krankheiten begünstigen beim bettlägerigen Patienten die Entwicklung von Dekubitalgeschwüren. Patienten, deren Erkrankung den Blutkreislauf beeinträchtigt, Diabetiker, schlecht ernährte, adipöse, ältere Patienten und solche, die stuhl- und harninkontinent sind, vor allem aber auch bewußtlose Patienten, neigen dazu, Hautnekrosen oder Dekubitalgeschwüre zu entwickeln. Je länger ein Patient ans Bett gefesselt ist, desto größer ist die Gefahr, daß er an einer oder mehreren Stellen wundliegt.

Gewisse Körperstellen sind bezüglich der Entwicklung von Nekrosen und Dekubitalgeschwüren besonders gefährdet. Die Haut über Knochenvorsprüngen, die durch wenig oder kein Fettgewebe nur ungenügend gegen das Körpergewicht abgepolstert ist, entwickelt leicht Nekrosen, wenn nicht wirksame, vorbeugende Maßnahmen ergriffen werden.

Ein Patient, der zur internen oder chirurgischen Behandlung aufgenommen wird (chirurgische Patienten neigen genauso wie nichtchirurgische Patienten zu Dekubitalgeschwüren), hat Sorgen genug. Er möchte und braucht keine zusätzlichen Probleme; deshalb muß jedes Mitglied des Pflegepersonals versuchen, einen bettlägerigen Patienten so zu pflegen, daß diese Komplikation nicht eintritt. Wenn ein Patient trotz gewissenhafter Pflege wundliegt, muß die Schwester besonders geschickt vorgehen, um ihn so zu behandeln, daß die betroffene Stelle so schnell wie möglich abheilt. Jede Pflegekraft muß die Körperstellen kennen, an denen Patienten am ehesten wund werden und muß bereits auf die Frühzeichen eines beginnenden Dekubitalgeschwürs achten. Sie kümmert sich um jede gerötete oder gereizte Hautregion, da eine Frühbehandlung die Entwicklung eines Geschwürs noch verhindern kann. Sie muß nicht nur die vorbeugenden, sondern auch wirksame Behandlungsmaßnahmen nach eingetretener Hautnekrose kennen.

Hautpartien, die zum Dekubitus neigen

Am häufigsten werden Dekubitalgeschwüre im Bereich des Kreuzbeins, der Hüften, der Innenseiten der Knie, über den Außenknöcheln, den Fersen, den Schulterblättern und an den Ellenbogen (Abb. 51) beobachtet. An jeder dieser Stellen liegen Knochen dicht unter der Haut, mit wenig oder gar keiner polsternder Fettschicht. Auch am Rand der Ohrmuscheln entwickeln sich häufig Geschwüre. Wenn ein Patient den größten

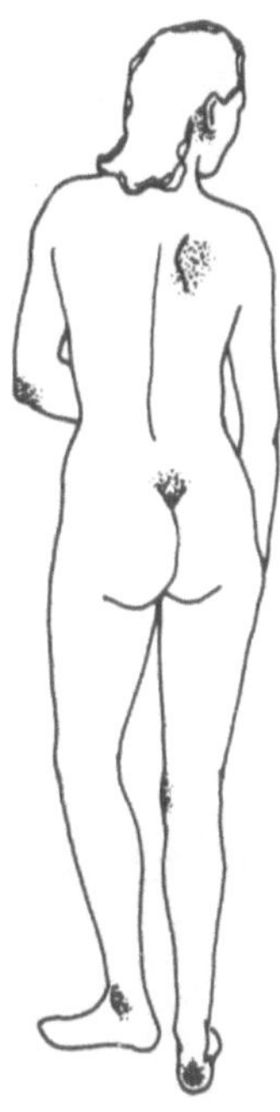

Abb. 51. Sieben Hautstellen, an denen Patienten besonders häufig wundliegen und Dekubitalgeschwüre entwickeln: hinter den Ohren, über den Schulterblättern, an den Ellenbogen, über dem Kreuzbein, an der Innenseite der Knie, über den Außenknöcheln und an den Fersen

Teil des Tages auf dem Rücken liegt, werden seine Fersen, das Kreuzbein und seine Schulterblätter durch das Körpergewicht gegen das Bettlaken gepreßt. Dadurch gelangt weniger Blut in die Blutgefäße, die die Haut dieser Gebiete versorgen. Wenn er sich auf dem Rücken liegend bewegt, reiben diese Hautpartien noch zusätzlich auf dem Bettlaken. Die Haut wird dünn und beginnt sich zu röten; ein sicheres Zeichen, daß Gefahr im Verzug ist. Wenn sich die Durchblutung nicht bessert, stirbt die Haut ab und löst sich ab: es bildet sich eine Nekrose. Diese wird größer, tiefer und schmerzhafter und bildet einen ständigen Gefahrenherd, wenn sie nicht sofort behandelt wird.

Wenn der Patient lange Zeit auf der Seite liegt, sind die Ränder seiner Ohrmuscheln, seine Ellenbogen und seine Hüften gefährdet. In dieser Lage können auch die Innenseiten beider Kniee unter dem Körpergewicht gegeneinander reiben. Wenn die Durchblutung dieser Bereiche dadurch beeinträchtigt wird, kann sich ein Dekubitus entwickeln.

Wie man die Bildung von Dekubitalgeschwüren verhindert

Welche pflegerischen Maßnahmen werden angewandt, um die Gefahr eines Dekubitalgeschwürs auszuschalten? Der erste und wohl wichtigste Punkt ist, daß der Patient sein Bett, wenn auch nur für kurze Zeit, einmal oder mehrmals täglich verläßt, auch wenn er dazu ermutigt oder dabei unterstützt werden muß. Bewegung ist die wirksamste vorbeugende Maßnahme gegen einen lokalen Defekt der Haut. Gleiches gilt für Patienten, die in einem Rollstuhl mehr oder weniger unbeweglich sitzen.

Lagewechsel

Wenn ein Patient das Bett verläßt, um ein paar Schritte zu gehen oder sich für kurze oder auch längere Zeit in einen Sessel zu setzen, bewegt er sich nicht nur, sondern ändert auch seine Lage. Wenn er sich aktiv bewegt oder wenn seine Lage öfters geändert wird, verteilen sich Reibung und Druck auf mehrere Körperpartien.

Sie werden wahrscheinlich feststellen, daß einige Patienten, besonders, wenn sie müde sind, Schmerzen haben oder älter sind, sich standhaft weigern, sich zu bewegen oder das Bett zu verlassen. Sie müssen diese Patienten freundlich, aber mit Nachdruck ermuntern und ihnen erklären, daß diese Bewegung für eine ausreichende Durchblutung aller Gewebe wesentlich ist. Sagen Sie ihnen, daß sie unbequem liegen werden, wenn Sie ihnen erlauben, längere Zeit in der gleichen Position zu verharren, und daß Sie nicht wollen, daß sie irgendwo Druckstellen entwickeln. Wenn Sie den Patienten zeigen, wie sehr Ihnen an ihrem Wohlergehen liegt, werden sie Ihre Gründe, sie zum Verlassen des Bettes zu überreden und ihre Lage öfter zu wechseln, verstehen.

Wenn ein Patient das Bett nicht verlassen darf, muß man ihn häufig im Bett umlagern. Am besten wird er nach einem Plan mindestens jede Stunde einmal bewegt, wenn er es nicht von selbst häufiger tut. Unter Umständen müssen Sie ihn bitten, eine Stunde auf dem Rücken zu liegen und dann vorschlagen, sich auf die Seite oder auf den Bauch zu legen, wobei Sie ihm helfen können.

Wenn das Drehen schwer fällt, da der Patient schwach, schwer, alt oder behindert ist, müssen Sie eine andere Schwester zu Hilfe rufen. Um das Umlagern zu erleichtern, ergreift jede Schwester die Auflage oder die Unterlage, auf der der Patient liegt; dann drehen Sie ihn damit von einer Seite auf die andere.

Nützen Sie, immer wenn Sie einen Patienten umlagern, die Zeit, um mit ihm zu sprechen — vielleicht über die Illustrierte, die er gerade gelesen hat, ein Fernsehstück oder den Besuch von Freunden und Verwandten. Da Sie seine Möglichkeiten zu sozialem Kontakt erweitern, wird er sich auf das Umlagern und die Minuten, in denen er wieder mit Ihnen sprechen kann, freuen.

Hilfsmittel zur Vermeidung von Reibung und Druck

Abreibung und Massage des Rückens. Zur Rückenmassage, die mehrfach täglich, bei Tag und bei Nacht, zur Kräftigung der Haut durchgeführt werden kann, werden verschiedene Lösungen, Salben oder andere Mixturen verwendet. Außerdem muß das Bettuch immer glatt, faltenfrei und ohne Krümel sein, damit die Haut des Patienten nicht gereizt wird.

Kissen. Wenn der Patient auf der Seite liegt, werden Kissen benützt, um ihn gegen ein Abkippen auf den Rücken abzustützen und es ihm bequem zu machen. Ein oder zwei Kissen werden der Länge nach in seinen Rücken gelegt; ein weiteres kann unter seinen Oberarm geschoben werden, damit er nicht ohne Unterstützung von der Schulter hängt;

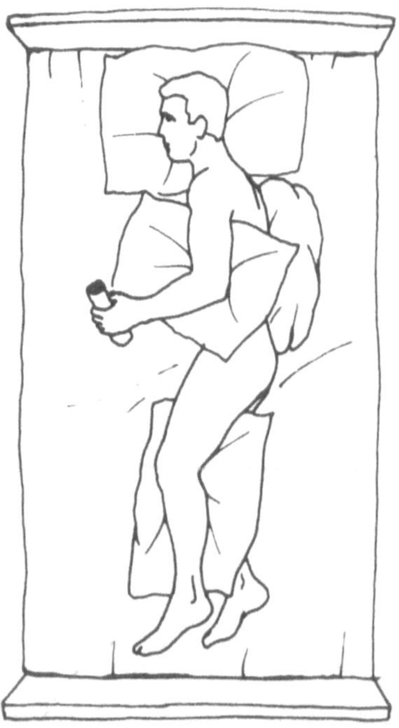

Abb. 52. Ein bettlägeriger Patient benötigt eine Abstützung durch Kissen und gelegentlich eine Handrolle, um bequem zu liegen und die Haut zu entlasten

um zu verhindern, daß seine Knie gegeneinander reiben oder gegeneinander gedrückt werden, legt man ein Kissen oder ein zusammengefaltetes Badetuch dazwischen (Abb. 52).

Handrolle. Bei älteren Patienten, die ihre Hand zur Faust schließen, kann eine „Handrolle", ein kleines zusammengerolltes Handtuch oder Waschlappen, in die Hand gegeben werden. Sie verhindert, daß die Fingernägel die Haut der Handinnenfläche verletzen.

Luftringe. Wenn der Patient auf dem Rücken liegt oder in einem Sessel oder Rollstuhl sitzt, kann das Sitzen oder das Liegen auf die Dauer unbequem werden. Oft ist das Gesäß gerötet und druckempfindlich. Um den Druck zu lindern und dem Patienten die Beschwerden zu nehmen, wird ein mit einem Kissenbezug umhüllter, aufgeblasener Gummi- oder Plastikring unter das Gesäß gelegt. Das polstert den entzündlich geröteten Bezirk gegenüber Bett, Sessel oder Rollstuhl.

Wasserkissen, Wassermatratzen, Dekubitusmatratzen. Bei besonders hautempfindlichen, besonders bewegungsbehinderten oder auch bei bewußtlosen Patienten werden mit Luft oder Wasser gefüllte Kissen oder Matratzen verwendet, die den Druck besonders gleichmäßig auf die gesamten aufliegenden Körperpartien verteilen.

„Bahnhof". Ein „Bettbahnhof" oder ein Bettabweiser kann über das Fußende des Betts gestellt werden. Er hält die Bettdecke von den Füßen und Beinen des Patienten fern, wenn diese gereizt oder verletzt sind oder wenn sie aus anderer Ursache keinem Druck und keiner Reibung, selbst nicht der einer Bettdecke, ausgesetzt sein dürfen. Der „Bahnhof" wird unter der Matratze fixiert; die Beine werden unter ihn gelegt. Die Bettdecke wird über den „Bahnhof" und über den Patienten gelegt.

Fersenringe. Wenn kleine Gebiete, wie Ellenbogen, Ohren oder die Knöchel, aufgrund von Reibung oder Druck gegen das Bettlaken empfindlich oder durckschmerzhaft werden, wird man Sie unter Umständen bitten, einen Fersenring anzufertigen, um dieses Gebiet zu schützen. Ein Fersenring wird hergestellt, indem man ein 2,5 cm dickes Wattestück zu einem Ring, etwas größer als das zu schützende Gebiet, formt und diesen mit einer schmalen Binde (oder einer ca. 5 cm breiten Binde, wenn der Ring größer werden soll) umwickelt. Der Ring soll weich und glatt sein; man darf deshalb nicht zu fest wickeln. Das Ende der Binde wird mit Pflaster befestigt und der Fersenring unter das gereizte Gebiet gelegt (Abb. 53).

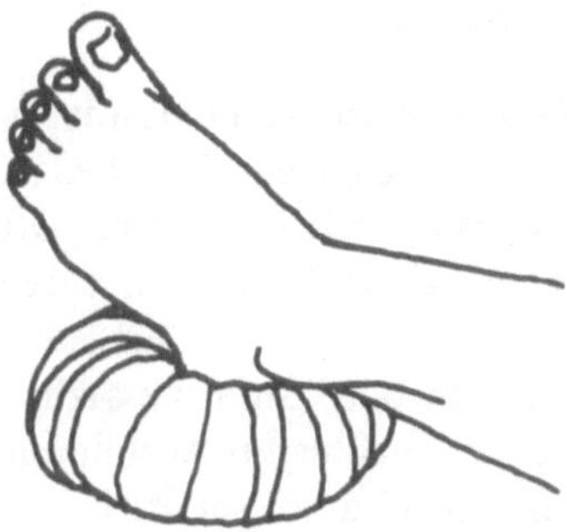

Abb. 53. Ein Fersenring wird unter die Ferse gelegt, um den Druck von der Ferse fernzuhalten

Trapez (Galgen) und Patientenlift. Um einen Patienten leichter bewegen zu können und ihm das Aufrichten zu erleichtern, wird unter Umständen ein Trapez an seinem Bett angebracht. Der Patient kann den über seinem Kopf angebrachten Galgen mit beiden Händen greifen und sich damit zum Sitzen hochziehen oder gerade soweit, um den Pflegekräften das Bettenmachen zu erleichtern und um sich ohne Mühe auf die Bettpfanne zu setzen. Das Trapez ist für die Patienten ein gutes Übungsgerät und gibt ihm das Gefühl, vom Pflegepersonal etwas weniger abhängig zu sein.

Um einen sehr schweren, behinderten oder hilflosen Patienten zu bewegen, besonders, wenn man ihm aus dem Bett in einen Sessel, auf einen Nachtstuhl oder in die Badewanne helfen möchte, benötigt man unter Umständen einen mechanischen Lift. Er besteht aus einem Rahmen, mit dem der Patient hydraulisch gehoben, gesenkt und zur Seite bewegt werden kann. Breite Bänder, die den Rücken und die Beine stützen, werden unter dem Patienten durchgezogen und, wenn sie richtig liegen, am Rahmen befestigt; dann kann der Patient bewegt werden. Es gibt die unterschiedlichsten Modelle. Bevor Sie einen Lift benützen dürfen, muß Ihnen die Unterrichtsschwester oder Stationsschwester das Gerät demonstrieren und Sie bei seiner Anwendung überwachen.

Besondere Hautpflege beim inkontinenten Patienten

Der Patient, der seine Blasen- und Mastdarmfunktion nicht unter Kontrolle hat, bedarf besonderer Aufmerksamkeit und Pflege. Oft handelt es sich um ältere Menschen, deren Haut empfindlicher ist als bei jüngeren. Wenn sie durch Urin oder Stuhl zusätzlich gereizt ist, kommt es leichter zur Ausbildung eines Dekubitus. Die Haut dieser Patienten muß sorgfältig beobachtet und sofort gereinigt werden, wenn der Patient Urin oder Stuhl unter sich gelassen hat. Sie wird mit Wasser und Seife abgewaschen und eine Lösung, Salbe oder andere schützende Substanz auf Kreuzbein und Gesäß aufgetragen. Außerdem darf keine Anstrengung gescheut werden, um dem Patienten zu helfen, seine Blasen-Mastdarmfunktion wieder unter Kontrolle zu bringen, wenn das noch möglich scheint.

Gezielte Dekubitusprophylaxe

Bei einem besonders empfänglichen oder bettlägerigen Patienten, dessen Zustand Druckgeschwüre begünstigt, kommen die folgenden Maßnahmen in Frage:

Schaffell. Ein Naturfell, das besonders behandelt wurde, um es zum Wiedergebrauch waschbar zu machen, oder ein synthetisches, dickes Fell, das die gleichen Eigenschaften wie ein Schaffell hat, hat sich bei der Behandlung und Prophylaxe des Dekubitalgeschwürs bewährt. Es wird unter das betroffene Gebiet gelegt; das Fell vermindert Druck und Reibung, nimmt Feuchtigkeit auf und verhindert so eine Reizung der empfindlichen Haut des Patienten.

Eiweißreiche Kost. Diese Kost kräftigt auch die Haut und macht sie dadurch gegenüber Dekubitalgeschwüren weniger empfänglich.

Vitaminhaltige Salben, Lösungen und Mixturen. Diese Substanzen beugen Infektionen vor und sind zur Behandlung von Hautnekrosen geeignet; sie werden mehrfach täglich in vorgeschriebener Menge angewandt.

Resorbierbarer Gelatineschwamm. Er wird verwendet, um die Heilung des Dekubitus zu beschleunigen und wird nach Anweisung des Arztes auf das Geschwür aufgelegt (ständig werden neue Präparate auf ihre Wirksamkeit bei der Dekubitusbehandlung getestet. In letzter Zeit hat sich die *Behandlung mit sterilem Zucker*, mit dem das Geschwür nach gründlicher Reinigung bedeckt wird, als sehr erfolgreich erwiesen).

Spezialbetten und Spezialgeräte. Es sind viele Spezialvorrichtungen entwickelt worden, die sich in der Behandlung des Dekubitus als nützlich erwiesen haben. So gibt es z. B. Betten, die elektrisch in ständiger Bewegung gehalten werden und auf diese Weise den Kreislauf des Patienten anregen.

Es gibt auch Spezialbetten, mit deren Hilfe eine Person einen hilflosen Patienten ohne Anstrengung sooft wie nötig umlagern kann. Ein solches Bett kann zum Beispiel aus einem Doppelrahmen und einem Gestell bestehen. Wenn die Schwester den Patienten,

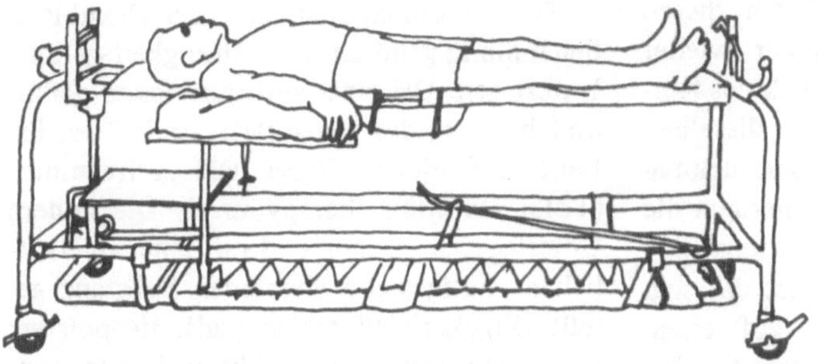

Abb. 54. Spezialbett zur Dekubitusprophylaxe

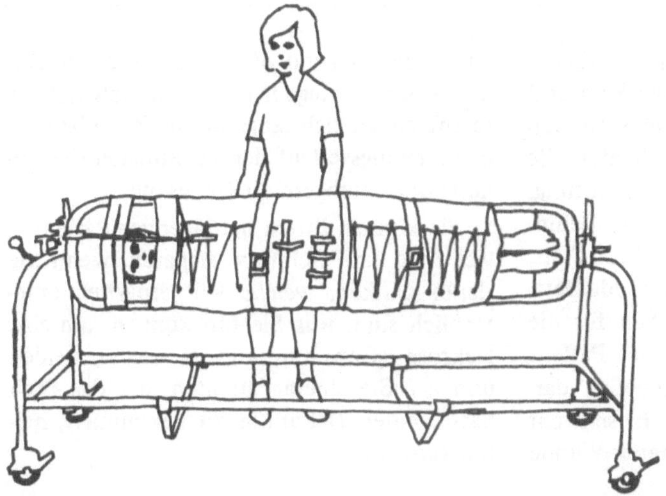

Abb. 55. Ein mit Gurten sicher zwischen zwei Rahmen befestigter Patient kann von einer Schwester vom Rücken auf den Bauch gedreht werden

der mit dem Rücken auf einem Rahmen liegt (Abb. 54), umlagern muß, wird er zwischen dem Rahmen, auf dem er liegt, und einem zweiten, der sich auf ihn legen läßt (Abb. 55), eingeschlossen und herumgedreht (nachdem er zwischen den beiden Rahmen mit Gurten sicher festgeschnallt wurde), wobei er mit dem Gesicht nach unten auf den zweiten Rahmen zu liegen kommt. Der erste Rahmen (jetzt über ihm) wird entfernt, so daß man es dem Patienten bequem machen kann (Abb. 56).

Die Wechseldruckmatratze besteht aus einer Plastikmatratze, die auf die normale Matratze gelegt und mit einem Bettlaken bedeckt wird; auf diesem Laken liegt der Pa-

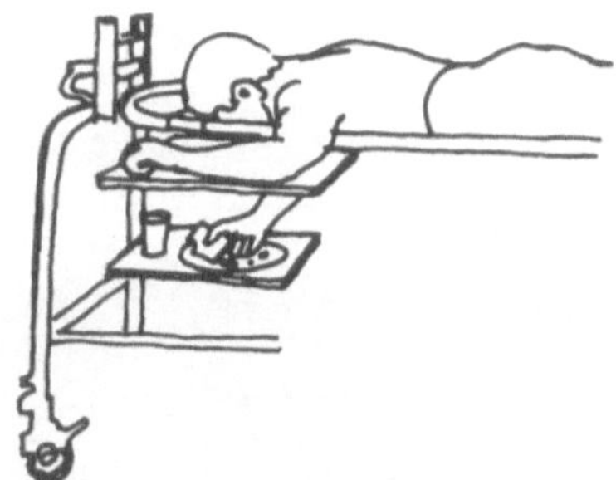

Abb. 56. Ein Patient liegt zum Essen mit dem Gesicht nach unten in einem Spezialbett

tient. Die längs verlaufenden Wülste der Plastikmatratze werden mit Hilfe eines Elektromotors in dauerndem Wechsel mit Luft gefüllt und wieder entleert. Durch diesen ständigen Wechsel werden immer wieder andere Stellen dem lastenden Druck des Körpers ausgesetzt, nicht dauernd dieselben empfindlichen Stellen. Die Wechseldruckmatratze stimuliert und massiert außerdem die Haut und verbessert ihre Durchblutung. Eine kleine Version dieser Matratze ist das sog. Wechseldruckpolster; es kann auf einen Stuhl oder einen Rollstuhl unter den Patienten gelegt werden.

Zu den letzten Neuheiten der Dekubitusbehandlung gehören zwei flüssigkeitsgefüllte Unterlagen. Die eine wird mit Wasser gefüllt und bedeckt das ganze Bett, so daß der Patient auf einem Wassersack „schwimmt" (Total flotation therapy unit). Die andere Unterlage ist kleiner und mit einer menschlichem Fettgewebe ähnelnden Substanz gefüllt (Stryker's Flotation pad); sie polstert die gegen Dekubiti anfälligen knöchernen Partien des Körpers.

Obwohl Ärzte und Schwestern ständig neue und bessere Methoden entwickeln und erproben, um Dekubitalgeschwüre zu verhindern, gibt es immer wieder Patienten, die welche entwickeln. Schlechte Durchblutung, schlecht versorgtes Gewebe, Alter, Behinderung mit nachfolgender Hilflosigkeit, Mangel an Bewegung und langdauernde Bettlägerigkeit sind die Hauptursachen für die Entwicklung eines Dekubitus. Der Patient mit einem Dekubitus leidet erheblich darunter und hat meist Schmerzen. Er schwebt in ständiger Gefahr, sich bei offener Wunde zu infizieren (und oft geschieht das auch). Trotz bester Pflege heilen Dekubitalgeschwüre oft entsetzlich langsam. Sie komplizieren den Heilungsverlauf der eigentlichen Erkrankung und verzögern die Genesung.

Sie können Ihrem bettlägerigen Patienten viel Leid und Schmerz ersparen, wenn Sie daran denken, *welche* Körperpartien empfindlich sind, *was* Sie tun können, um eine Nekrose (Gewebsuntergang) zu vermeiden und *wie* Sie einem Patienten, der das Pech hatte, einen Dekubitus zu bekommen, helfen können.

Wie man einem Patienten beim Aufstehen und Gehen behilflich ist

In diesem Kapitel lernen Sie:

- *Daß die Lagerung eines Patienten im Bett und außerhalb des Bettes seinen körperlichen Zustand und seine Bewegungsfähigkeit beeinflußt*

- *Daß ein schlechter körperlicher Zustand und Bewegungsmangel die Beweglichkeit des Patienten mindern, d. h. seine Muskeln schwächen und seine Gelenke steif werden lassen*

- *Daß ein guter Körperzustand sicheres und wirkungsvolles Arbeiten mit Ihren Patienten begünstigt*

- *Wie Sie dazu beitragen können, daß ein Patient im Krankenhaus seinen guten Zustand beibehält*

- *Wie Sie einem Patienten beim Aufstehen und Wechsel vom Bett in einen Sessel oder einen Rollstuhl behilflich sein können und wie Sie ihn beim Gehen unterstützen können*

- *Wie man einen Patienten bei seinen ersten Gehversuchen ermutigen kann und wie man diese Zeit für beide Beteiligten erfreulich gestalten und zu einem Erfolgserlebnis machen kann*

In den vorangegangenen Kapiteln haben Sie erfahren, daß die Lagerung des Patienten im Bett wichtig ist und daß häufiges Bewegen und Umlagern notwendig sind, um seinen Kreislauf anzuregen und seine Atmung zu vertiefen. In diesem Kapitel werden Sie entdecken, daß die Lagerung des Patienten – im Bett oder auch außerhalb des Bettes – auch Einfluß auf seine Gelenke, Muskeln und seinen körperlichen Zustand hat.

Körperzustand und Körpermechanik

Jemand ist in gutem Zustand, wenn sein Körper kräftig und seine Haltung aufrecht ist und er alle Muskeln und Gelenke leicht und frei bewegen kann. Wenn man nicht bettlägerig ist, genügt schon normales Gehen und Sich-bewegen, um sich gerade halten und alle Glieder leicht bewegen zu können.

Bewegungen und Körperhaltung werden durch Muskeln und Gelenke bewirkt bzw. ermöglicht. Wenn jemand in einer ungünstigen oder unbequemen Lage im Bett liegt oder sich wenig oder gar nicht bewegt, werden seine Gelenke und Muskeln – besonders bei älteren Menschen – steif und verlieren an Beweglichkeit, und es können sogar Gelenkversteifungen und Muskelverkürzungen auftreten. Einem solchen Patienten werden alle Bewegungen immer schwieriger und schmerzhafter.

Wenn ein Patient sich schlecht und ungenügend bewegt (schlechte Körperhaltung und Fehlbelastung), entwickelt er nicht selten Kontrakturen, d. h. Verkürzungen verschiedener Muskeln, was wiederum die Beweglichkeit einschränkt. Die Muskeln von Schulter, Ellenbogen, Handgelenk, Fingern, Hüften und Knie oder an anderen Körperstellen können sich aufgrund einer schlechten Haltung oder durch Fehlbelastung verkürzen. Das kann soweit gehen, daß ein Patient, dessen Schultermuskulatur verkürzt oder verkümmert ist, seine Arme nicht heben kann; Kontrakturen im Ellenbogengelenk führen zu einer Streckhemmung in diesem Gelenk, ebenso wie Kontrakturen in Hand- und Fingergelenken ein Strecken der Hand bzw. der Finger unmöglich machen kann. Kontrakturen im Hüftgelenk verhindern, daß der Patient sich normal hinlegen oder sich bei normaler Stellung des Hüftgelenkes aufrichten kann. Wenn die Muskeln des Kniegelenkes verkürzt sind, kann der Patient weder im Liegen, noch im Sitzen oder Stehen seine Knie durchstrecken.

Die Bedeutung eines guten Körperzustandes und einer guten Körpermechanik

Ihr Ziel muß es sein, Ihrem Patienten mit allen Mitteln die volle Gebrauchsfähigkeit seiner Gelenke und Muskeln zu erhalten, d. h. ihm zu ermöglichen, seine Glieder und den ganzen Körper gut bewegen zu können und einen befriedigenden Körperzustand zu behalten, selbst wenn er ans Bett gefesselt ist und die Möglichkeiten, sich zu bewegen und Gymnastik zu treiben, eingeschränkt sind.

Wenn Sie dem Patienten helfen wollen, seinen guten Körperzustand zu bewahren, müssen Sie auch selbst die Grundregeln der Körpermechanik beachten. Das heißt, daß Ihre Haltung gut und Ihre Körperbewegungen sicher sein müssen, wenn Sie dem Patienten bei seinen Bewegungen helfen. Dies gilt auch, wenn Sie einen Patienten oder einen Gegenstand heben, schieben, ziehen oder bewegen. Sie vermeiden dadurch eine Überbelastung Ihrer Muskeln und ermüden weniger leicht, wodurch es Ihnen möglich ist, wirksamer zu arbeiten.

Wie Sie als Schwesternhelferin die Grundregeln der Körpermechanik anwenden können

Hier sind einige Beispiele aus Ihrem Berufsleben:

1. Wenn Sie versuchen, einen Patienten *anzuheben*, um ihn zu bewegen, benützen Sie Ihre Hüftmuskeln und nicht Ihre Arm- oder Schultermuskeln. Ihre Bein- und Hüftmuskeln sind stärker ausgebildet und kräftiger als Ihre Arm- und Schultermuskeln. Wenn Sie diese benützen, werden Sie in Zukunft weniger über Rückenschmerzen klagen.

2. Wenn Sie Ihre Knie *beugen* wollen, halten Sie Ihren Rücken gerade. Versuchen Sie nicht, sich über den Patienten zu beugen, sondern ziehen Sie ihn zu sich herüber.

3. Wenn Sie im *Gleichgewicht* bleiben wollen, stellen Sie sich breitbeinig hin und schieben Hände und Arme weit unter den Patienten, bevor Sie versuchen, ihn zu bewegen oder anzuheben.

Wie läßt sich ein guter körperlicher Zustand des Patienten erreichen?

Um einen guten Körperzustand des Patienten zu erreichen und eine Versteifung von Gelenken und eine Atrophie der Muskulatur zu vermeiden, sind folgende Punkte zu beachten:

1. Der Patient muß im Bett bequem liegen, richtig gelagert werden und darf nie längere Zeit in einer Stellung verharren.

2. Eine feste Matratze wird durch Verwendung eines Bettbrettes noch weniger nachgiebig und verhindert, daß sein Körper einsinkt und hält ihn gerade.

3. Eine Handrolle oder eine Mullbinde in der Hohlhand hält die Finger in richtiger Stellung.

4. Ein Fußbrett am Fußende des Bettes hilft, Spitzfuß und Dekubitus zu verhindern. Die Füße des Patienten werden so gegen das Brett gestellt, daß sie senkrecht nach oben zeigen und ein Schrumpfen der Unterschenkelmuskulatur (Spitzfußstellung) verhindert wird. Durch Andrücken der Fußsohlen an

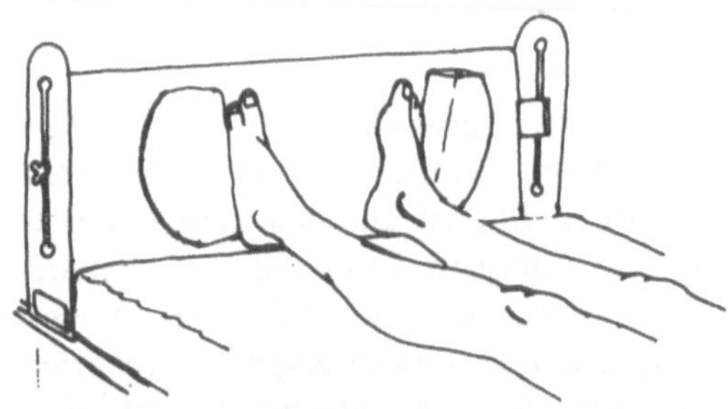

Abb. 57. Die Füße des Patienten werden gegen das Fußbrett gestellt, wobei seine Fersen zwischen Matratze und Fußbrett zu liegen kommen

das Brett und Lagerung der Fersen zwischen
Matratzenende und Brett wird die Ferse entlastet (Abb. 57).

5. Kissen richtiger Größe und Festigkeit
unterstützen den Patienten in richtiger Lage.

Man verzichtet auf große oder schwere
Kissen, da sie schwer auf dem Patienten lasten. Zur Unterstützung des Kopfes nimmt
man kleine Kissen, da größere den Kopf
nach vorn beugen und die Nackenmuskeln
unnötig belasten.

Wie man einem Patienten beim Aufstehen hilft

Auch ein bettlägeriger Patient kann umgelagert und bewegt werden. Die Chancen, daß
sein Körper fit bleibt, sind jedoch günstiger,
wenn er einmal oder mehrmals täglich das
Bett verlassen kann.

Bei einem jüngeren Patienten bereitet dies
in der Regel keine Schwierigkeiten. Ein
schwacher, älterer oder schwer behinderter
Patient, der schon beim Bewegen im Bett auf
Ihre Hilfe angewiesen ist, wird beim Aufstehen und Überwechseln in einen Sessel, einen
Rollstuhl oder ein ähnliches Beförderungsmittel erst recht von Ihnen abhängig sein.

Das Bewegen eines Patienten bezeichnet
man meist als „Mobilisieren". Bevor der Patient das Bett verläßt, muß man sich darüber
im klaren sein, welches Ziel der Patient hat.
Will er in einem Rollstuhl fahren? Oder in einem Sessel sitzen? Oder will er ein wenig
umhergehen?

Einem Patienten, der vom Bett in einen
Rollstuhl (oder einen Sessel in der Nähe seines Bettes) überwechseln möchte, hilft man
folgerndermaßen:

Man schiebt den Rollstuhl in einem Winkel von etwa 45 Grad direkt ans Bett, blockiert seine Räder und stellt die Fußstützen
zur Seite.

Man stellt dann das Bett auf niedrigste
Höhe ein (wenn es verstellbar ist) und stellt
die Räder fest. Man hilft dem Patienten, sich

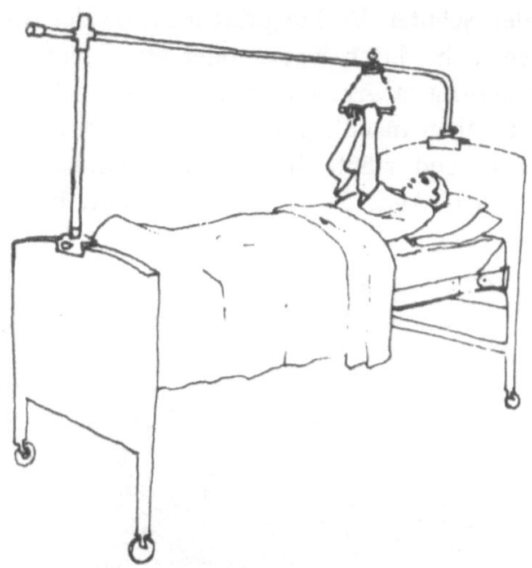

Abb. 58. Ein schwacher oder behinderter, bettlägeriger Patient benützt den Galgen, um sich aufzusetzen

in Bettmitte aufzusetzen, wobei er den Galgen oder einen am Fußende des Bettes befestigten Gurt benützen kann (Abb. 58). Bei
diesen Vorbereitungen sollte der Patient
schon ordentlich gekleidet sein und sich aufgrund Ihres Zuspruchs auf diese neue Erfahrung freuen. Durch das Aufstehen kann der
Patient seine Körperfunktionen bewahren
oder wiedergewinnen; ·ebenso wichtig ist,
daß seine Stimmung hierdurch angehoben
wird, besonders wenn er andere Patienten
besuchen oder einige Zeit im Aufenthaltsraum zubringen kann. Wenn es Ihnen gelingt,
den Patienten davon zu überzeugen, daß das
Aufstehen ihm Spaß machen wird, wird er
sich wahrscheinlich wirklich anstrengen und
eventuelle Unbequemlichkeiten und Schwierigkeiten in Kauf nehmen. Er wird sich hinterher weniger hilflos und abhängig fühlen
als ein Patient, der bewegungslos liegen muß.
Dies gilt besonders für ältere Patienten, denen das Gefühl vermittelt werden muß, daß
sie sich nützlich machen und sich bis zu einem gewissen Grad selbst helfen können.

Wenn der Patient seine Beine über die
Bettkante hängen läßt, hilft man ihm in seinen Morgenrock und gleitfeste Hausschuhe

115

oder Schuhe. Vorher prüft man, ob der Boden nicht durch Wasser oder etwas anderes schlüpfrig ist. Anschließend, wenn er sich ans Aufstehen macht, greift man ihm unter die Arme und stützt ihn mit den Händen im Rücken (Abb. 59). Wenn er steht, bittet

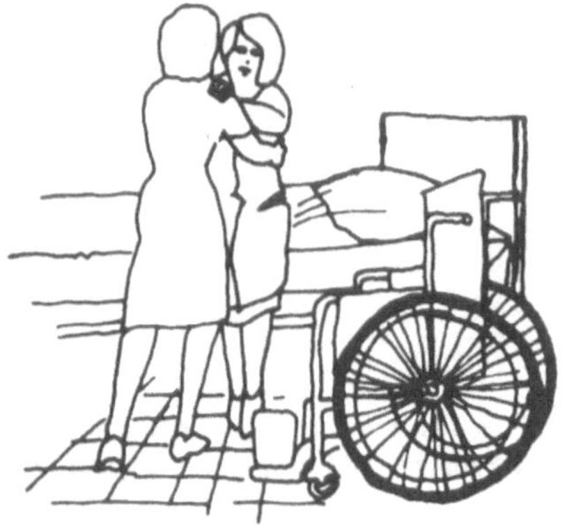

Abb. 59. Die Schwester ist einer Patientin beim Aufstehen behilflich

man ihn, sich so zu drehen, daß er direkt vor dem Rollstuhl steht und fordert ihn auf, sich mit einer Hand an der Lehne des Rollstuhls festzuhalten, und hilft ihm, sich hineinzusetzen (Abb. 60). Wenn der Patient an Arm oder Bein verletzt ist, bittet man ihn, sich auf seinem gesunden Bein zu drehen und sich auf der Lehne des Rollstuhls mit dem gesunden Arm abzustützen.

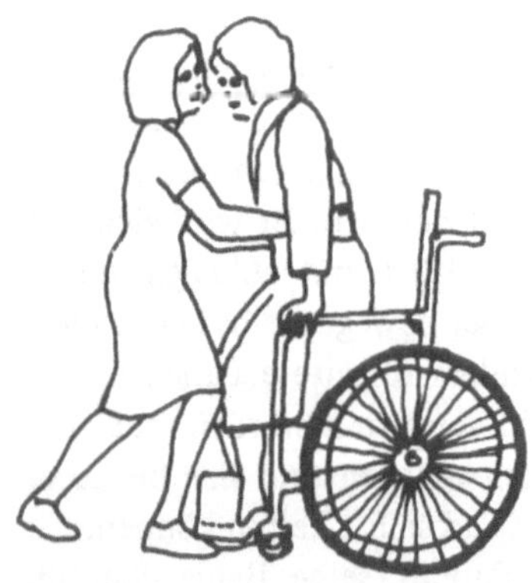

Abb. 60. Die Schwesternhelferin hilft einer Patientin in den Rollstuhl

Wie man einen Patienten am besten stützt, hängt im wesentlichen von der Art seiner Behinderung ab; die Unterrichtsschwester wird Ihnen zeigen, welche Möglichkeiten im Einzelfall in Frage kommen. Ein Patient mit einem Schlaganfall ist einseitig gelähmt und kann auf dieser Seite Arm und Bein nicht benützen. Wenn er aufsteht, knickt sein gelähmtes Bein ein (selbst wenn er sein gesundes Bein als Standbein benützt), wenn Sie Ihr Knie nicht fest gegen sein krankes stemmen. Sie müssen ihn unter Umständen um die Taille fassen, um ihn zu stützen – nicht unter die Arme –, um ihm den Gebrauch seines gesunden Arms zu erleichtern.

Versuchen Sie niemals, allein einen Patienten vom Bett in den Rollstuhl zu setzen, wenn er zu schwer, zu schwach oder zu stark behindert ist, als daß Sie allein mit ihm fertig werden könnten; in diesem Fall muß eine zweite Pflegekraft geholt werden.

Um es dem Patienten im Rollstuhl bequem zu machen, steckt man ein Kissen hinter seinen Rücken. Wenn sein Steißbein oder Gesäß druckempfindlich sind, benötigt er unter Umständen einen Gummi- oder Plastiksitzring oder ein anderes, Druckstellen vorbeugendes Hilfsmittel. Zuletzt stellt man die Fußstützen des Rollstuhls auf die richtige Höhe ein; die Höhe hängt von der Erkrankung des Patienten und davon ab, ob der Patient selbst fahren kann oder von Ihnen geschoben wird.

Für den Patienten ist es eine gute Übung – wenn sein Zustand es erlaubt –, seinen Rollstuhl selbst zu fahren. Darüber hinaus ermöglicht es ihm, sich innerhalb der Station zu bewegen, ohne jemanden um Hilfe bitten zu müssen. Sie werden von der Schwester erfahren, welche Patienten ihren Rollstuhl selbst fahren können und welche Hilfe brauchen. *Achtung:* Man darf einen Rollstuhl niemals anschieben, wenn ein Patient gerade dabei ist, ihn selbst zu fahren, da seine Hände sonst in die Speichen der Räder kommen können.

Gehhilfen

Aufstehen und Herumgehen ist für die Patienten von großem Vorteil, da es ihren Appetit, ihren Kreislauf, ihr Atemsystem, ihre Blasentätigkeit und ihre Darmperistaltik anregt und andere Probleme beseitigen hilft, unter denen sie während ihrer Bettlägerigkeit gelitten haben. Trotzdem bedarf es unter Umständen einiger Überredungskunst, wenn ein Patient einige Zeit nicht gegangen ist oder wenn ihm das Gehen schwer fällt oder unangenehm ist. Er wird besser mitarbeiten, wenn Sie ihm erklären, daß der Nutzen seine Müdigkeit mehr als wettmacht. Sagen Sie ihm, während Sie ihn auf das Aufstehen vorbereiten, daß Sie bei ihm bleiben und darauf achten werden, daß ihm nichts zustößt. Wenn ein Patient längere Zeit nicht gegangen ist, fühlt er sich oft unsicher und ist ängstlich. Seine Beinmuskeln sind mangels Übung schwach. Seine Beine knicken beim ersten Versuch aufzustehen nicht selten unter seinem Körpergewicht ein.

Helfen Sie ihm in seinen Bademantel und in nicht rutschende Schuhe oder Hausschuhe. Bei einem in der Höhe verstellbaren Bett wählt man die niedrigste Höhe, blockiert die Räder und bittet den Patienten, seine Füße auf den Boden zu stellen. Dann greifen Sie ihm unter die Arme und legen Ihre Hände auf seinen Rücken. Bitten Sie ihn, seine Hände auf Ihre Schultern zu legen. Wenn er steht, geben Sie ihm ein bis zwei Minuten Zeit, sich ans Stehen zu gewöhnen und sein Gleichgewicht wiederzufinden.

Wenn er beim Gehen gestützt werden muß, bitten Sie ihn, seinen Arm um Ihre Schulter zu legen und fassen ihn um die Taille. Gehen Sie mit ihm vorsichtig, Schritt für Schritt (Abb. 61). Sobald er müde zu sein scheint, muß er sich setzen; erklären Sie ihm jedoch, daß er von Gehversuch zu Gehversuch sicherer werden wird und größere Strecken bewältigen wird.

Wenn er allein gehen kann, jedoch auf den Beinen noch unsicher ist, geht man di-

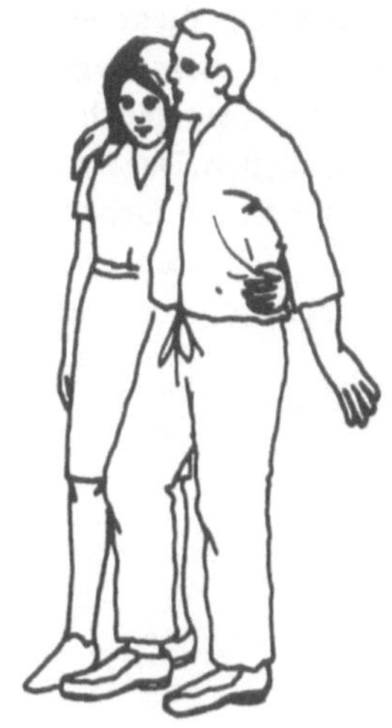

Abb. 61. Wie man einen Patienten stützt, der nicht allein gehen kann

rekt hinter ihm und hält ihn, mehr aus psychologischen Gründen, an seinem Gürtel (Abb. 62). Gleichzeitig achtet man auf eventuelle Hindernisse. Dem Patienten sollte kein anderer Patient, kein Möbelstück oder anderer Gegenstand im Wege sein.

Nicht jeder Patient kommt schon beim ersten Aufstehen mit wenig oder ohne Unterstützung aus. Je nach Art seiner Erkrankung muß er unter Umständen lernen, mit einem Spazierstock, einem Gehböckchen oder Krücken zu gehen. Die Spitze des Spazierstocks muß eine Gummikappe tragen, um rutschfest zu sein. Mit dem Stock fühlt sich

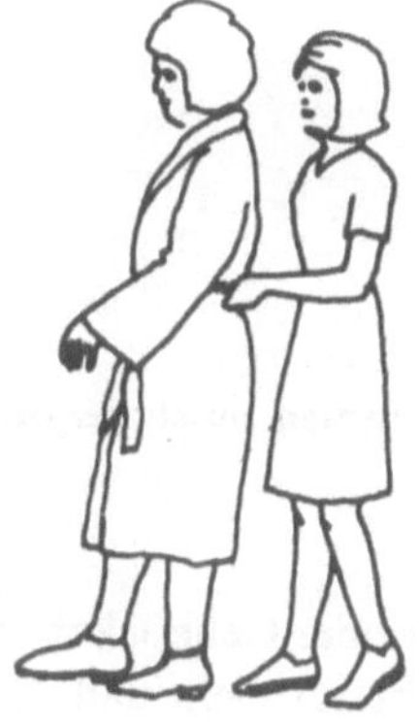

Abb. 62. Wie man eine gangunsichere Patientin hält

der Patient sicherer; außerdem dient er als Stütze, besonders wenn ein Bein verletzt oder schwächer ist als das andere. Noch besseren Halt gibt das Gehböckchen. Der Patient findet festen Halt, da er sich am Gehböckchen mit beiden Händen festhalten und es schrittweise vor sich her schieben kann (Abb. 63).

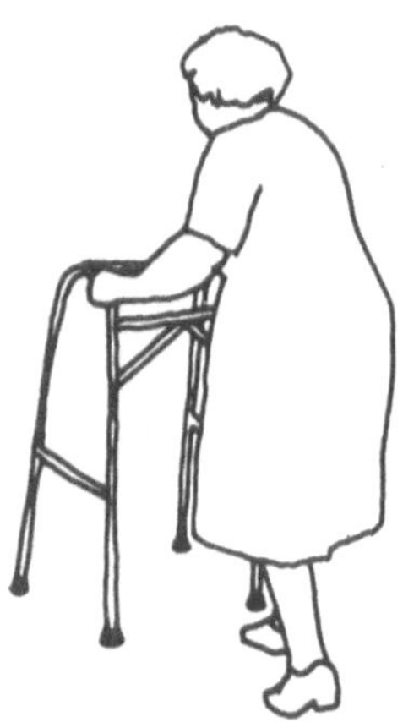

Abb. 63. Gehen mit einem Gehböckchen

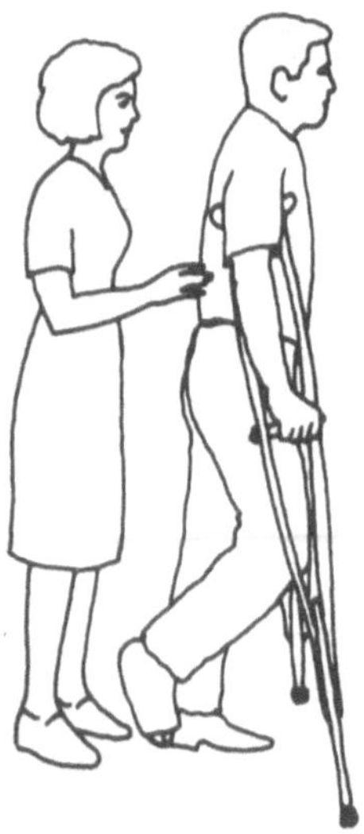

Abb. 64. Wie man einen Patienten stützt, der das Gehen mit Krücken erlernt

Wenn die durch Stock oder Gehböckchen gewonnene Stabilität nicht ausreicht und der Patient sich weiterhin unsicher fühlt, kann man ihm, direkt hinter ihm gehend, eine Hand auf den Rücken legen oder ihn am Gürtel seines Mantels mit einer Hand festhalten.

Benötigt ein Patient Krücken, dann bedarf er dazu besonderer Anleitung. Gewöhnlich wird er von der Krankengymnastin in ihren Gebrauch eingeführt. Die Krücken müssen jedem Patienten so angepaßt werden, daß sie ihn stützen und ihm erlauben, ohne Belastung oder mit Teilbelastung eines Beins zu gehen, wobei sein gesundes Bein und die Krücken abwechselnd belastet werden (Abb. 64).

Wie man einen Patienten zum Aufstehen und Umhergehen ermuntert

Einen Patienten bei seinen Gehversuchen zu stützen oder ihm vom Bett in einen Stuhl oder in ein anderes Bett zu helfen, erfordert Geschick und Geduld. Da dies auch mit einem großen Zeitaufwand verbunden ist, ergibt sich die Möglichkeit zur Unterhaltung. Wenn Sie dem Patienten Gelegenheit geben, mit Ihnen zu sprechen, fühlt er sich, unabhängig von seiner Krankheit oder dem Schweregrad seiner Behinderung als eine Persönlichkeit. Wenn Sie dagegen Ihre ganze Aufmerksamkeit nur auf die Behandlung und Pflegemaßnahmen konzentrieren, muß sich der Patient als Objekt fühlen. Das stärkt weder sein Selbstbewußtsein noch ist es seiner seelischen Verfassung förderlich, die oft genug eine Ermunterung nötig hat. Sie werden in dieser Zeit nicht alle Probleme des Patienten lösen und nicht alle seine Fragen beantworten können. Es ist jedoch wichtig, daß er, wenn Sie ihm aus dem Bett helfen, mit ihm das Gehen üben oder ihm beim Umlagern helfen, merkt, daß ihm Ihre Aufmerksamkeit gehört.

Sie müssen auch versuchen, der Arbeit mit dem Patienten heitere Seiten abzugewinnen und sie für beide lohnend zu gestalten. Wenn Sie einen Patienten versorgen, müssen Sie ihn davon überzeugen, daß Bewegung für ihn wichtig ist und Sie seine Mitarbeit brauchen. Er wird bald bemerken, daß Sie ihm helfen, unabhängiger zu werden, damit er später sich selbst helfen kann. Wenn er die Ergebnisse seiner Mitarbeit sieht, wird das für ihn ein Ansporn sein, sich noch mehr einzusetzen, um seinen Krankenhausaufenthalt dadurch zu verkürzen.

In diesem Kapitel wird abgehandelt:

- *Wer die Behandlungen durchführt*

- *Welche Regeln bei der Durchführung dieser Behandlungen beachtet werden müssen*

- *Wie eine elastische Binde angelegt wird*

- *Wie verschiedene Binden angelegt werden*

- *Wie man einem bettlägerigen Patienten die Haare wäscht: einfache Haarwäsche oder kombiniert mit einer Behandlung gegen Kopfläuse (Läuse und Nissen)*

- *Anwendung von trockener und feuchter Wärme*

- *Anwendung von trockener und feuchter Kälte*

- *Wie man Alkoholumschläge macht*

- *Anwendung der Hypothermiematratze*

- *Wie man ein Sitzbad vorbereitet*

Während eines Krankenhausaufenthalts benötigt der Patient unter Umständen eine Vielzahl von Behandlungen, um möglichst schnell gesund zu werden. Behandlungen werden entweder vom Arzt oder vom Pflegepersonal durchgeführt. Manche schwierigen Behandlungen werden nur von Spezialisten durchgeführt, d. h. von Ärzten, die sich mehrere Jahre lang in diese Behandlungsmethoden eingearbeitet haben.

Als Schwesternhelferin erlernen Sie bestimmte Behandlungsmaßnahmen und tragen dadurch ebenso wie die Ärzte u. Schwestern zur baldmöglichsten Genesung der Patienten bei.

Allgemeine Richtlinien

Gewisse Richtlinien gelten für **alle** Behandlungen, ob einfach oder kompliziert:

1. Man führt nur die Behandlungen durch, die man beherrscht.

2. Man führt Behandlungen genau nach Vorschrift durch.

3. Man führt Behandlungen nur zu den angeordneten Zeiten durch.

4. Man führt Behandlungen sooft durch, wie sie angeordnet werden.

5. Man benützt für Behandlungen nur die vorgeschriebenen Utensilien und Medikamente; sie dürfen nie durch andere ersetzt werden, wenn es vom Arzt nicht anders angeordnet wurde.

6. Nach Abschluß jeder Behandlung müssen auf der Kurve in der Rubrik „Bemerkungen der Schwester" Zeit, Dauer und Wirkung der Behandlung eingetragen werden.

Anlegen einer elastischen Binde

Elastische Binden werden oft für Arm, Hand, Handgelenk, Bein, Fuß oder Kniegelenk verwendet. Sie werden meist im Sinne eines Stützverbandes benützt, können jedoch auch nach Operation eines Beins angewandt werden, um die Bildung von Blutgerinnseln zu verhindern (Thromboseprophylaxe, Verhindern von Venenentzündungen).

Elastische Binden gibt es in verschiedener Breite und Länge. Sie werden aus Baumwolle hergestellt und können gewaschen und wiederbenützt werden.

Die elastische Binde wird am dünnsten Teil des zu bandagierenden Körperabschnitts durch zwei Kreisgänge fixiert und dann, den nicht entrollten Bindenkopf nach oben haltend, in Richtung Körpermitte in Spiralgängen angelegt. Während man den Verband faltenlos und nicht zu straff anlegt, vergewissert man sich, daß zwischen den Binden-

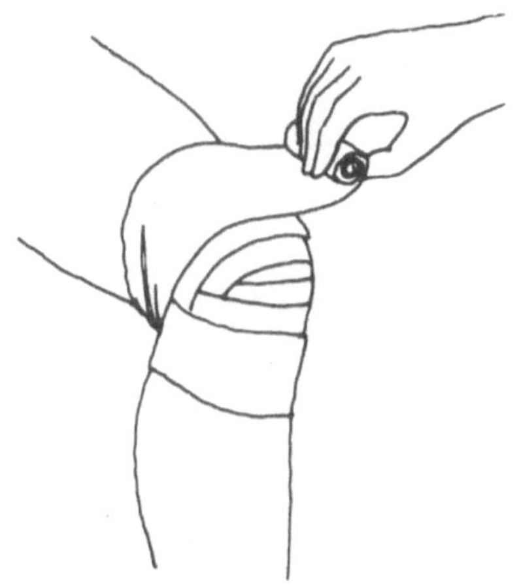

Abb. 65. Knieverband mit elastischer Binde (Schild-krötenverband, wobei am Unterschenkel begonnen wird und der Schlußgang dann in Kniemitte liegt)

gängen keine Haut sichtbar wird. Dies macht die Bandage unbequem und unwirksam. Man kann dem vorbeugen, wenn man mit jedem neuen Spiralgang den vorhergehenden zu einem Drittel bedeckt. Unter Umständen ist mehr als eine Binde erforderlich, wenn ein größeres Gebiet verbunden werden soll. Das Ende der Binde wird mit Sicherheits-nadeln, Pflaster oder, was vorzuziehen ist, mit einer Bindenklammer fixiert.

Zeichen eines zu fest angelegten Ver-bandes sind: wenn sich der körperferne Körperteil kühl und taub anfühlt; der Pa-tient Kribbeln verspürt oder über Schwellung oder Schmerzen klagt; wenn der körperferne Anteil blaß aussieht. Wenn man eines dieser Zeichen entdeckt, muß man den Verband ab-nehmen und um neue Instruktionen bitten.

Wenn der Verband nicht mehr notwendig ist, wird er abgenommen und die Binde zu einer sauberen Rolle aufgewickelt, um sie nach der angeordneten Behandlungspause wieder anlegen zu können.

Anlegen von Leibbinden

In den meisten Krankenhäusern werden mehrere Bindenarten verwendet. Binden wer-den aus Baumwolle hergestellt. Man verwen-det sie um Verbände zu fixieren, Druck auf bestimmte Körperteile auszuüben oder sie zu stützen. Binden müssen immer sauber, trocken und faltenfrei sein. Eine Binde darf nur ver-wendet werden, wenn sie diese Bedingungen erfüllt, da sie sonst mehr schaden als nützen kann. Eine Binde wird nur auf Anweisung des Arztes angelegt.

T-Binde. Diese besteht aus einem langen Baumwollstreifen (dem Gürtel), in dessen Mitte ein anderer Baumwollstreifen recht-winklig angenäht ist. Diese Binde wird be-nützt, um rektale oder perineale (genitale) Verbände zu fixieren. (Mit ihr können auch Monatsbinden fixiert werden.) Der T-Streifen wird über den Verband gelegt und am Gürtel-teil mit einer oder zwei Sicherheitsnadeln befestigt (Abb. 66). Wenn ein Patient eine T-Binde benötigt oder sehr große Verbände fixiert werden müssen, wird eine Doppel-T-Binde (mit zwei T-Streifen) benützt (Abb. 67).

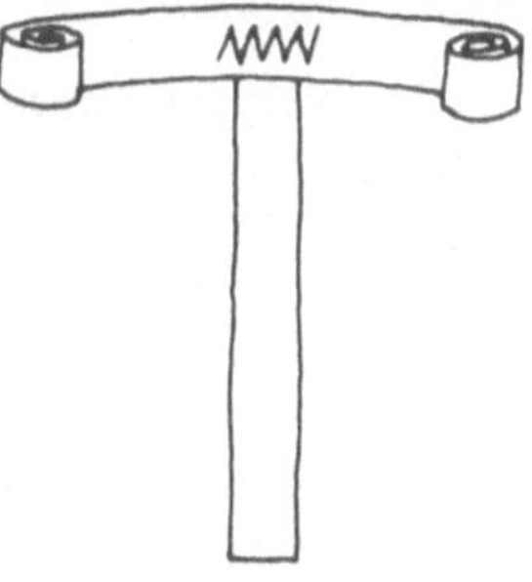

Abb. 66. T-Binde

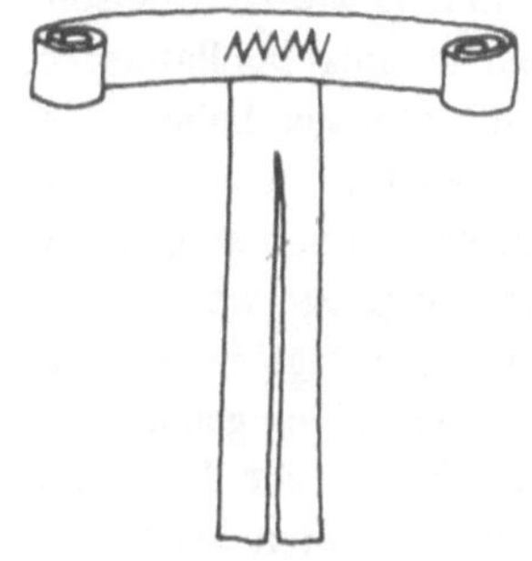

Abb. 67. Eine Doppel-T-Binde

Bauchbinde. Diese besteht aus einem breiten, kräftigen Baumwollstreifen, der wie ein Gürtel getragen wird. Sie wird zur Entlastung der Bauchdecken oder zur Fixierung eines Verbandes in diesem Gebiet angelegt. Sie wird zuerst unter den Patienten gezogen und dann faltenfrei und mit mäßigem Zug über das Abdomen gespannt und mit Sicherheitsnadeln festgemacht. Die Sicherheitsnadeln werden waagerecht in 2,5 cm Abstand von unten nach oben, parallel zum Bindenoberrand, eingestochen, Im Bereich der Taille muß die Binde doppelt gesichert werden.

Achtung: Man muß sich vergewissern, bevor man die nächste Nadel einsticht, daß die letzte fest geschlossen ist.

Ein Tip, wie sich Sicherheitsnadeln leichter einstechen lassen: Man kommt mit der Sicherheitsnadel leichter durch dicke Verbände, wenn man sie vorher in ein Stück Seife sticht.

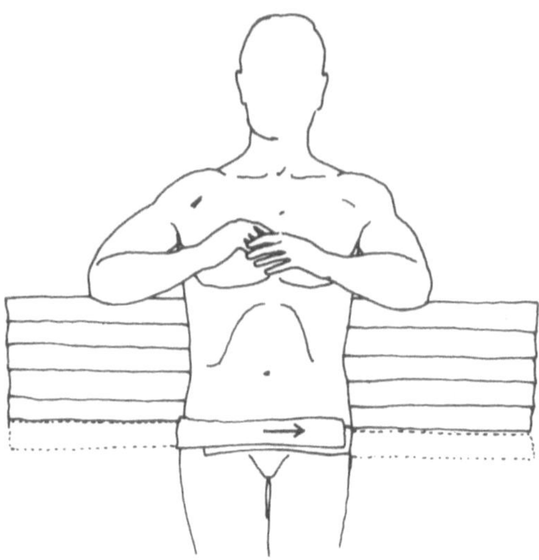

Abb. 68. Der abdominale Dachziegelverband wird, mit den beiden untersten Streifen beginnend, um den Leib geschlagen

Abdominaler Dachziegelverband

Dieser Verband erfüllt den gleichen Zweck wie die Leib- oder Bauchbinde. Er wird zuerst unter dem Patienten durchgezogen. Dann legt man, mit den beiden untersten Streifen beginnend, die übrigen wechselseitig einen über den anderen (Abb. 68). Wenn alle Streifen faltenfrei und fest um den Leib gelegt sind, werden die letzten beiden mit zwei Sicherheitsnadeln an der Oberkante gürtelartig fixiert (Abb. 69).

Es gibt andere Binden, wie zum Beispiel die Brustbinden, die manchmal bei Patienten, die Brustoperationen hinter sich haben, oder bei Wöchnerinnen benützt werden. Die Unterrichtsschwester wird Ihnen zeigen, wie solche Binden richtig angelegt werden. Im Wochenbett werden heutzutage meist Stillbüstenhalter getragen, da sie sich genauer anpassen lassen, wodurch sich die Verbände besser und angenehmer fixieren lassen, als mit den älteren Krankenhausbinden.

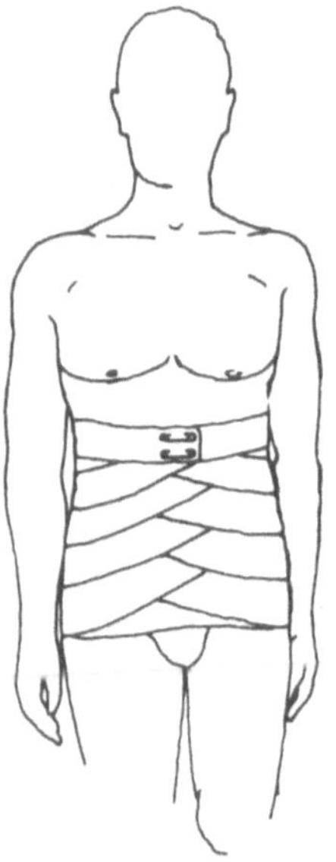

Abb. 69. Der angelegte abdominale Dachziegelverband

Haarwäsche im Bett

Obwohl die Patienten meist nicht erwarten, daß ihnen im Krankenhaus die Haare gewaschen werden, ist man gelegentlich, selbst

122

bei bettlägerigen Patienten dazu gezwungen. Bei Aufnahme hat ein Patient unter Umständen Läuse und Nissen im Haar (Pediculosis capitis). Dies ist vom hygienischen Standpunkt aus untragbar, da die Läuse schnell auf alle, die mit dem Patienten Kontakt haben, übergehen. Hier muß sofort gehandelt werden, damit nicht andere Patienten oder Pflegekräfte befallen werden. Nach Behandlung folgt immer eine Haarwäsche. Wenn der Patient nicht bettlägerig ist, kann er sich die Haare mit einiger Unterstützung eventuell selbst waschen. Ist er bettlägerig, dann erfordert eine Haarwäsche große Geschicklichkeit.

Einfache Haarwäsche

Für eine einfache Haarwäsche *benötigt man:*
2 Badetücher
2 Handtücher
2 Plastiktücher
1 oder 2 Kannen mit warmem Wasser
flüssige Seife oder Shampoo
1 Eimer
1 oder 2 Sicherheitsnadeln
Man bringt alles ans Bett des Patienten. Der Eimer wird auf einen Stuhl am Kopfende des Betts gestellt. Man läßt das Kopfende herunter und entfernt das Kissen. Den Patienten lagert man so, daß sein Kopf an den Bettrand über den Eimer zu liegen kommt. Unter seinen Kopf legt man ein Plastiktuch, unter sein Genick ein zusammengerolltes Handtuch, dessen beide Enden zum Eimer geführt werden. Das zweite Plastiktuch wird unter Bildung einer Mulde unter Kopf und Genick des Patienten gelegt, wobei zwei Enden des Tuchs in den Eimer hängen (Abb. 70).

Sobald der Patient bequem liegt, prüft man, ob Wasser aus der „Mulde" in den Eimer abfließt. Dann gießt man warmes Wasser über das Haar, wäscht es und spült es gut mit warmem Wasser nach. Achten Sie auf die Augen des Patienten: Man schützt sie entweder mit einem Waschlappen (den der Patient selbst halten kann) oder mit der Hand. Wenn Haare und Kopfhaut sauber und die letzten Seifenreste ausgewaschen sind, läßt man Plastiktücher und das feuchte Handtuch in den Eimer fallen und hüllt den Kopf des Patienten in ein sauberes, trockenes Badetuch. Dann frottiert man das Haar, kämmt und bürstet es. Anschließend bringt man das Bett des Patienten in Ordnung, säubert die Utensilien und bringt sie an ihren Platz zurück.

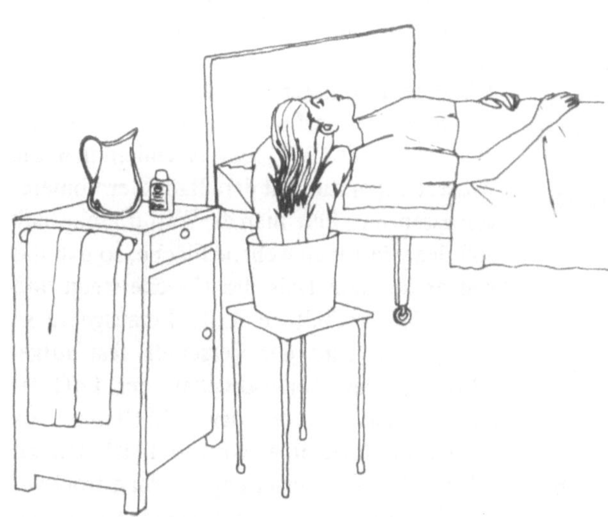

Abb. 70. Haarwäsche beim bettlägerigen Patienten

Entlausung und anschließende Haarwäsche

Benötigt wird:
1 Behälter mit Wattekugeln
Entlausungsmittel
1 Badetuch
mehrere Handtücher
1 Papierbeutel
1 Läusekamm
2 Plastikunterlagen
2 Sicherheitsnadeln

Man bringt alles ans Bett des Patienten, entfernt sein Kopfkissen und legt ein Plastiktuch unter seinen Kopf. Mit Wattekugeln wird das Entlausungsmittel auf das Haar aufgetragen; jede Kugel wird nach Gebrauch in den Papierbeutel geworfen. Nach Auftragen des Mittels wird ein Handtuch um den Kopf des Patienten gebunden und mit Sicherheitsnadeln so befestigt, daß es nicht verrutschen kann. Das Mittel läßt man wie vorgeschrieben einwirken (die Zeit ist auf der Verordnung vermerkt). Während dieser Zeit bereitet man die Haarwäsche, wie schon beschrieben, vor. Nach Abschluß der Behandlung wird das Handtuch abgenommen und das Haar mit einem Läusekamm durchgekämmt, um die abgetöteten Läuse und Nissen zu entfernen Anschließend wird das Haar des Patienten, wie schon bei der einfachen Haarwäsche beschrieben, sorgfältig shampooniert.

Merke: Es ist üblich, einen Kittel und eine Haube (die Ihr Haar vollständig bedeckt) zu tragen, wenn man einen verlausten Patienten behandelt, damit vollkommen ausgeschlossen ist, daß Läuse oder Nissen an Kleidung oder Haare der Pflegekraft kommen.

Anwendung von Wärme

Trockene Wärme

Trockene Wärme wird angewandt, um Unbehagen, körperliche Beschwerden und Schmerzen bei gewissen Entzündungen und

124

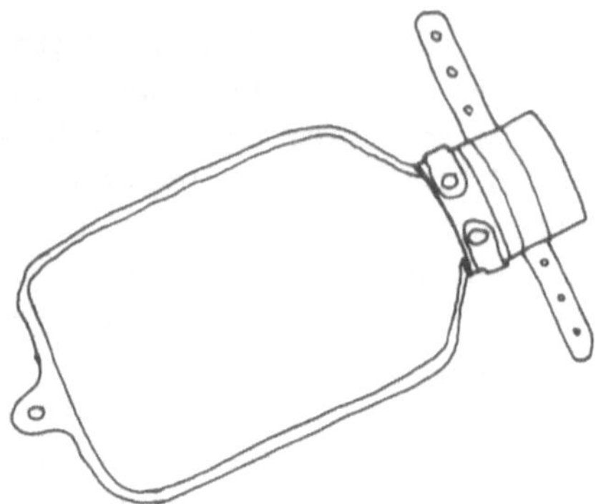

Abb. 71. Wärmflasche

bei Muskelspasmen zu lindern; sie gibt dem Patienten ein Gefühl von Behaglichkeit. Im Krankenhaus wird trockene Wärme meist in Form einer Wärmflasche (Abb. 71) zugeführt.

Wärmflasche. Ein fröstelnder Patient oder einer, dessen Kompressen warm oder heiß gehalten werden müssen, bekommt unter Umständen eine Wärmflasche. Niemals darf sie ohne Anweisung des Arztes oder gar einem bewußtlosen Patienten gegeben werden, da er infolge fehlender Schmerzempfindung Verbrennungen davontragen könnte.

Um eine Wärmflasche vorzubereiten *benötigt man:*
1 Wärmflasche mit absolut dichtem Verschluß
1 Überzug für die Wärmflasche (oder ein Handtuch)
1 Badethermometer

Das Wasser darf nicht heißer als 54 °C und nicht kälter als 49 °C sein. Nachdem man die Wassertemperatur mit dem Badethermometer gemessen hat, füllt man die Wärmflasche halb voll, legt sie auf eine ebene Fläche, so daß das Wasser bis zum Hals der Flasche steigt und dabei die enthaltene Luft herausgedrückt wird. Dann wird der Verschluß fest aufgeschraubt. Das Herausdrücken der Luft erleichtert das Anlegen der Wärmflasche, da sie hierdurch flexibler wird und sich dem zu wärmenden Teil besser anpaßt. Man trocknet die Wärmflasche ab und vergewissert sich noch einmal, ob sie dicht ist, wickelt sie in das Handtuch oder steckt sie in den Überzug und legt sie dem Körperteil, für den sie gedacht ist (für die angeordnete Zeitspanne), auf. Wenn sie abkühlt, wird sie wie oben beschrieben neu gefüllt und wieder angelegt.

Nach Beendigung der Behandlung. wird die Stoffhülle oder das Handtuch abgenommen und in die Wäsche gegeben; die Flasche wird entleert und mit der Öffnung nach unten zum Trocknen aufgehängt. Wenn man sicher ist, daß sie innen trocken ist, schüttelt man sie kräftig, damit sie sich mit Luft füllt, verschließt sie und räumt sie weg.

Feuchte Wärme

Feuchte Wärme wird entweder durch Eintauchen des betroffenen Körperteils in warmes Wasser oder durch Auflegen feuchter heißer Kompressen bzw. Umschläge auf den betroffenen Körperteil appliziert. Sie wird meistens verabfolgt, um Schmerzen zu lindern, den Sekretfluß zu fördern oder auch nur, um dem Patienten ein Gefühl der Behaglichkeit zu geben.

Heiße Hand- und Fußbäder. Für ein solches Bad *benötigt man:*
1 Schüssel, die groß genug ist, den betroffenen Körperteil darin ganz aufnehmen zu können
1 Krug
1 Badethermometer
Wasser von ca. 38° C
1 Badetuch
Plastiktücher

Man bringt alles ans Bett des Patienten und hilft ihm, sich so hinzulegen, daß er während der Behandlung bequem liegen kann. Man breitet auf dem Bett ein Plastiktuch aus und stellt die Schüssel für das Wasserbad darauf. Der Körperteil, der behandelt werden soll, wird vorsichtig eingetaucht. Um das Wasser oder die Lösung warm zu halten, wird die Schüssel mit einem Handtuch abgedeckt. Die Wassertemperatur muß alle 5 Minuten kontrolliert werden.

Wenn sich das Wasser abkühlt, wird der Körperteil herausgehoben und heißes Wasser nachgeschüttet, bis das Bad wieder eine Temperatur von 38° C erreicht hat; anschließend wird der Körperteil erneut eingetaucht.

Nach Beendigung des Bads trocknet man den Körperteil ab, macht es dem Patienten bequem und legt die Utensilien nach Säuberung an ihren Platz zurück.

Heiße, feuchte Umschläge. Diese erfüllen in der Regel den gleichen Zweck wie heiße Bäder, werden jedoch meist für Körperteile benützt, die nicht gebadet bzw. eingetaucht werden können.
Benötigt wird:
Kompressenmaterial (entweder Mullplatten, ein Waschlappen oder ein kleines Handtuch)
1 Badethermometer
Wasser von ca. 43° C
Plastiktücher
1 Badetuch
1 größeres Badetuch

Man bringt alles ans Bett des Patienten, wringt die Kompresse aus und legt sie sofort auf den entsprechenden Körperteil, damit sie nicht abkühlt, und bedeckt das Gebiet mit einem Plastik- und einem größeren Badetuch, um sie trocken und warm zu halten.

Heiße Kompressen können über längere Zeit oder mehrfach täglich 15 bis 20 Minuten lang aufgelegt werden. Kompressen können durch Auflegen von Wärmflaschen warmgehalten werden. Wenn sie nur für kurze Zeit gedacht sind, erneuert man sie alle 15 Minuten, wenn sie mehrere Stunden lang liegenbleiben sollen, erneuert man sie alle 30 Minuten.

Nach Beendigung der Behandlung wird der betroffene Körperteil sorgfältig aber vorsichtig getrocknet; die Utensilien werden nach Säuberung weggeräumt.

Merke: Man darf nie Flüssigkeit auf die Kompresse gießen, sondern muß die Kompresse abnehmen, in die Lösung eintauchen, auswringen und dann erneut auflegen. Gelegentlich kann ein Patient, wenn er entsprechend angeleitet wurde und in der Lage ist, dies sicher und korrekt zu tun, seine Kompressen selbst erneuern. Vorher sollte jedoch die Schwester entscheiden, ob der Patient in der Lage ist, dies in eigener Verantwortung und ohne Gefahr für sich zu tun.

Anwendung von Kälte

Eisbeutel oder Eiskragen

Ein Eisbeutel wird angewandt, um eine Blutung zum Stehen zu bringen, eine Schwellung zu vermindern, Schmerzen bedingt durch Schwellungen, Entzündungen oder aus anderer Ursache zu lindern oder um Fieber zu senken (Abb. 72, 73). Gelegentlich wird er auch bei Kopfschmerzen angeordnet.

Benötigt wird:
1 Eisbeutel oder Eiskragen (abhängig vom Ort der Anwendung) und der dazugehörige Verschluß

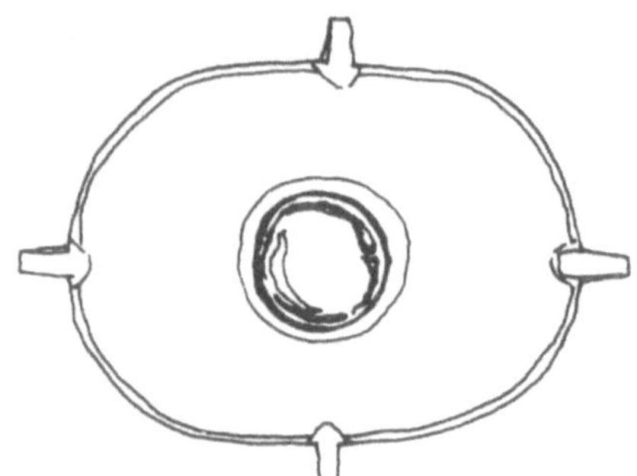

Abb. 72. Eisbeutel

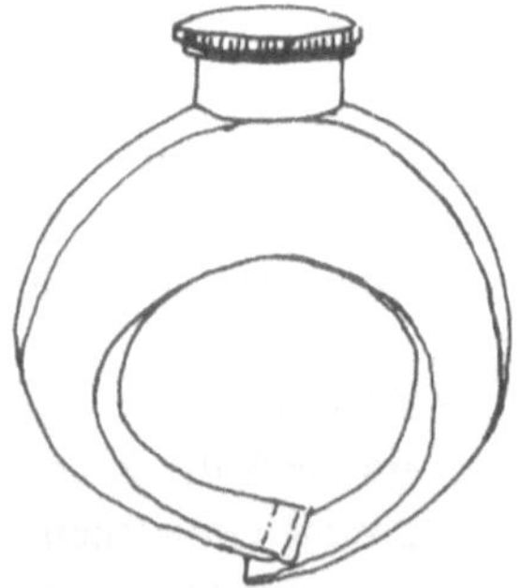

Abb. 73. Eiskragen

Eiswürfel oder gestoßenes Eis
1 Überzug
Sicherheitsnadeln

Der Eisbeutel bzw. Eiskragen darf nur zur Hälfte mit Eis gefüllt werden (mehr würde den Beutel zu schwer und unbequem machen). Dann wird das Eis in Richtung auf die Öffnung gedrückt, um alle Luft herauszudrücken; anschließend wird der Verschluß fest aufgeschraubt und auf Dichtigkeit geprüft.

Über den Beutel wird ein Überzug gestreift und mit Sicherheitsnadeln befestigt. Der Beutel kann jetzt vorsichtig auf den betroffenen Körperabschnitt oder in seiner nächsten Nähe aufgelegt werden, wenn die Anweisung lautet, keinen Druck auszuüben.

Wenn die Eiswürfel teilweise geschmolzen sind, füllt man den Beutel mit Eis nach und entfernt Wasser und Luft, bevor der Beutel verschlossen und wieder angelegt wird.

Wenn der Patient friert oder sich seine Hautfarbe ändert, entfernt man den Beutel sofort, meldet dies der Schwester und wartet auf weitere Anweisungen.

Wenn die Behandlung nicht länger erforderlich ist, entleert man den Beutel und hängt ihn mit der Öffnung nach unten zum Trocknen auf, um ihn dann mit Luft zu füllen, zu verschließen und fortzuräumen. In einigen Krankenhäusern werden bereits heiße und kalte Kompressen zum Einmalgebrauch verwendet. Durch Drehen der Packung weren bestimmte Chemikalien im Innern der Kompresse frei, wodurch sie sich erwärmt oder abkühlt. Die Kompressen bleiben etwa eine Stunde lang heiß oder kalt und werden nach Gebrauch verworfen.

Kalte feuchte Umschläge

Kalte feuchte Umschläge sollen Schmerzen lindern und Schwellungen oder Entzündungen an verschiedenen Körperteilen zum Abklingen bringen. In der Regel werden kalte Kompressen mehrfach täglich für jeweils 15 bis 20 Minuten aufgelegt.

Benötigt wird:
1 Schüssel mit Wasser oder anderen Lösungen und Eiswürfel
Handtücher (kleine) oder Gazetupfer
1 Badetuch
Plastiktücher

Man bringt alles ans Bett des Patienten, lagert ihn und legt ein wasserdichtes (Plastik) Tuch unter ihn, wringt die Kompresse aus und legt sie sofort auf den entsprechenden Körperteil. Die Kompresse muß jede Minute oder alle zwei Minuten erneuert werden. Der Patient kann auch, mit Erlaubnis der Schwester, dazu angeleitet werden, seine Kompressen selbständig zu wechseln.

Nach Beendigung der Behandlung trocknet man den Patienten ab und macht es ihm bequem. Anschließend werden die Utensilien gesäubert und weggeräumt.

Alkoholumschläge

Wenn die Temperatur eines Patienten bedrohlich ansteigt, ordnet der Arzt unter Umständen Alkoholumschläge an, um die Temperatur zu senken. Während dieser Maßnahme wird der Patient, ähnlich wie dies bereits beim Waschen im Bett beschrieben wurde, in diesem Fall jedoch mit einer Mischung aus Franzbranntwein und Wasser, meist zu gleichen Teilen, abgerieben. Durch kräftiges, einige Minuten dauerndes Reiben eines Körperteils wird das überhitzte Blut an die Hautoberfläche gebracht, wo es durch die Verdunstungskälte des Alkohols abgekühlt und dem Körper hierbei Wärme entzogen wird.

Benötigt wird:
1 Waschschüssel mit Wasser und Alkohol in vorgeschriebenem Verhältnis
Badetücher
Waschlappen
1 größeres Badetuch
Eisbeutel (falls angeordnet) für den Kopf, die Achselhöhlen und die Leistenbeugen
1 Wärmflasche für die Füße (falls angeordnet)

Der Patient wird wie beim Waschen im Bett vorbereitet, seine Bettdecke wird entfernt; er wird mit einem Badetuch abgedeckt. Die Wärmflasche wird, um ein Auskühlen zu verhindern, an seine Füße gelegt; auf den Kopf und an andere Körperteile (Achselhöhlen, Leistenbeugen) kommen Eisbeutel, bevor man mit der Alkoholabreibung beginnt.

Beim Abreiben der Haut muß jeweils einige Minuten lang gerieben werden – nicht aus Gründen der Sauberkeit, sondern damit möglichst viel Blut an die Hautoberfläche gelangt und dort abkühlt. Je mehr Blut auf diese Weise gekühlt wird, desto schneller und größer ist der Temperaturabfall. An manchen Krankenhäusern werden Ventilatoren benützt, um ein Verdunsten der Alkohollösung auf der Haut zu beschleunigen und auf diese Weise den Kühlungseffekt zu vergrößern. Ihre Unterrichtsschwester wird die an ihrem Krankenhaus übliche Methode erläutern.

Nach der Alkoholabreibung macht man es dem Patienten bequem und mißt seine Temperatur, um festzustellen, wie wirksam die Behandlung war. Die Temperatur muß auf der Kurve eingetragen und der Schwester gemeldet werden.

Die Hypothermiematratze

Anstelle der Alkoholabreibung wird in manchen Krankenhäusern heute die Hypothermiematratze benützt. Diese Plastikmatratze (gleichgroß wie eine normale Matratze) enthält Kühlschlangen, durch die Kühlflüssigkeit (eine Speziallösung, die auf sehr tiefe Temperaturen abgekühlt werden kann) von einer Maschine hindurchgepumpt wird (sie ist mit der Matratze über Kühlschläuche verbunden); diese steht normalerweise am Fußende des Bettes. An der Maschine läßt sich die gewünschte Temperatur nach Anweisung des Arztes einstellen.

Dies Methode hat gegenüber anderen Abkühlungsverfahren viele Vorteile. Sie ermöglicht eine gleichmäßige Abkühlung des ganzen Körpers, nicht nur im Bereich der abgeriebenen Körperteile. Der Patient kann nicht nur schneller, sondern auch gründlicher auf viel tiefere Temperaturen abgekühlt werden, als dies mit einer Alkoholabreibung möglich ist. Während der Abkühlphase muß der Patient jedoch sorgfältig beobachtet werden; die Schwester muß ständig bei ihm bleiben, damit ein übermäßiges Abkühlen vermieden wird. Seine Temperatur und andere Vitalzeichen (Puls und Atemfrequenz) werden regelmäßig und häufig gemessen.

Man muß auch auf Frösteln achten, weil dabei die Körperzellen ihren Stoffwechsel erhöhen und hierdurch wiederum die Temperatur erhöht anstatt vermindert wird.

Obwohl ein Patient, der auf einer Hypothermiematratze liegt, im allgemeinen von einer Vollschwester gepflegt wird, wird es vorkommen, daß Sie, zum Beispiel zur Temperaturmessung, hinzugezogen werden. Eine Hypothermiematratze ist ein sehr kostspieliges Gerät, das mit Sorgfalt und Geschick gehandhabt werden muß. Ganz besonders ist darauf zu achten, daß sie nicht mit einem spitzen Gegenstand durchstochen wird. (Die Hypothermiematratze kann auch zum Wärmen eines Patienten dienen, wenn statt Kühlflüssigkeit heißes Wasser eingepumpt wird.)

Das Sitzbad

Ein Sitzbad wird angewandt, um Beschwerden und Schmerzen im Bereich der Rektalregion oder auch in anderen Bercichen des Unterleibs zu lindern. Es wird nach bestimmten Operationen angeordnet, zum Beispiel nach Hämorrhoidektomie (Entfernung vom Hämorrhoiden). Die Temperatur des Bades kann je nach Indikation von sehr warm oder lauwarm bis kalt gewählt werden.

Benötigt wird:
Eine saubere Sitzbadewanne (oder auch eine normale Badewanne), bis zur Hälfte oder darunter mit Wasser der vorgeschriebenen Temperatur (mit einem Badethermometer gemessen) gefüllt

1 Gummi- oder Plastikring
1 kleineres Handtuch, um den Ring zu bedecken
1 Badetuch
1 Badedecke oder 1 größeres Badetuch

Man hilft dem Patienten in die Badewanne, die man zuvor zur Hälfte mit Wasser der vorgeschriebenen Temperatur gefüllt hat, und hilft ihm, sich auf den mit dem Tuch bedeckten Ring zu setzen. Man legt die Badedecke um seine Schultern und über die Badewanne, um das Wasser länger warm zu halten. Die Wassertemperatur muß fünfminütlich kontrolliert werden. Sobald das Wasser abkühlt, wird heißes Wasser zugegeben, wobei man den Patienten nicht verbrühen darf. Nach Beendigung des Sitzbades hilft man dem Patienten aus der Badewanne (wenn der Patient sehr schwer oder sehr schwach ist, holt man Hilfe), trocknet ihn ab und hilft ihm wieder ins Bett, damit er sich ausruhen kann.

Es gibt auch Einmalsitzwannen bzw. -schüsseln, die vielleicht auch in Ihrem Krankenhaus verwendet werden. Sie werden nur jeweils bei einem Patienten, jedoch mehrmals benützt, und dann weggeworfen. Sie bestehen aus einem Plastikbecken (Abb. 74), das in einen normalen Toilettensitz paßt, und einem Plastikbeutel mit 1 500 ml Wasser von 46°C, der an einem Infussionsständer oder

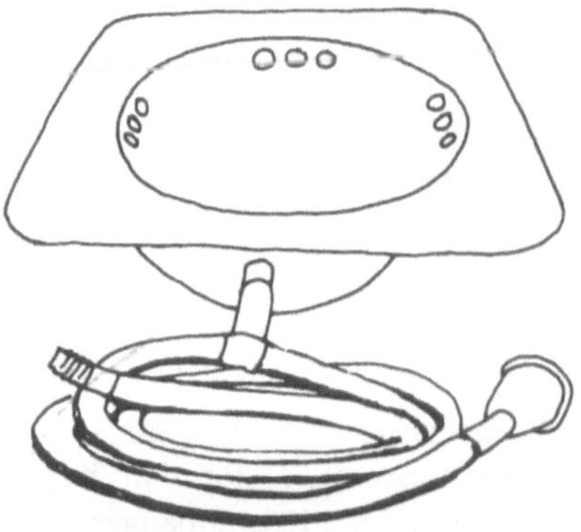

Abb. 74. Eine Sitzwanne, die in eine Toilette paßt (Die Schläuche schließt man an die Heiß- und Kaltwasserhähne eines Waschbeckens an)

an der Wand über dem Becken aufgehängt wird. Während des Sitzbades fließt heißes Wasser aus dem Beutel (oder auch aus der Warmwasserleitung) über den Schlauch in das Becken und erneuert während 20 Minuten ständig den Inhalt des Sitzbeckens. In dem Maße, wie warmes Wasser zugeführt wird, fließt das abgekühlte Wasser aus der Sitzschüssel in die Toilette ab.

Wenn Sie schon längere Zeit als Schwesternhelferin arbeiten, wird man Sie bitten, einige oder alle der hier beschriebenen Behandlungsmaßnahmen durchzuführen. Unter Umständen müssen Sie auch neue hinzulernen, da Ärzte und Schwestern ständig bemüht sind, ältere Behandlungsmethoden zu verbessern und neue Methoden einzuführen, um die Genesung ihrer Patienten zu fördern und ihnen das Krankenhausleben angenehmer zu gestalten.

Sie werden vielleicht hin und wieder selbst einen Vorschlag machen können, wie eine Behandlungsmaßnahme oder ein Verfahren, das Sie anwenden müssen, besser und/oder zeitsparender durchgeführt werden kann. Ihre Stationsschwester oder Unterrichtsschwester wird Ihre Vorschläge anhören und darüber entscheiden, ob Ihr Vorschlag durchführbar und für den Patienten ungefährlich ist und ob er sich in den Pflegeplan zum Vorteil des Patienten einpassen läßt.

Der Patient auf Isolierstation

In diesem Kapitel wird erklärt:

— *Was man unter „Isolierung" versteht*

— *Wie sich der isolierte Patient fühlt*

— *Was Krankheitserreger sind und wie sie Infektionen verursachen und verbreiten*

— *Wie durch Isolierungsmaßnahmen andere Patienten und das Pflegepersonal geschützt werden können*

— *Wie Isolierungstechniken korrekt angewandt werden: Kittel, Maske, Händedesinfektion*

— *Wie man einem isolierten Patienten das Essen serviert*

— *Welche zusätzlichen Vorsichtsmaßnahmen bei der Pflege eines isolierten Patienten mit offenen Wunden beachtet werden müssen*

— *Wie Besucher instruiert werden müssen, bevor sie ein Isolierzimmer betreten dürfen*

— *Wie im Isolierzimmer benutzte Geräte und Utensilien gehandhabt und später desinfiziert werden*

Wenn ein Krankenhauspatient eine infektiöse oder ansteckende Krankheit hat oder der Verdacht auf eine solche besteht, muß der Arzt den Patienten isolieren lassen. Unter einer ansteckenden Krankheit versteht man eine Krankheit, die durch krankheitserregende, nur im Mikroskop sichtbare Keime von einer Person auf die andere übertragen werden kann. Unter „Isolierung" versteht der Arzt das Unterbringen eines Patienten in einem separaten Zimmer (das gewöhnlich etwas von den anderen Zimmern entfernt liegt), wo der isolierte Patient ärztlich und pflegerisch so versorgt wird, daß die krank-

heitserregenden Keime auf den infizierten Patienten und seine unmittelbare Umgebung beschränkt bleiben. Es soll verhindert werden, daß andere Bereiche, Patienten oder Pflegekräfte infiziert werden; man erreicht das durch besondere Isolierungstechniken.

Gelegentlich wird ein Patient aus anderen Gründen isoliert. Seine Anfälligkeit gegen Infektionen kann zum Beispiel so groß sein, daß Keime, die dem Menschen normalerweise nicht schaden, eine ernste, gelegentlich sogar tödliche, Allgemeininfektion verursachen können. Um ihn vor dieser Gefahr zu schützen, wird er in eine sterile Einheit verlegt. In diesem Fall sollen die Isolierungsmaßnahmen nicht das Personal und andere gegen die gefährlichen Keime des Patienten schützen, sondern dieser selbst soll gegen die der anderen geschützt werden.

Wie sich die Isolierung auf die seelische Verfassung eines Patienten auswirkt

In der Isolierung fühlt sich der Patient meist unglücklich, ausgeschlossen und durch seine unverschuldete und unfreiwillige tagelange Einsamkeit deprimiert. Seine wenigen Besucher müssen sich sorgfältigen Vorbereitungen unterziehen (es kommt ihm und ihnen jedenfalls so vor), bevor es ihnen gestattet wird, an sein Bett zu kommen. Selbst für den Patienten, der die Notwendigkeit dieser Vorsichtsmaßregeln einsieht, ist das Gefühl, „ansteckend" zu sein, nicht angenehm; oft glaubt er, unbequem zu sein, und kommt sich überflüssig vor.

Dieses Gefühl verstärkt sich, wenn sich die Pflegekräfte nicht die Zeit nehmen, mit ihm zu sprechen, um so mehr als dies keinen Isolierungsvorschriften unterliegt. Das Pflegepersonal neigt häufig dazu, isolierte Patienten zu meiden, nicht weil es befürchtet, sich anzustecken, sondern weil es lästig und zeitraubend ist, einen zusätzlichen Kittel anzuziehen, möglicherweise einen Gesichtsschutz zu tragen und anschließend alle Zusatzkleidung wieder auszuziehen und sich gründlich die Hände zu waschen, bevor man den Raum verlassen kann. Daher geht das Pflegepersonal meist nur dann in das Isolierzimmer, wenn die körperlichen Bedürfnisse des Patienten es verlangen.

Bedeutung des Gesprächs für den isolierten Patienten

In einigen Krankenhäusern dürfen nur examinierte Schwestern isolierte Patienten versorgen. In anderen dürfen Schwesternhelferinnen in den Isolierungstechniken angelernt werden, so daß sie den Schwestern bei der Pflege dieser Patienten helfen können. Nicht alle isolierten Patienten müssen *vollkommen* isoliert werden; je nach Art der Infektion sind bisweilen begrenzte Isolierungsmaßnahmen ausreichend. Unabhängig davon, ob Sie zur Pflege isolierter Patienten eingeteilt sind oder nicht, denken Sie daran, daß Patienten mit ihrer Isolierung besser fertig werden und bei besserer Laune bleiben, wenn Sie sich einige Minuten Zeit nehmen, um *an* der Tür des Isolierzimmers stehen zu bleiben und mit dem Patienten zu sprechen. Das gibt dem Patienten das Gefühl, daß ihn das Personal nicht vergessen hat und sich um sein Wohlergehen kümmert, auch wenn er von den anderen Patienten isoliert ist.

Einige Tatsachen über krankheitsverursachende Organismen

Um die Isolierungstechniken wirksam anzuwenden, muß man wissen, wie die verschiedenen, Infektionen verursachenden Keime von einer Person auf die andere übertragen oder aus einem Bereich in den anderen verschleppt werden. Wenn ein Patient zum Beispiel gefährliche Krankheitserreger durch Niesen oder Husten verbreiten kann, die sich in Mund- und Nasenschleimhaut der Pflegekraft ansiedeln können, muß zu den Isolierungsmaßnahmen auch das Tragen einer Gesichtmaske gehören.

Krankheitserreger werden nicht nur durch die Luft oder bei direktem Kontakt von einer Person auf die andere übertragen, sondern auch durch Wasser (Baden, Trinken oder sogar Schwimmen), Urin, Stuhl und andere Körpergewebe oder Körperflüssigkeiten, wie zum Beispiel Blut. Die Keime können an Geschirr, Besteck und Gläsern haften und die Infektion auf den übertragen, der diese Gebrauchsgegenstände benützt, wenn sie vorher nicht sterilisiert wurden (Sterilisieren: Abtöten *aller* Mikroorganismen auf dem betreffenden Gegenstand). Erreger können auch in Speisen und in Flüssigkeiten enthalten sein und sich dort vermehren.

Gelegentlich kommt es vor, daß jemand Krankheitserreger im Körper hat, ohne selbst Krankheitssymptome zu entwickeln, den Erreger aber auf andere Personen überträgt, die dadurch erkranken. In diesem Fall wird der Überträger als „Ausscheider" bezeichnet.

Einige Erreger haben eine sehr kurze Lebensdauer und sterben, sobald ihnen der geeignete Nährboden entzogen wird oder sie mit Sauerstoff (Luft) in Berührung kommen. Andere sind widerstandsfähiger und überleben länger. Einige Keime sind auf der Körperoberfläche harmlos (Saprophyten), verursachen jedoch Krankheiten, wenn sie ins Körperinnere gelangen. Außerdem leben normalerweise verschiedene harmlose Keime im Verdauungstrakt und auf der Haut.

Wenn der Körper mit Krankheitserregern in Kontakt kommt, tritt das körpereigene Abwehrsystem mit dem Ziel in Aktion, ein Sichausweiten der Infektion zu verhindern. Ist die Zahl der Keime groß, handelt es sich um virulente Krankheitserreger oder ist die Widerstandskraft des Patienten gering, dann wird dieses Abwehrsystem nicht mit der Invasion der Krankheitserreger fertig, und eine gefährliche Infektionskrankheit kann die Folge sein.

Durch Impfen und Immunisierung kann eine spezifische Immunität gegen gefährliche Erkrankungen, wie Pocken, Diphtherie Keuchhusten oder Wundstarrkrampf, erreicht werden.

In den letzten Jahren sind viele Medikamente gegen Krankheitserreger, die lebensgefährliche und früher oft tödliche Erkrankungen verursachten, entwickelt worden. In modernen Laboratorien studieren Wissenschaftler die Lebensgewohnheiten dieser Erreger und entwickeln ständig neue Methoden, mit denen sie zerstört oder inaktiviert werden können, wenn sie den Menschen angreifen.

Wenn ein Patient nicht oder nicht so gut wie erwartet auf ein Chemotherapeutikum oder Antibiotikum anspricht, kann der Erreger (man gewinnt ihn durch Abstrich oder Sammlung von Gewebe oder Körperflüssigkeit) auf einem Spezialnährboden gezüchtet werden, d. h. es wird eine Kultur von ihm angelegt. Auf die Erregerkultur werden dann verschiedene, wirksame Antibiotika aufgetragen, um festzustellen, welches Medikament den Erreger am besten zerstört oder inaktiviert. Das hierbei wirksamste Antibiotikum ist das, gegenüber dem der Erreger „empfindlich" ist, gegenüber den nicht wirksamen Antibiotika ist er „resistent".

Die Isolierung schützt andere Patienten und das Personal

Der isolierte Patient trägt einen Mundschutz, durch den die Krankheitserreger zurückgehalten werden (er wird später verbrannt). Zusätzlichen Schutz gibt der Mundschutz, den das Pflegepersonal trägt. Selbst wenn einige Krankheitserreger in ihre Nähe kommen, schlagen sie sich außerhalb des Mundschutzes nieder, der später ebenfalls weggeworfen und, wie der des Patienten, verbrannt wird.

Jeder, der infektiöse Patienten pflegt, muß Handschuhe tragen, wenn die Möglichkeit besteht, mit gefährlichen Keimen in Kontakt zu kommen. Sie könnten durch kleinste Hautrisse in den Körper gelangen oder von den Händen auf andere Körperteile oder andere Patienten übertragen werden.

Das Pflegepersonal muß immer dann, wenn die Möglichkeit besteht, mit dem Körper des Patienten, seinem Bett oder irgendeinem Gegenstand, den der Patient berührt hat, in Kontakt zu kommen, einen Kittel tragen, damit keine Krankheitserreger an die normale Dienstkleidung kommen können. Wenn dieser Kittel richtig verwendet und korrekt ausgezogen wird, bleiben die Erreger auf der Außenseite; sauberes und vorschriftsmäßiges Abwerfen des Kittels nach Benützung garantiert die Vernichtung der Krankheitserreger.

Isolierungstechniken

Wenn der Arzt eine Infektionskrankheit diagnostiziert hat, weiß er, welche Isolierungstechniken erforderlich werden. Wenn der Patient streng isoliert werden muß, wird er in einen hierfür vorgesehenen, in der Regel von den anderen Patienten entfernten Raum verlegt.

Vor der Tür des Isolierzimmers steht ein Tisch, der als „saubere" Ablage gedacht ist (Abb. 75). Das bedeutet, daß weder der Tisch noch irgendein Gegenstand auf ihm mit dem Patienten oder mit einem Gegenstand, den er berührt hat, in Kontakt gekommen ist. Sterile Kittel, Bettwäsche, Mundschutz oder anderes Material, das für den Patienten oder das Personal benötigt wird, kann hier abgelegt werden. An der Tür sollte ein Schild mit der Aufschrift hängen „*Patient ist isoliert – Eintritt verboten!*" Das Isolierzimmer muß ein eigenes Waschbecken und nach Möglichkeit ein direkt daneben liegendes Badezimmer haben, das nur von diesem Patienten benutzt wird. Auf diese Weise kann die Pflege auf diese Einheit beschränkt bleiben. Obwohl Handtücher und andere Utensilien am Waschbecken als „sauber" zu betrachten sind, muß

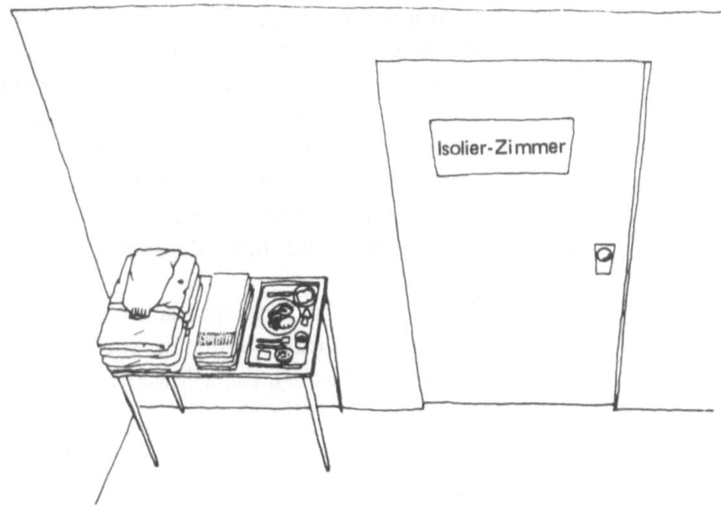

Abb. 75. Der „saubere" Tisch vor dem Isolierzimmer. Wäsche, Geräte und Essenstablett stehen auf dem Tisch; sie müssen als „infiziert" betrachtet werden, soblad sie ins Zimmer des Patienten gelangen

alles im Isolierzimmer als kontaminiert, d. h. als mit Keimen in Berührung gekommen angesehen werden, selbst wenn der Patient keinen direkten Kontakt dazu hatte. Deshalb muß jeder Gegenstand, der das Zimmer verläßt, entweder desinfiziert oder mit besonderer Vorsicht vernichtet werden.

Im Zimmer steht für die Schmutzwäsche ein Ständer mit einem Plastiksack. Ist er voll, wird der Sack zugebunden und mit der Aufschrift „infektiöse Wäsche" in die Wäscherei gegeben. In gleicher Weise wird in den Papierkorb und/oder den Mülleimer des Zimmers ein Plastiksack eingehängt, der zugebunden (damit nichts herausfallen kann) in der Verbrennungsanlage vernichtet wird.

Müssen besondere Vorsichtsmaßnahmen zur Vernichtung von Stuhl oder Urin ergriffen werden, werden Sie über Desinfektion des Stuhls oder Urins genaue Anweisungen erhalten, bevor Sie diese verwerfen dürfen. Meist werden Stuhl und Urin in der Toilette des Isolierzimmers weggespült oder die Bettpfanne in eine hierfür geeignete Vorrichtung entleert und sterilisiert, wobei man darauf

achten muß, daß weder Stuhl noch Urin verschüttet werden.

Für die Vernichtung von Körperflüssigkeiten und Sekreten, die virulente Keime enthalten, gelten spezielle Regeln.

Kittelpflege

Ein Kittel muß je nach den im Einzelfall geltenden Isolierungsvorschriften getragen werden, wenn Schwester, Arzt, Schwesternhelferin, eine andere Pflegekraft oder ein Besucher den Raum des Patienten betreten, um ihn zu untersuchen, zu behandeln oder zu besuchen. (Unter Umständen erübrigt sich ein Kittel beim Messen von Mundtemperatur, Blutdruck, Puls- und Atemfrequenz, vorausgesetzt, das Pflegepersonal vermeidet, den Patienten oder sein Bettzeug mit der Dienstkleidung zu berühren.)

Saubere Kittel liegen auf dem Tisch vor der Tür des Isolierzimmers. Jedesmal wenn eine Pflegekraft zur Versorgung des Patienten den Raum betritt, muß sie einen neuen Kittel anziehen (Abb. 76 a – d). Wenn Sie ei-

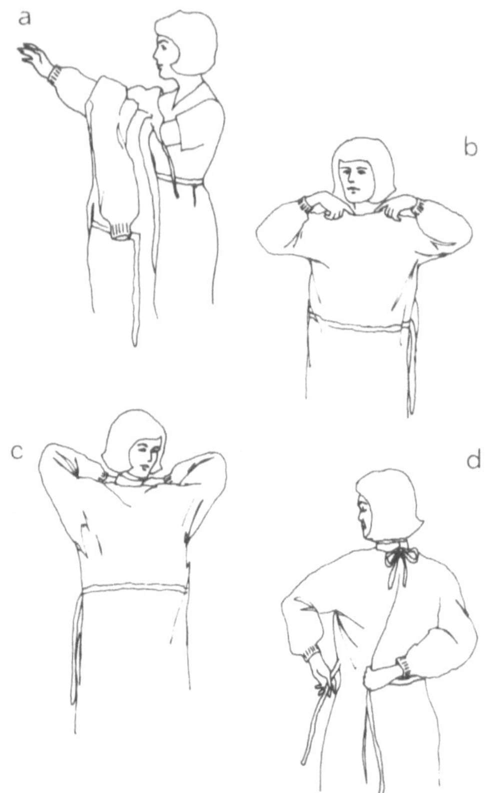

Wenn Sie mit der Pflege fertig sind, bereiten Sie sich darauf vor, den Kittel so auszuziehen, daß Sie den Raum anschließend verlassen können, ohne daß Ihre Arbeitskleidung oder Ihre Hände mit irgendwelchen unsterilen Dingen in Berührung gekommen sind.

Der mit Erregern in Berührung gekommene Kittel wird folgendermaßen ausgezogen:

Zuerst wird der Gürtel im Rücken gelöst und der Kittel gelockert, ohne ihn von innen zu berühren (Abb. 77). Danach werden die Hän-

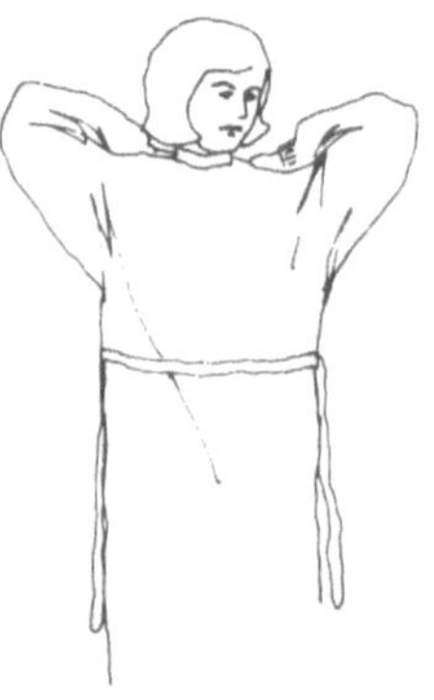

Abb. 76 a–d. Die Schwester zieht einen frischen Kittel an, bevor sie den isolierten Patienten versorgt: a) und b) sie schlüpft in den Kittel, der über der Dienstkleidung getragen wird; c) sie bindet die Kragenbänder; d) sie bindet den Gürtel zu

Abb. 77. Ausziehen des Isolierkittels, der wieder verwendet werden soll: der mit Keimen infizierte Gürtel ist aufgebunden; nach sorgfältigem Händewaschen löst die Schwesternhelferin mit sauberen Händen das saubere Kragenbändchen

ne Uhr tragen, müssen Sie diese vor Anziehen des Kittels ablegen (damit sie nicht mit Keimen in Berührung kommt oder stört, wenn Sie sich nach Verlassen des Raumes die Hände korrekt waschen).

Alle zur Pflege nötigen Dinge müssen, *bevor* Sie den Raum betreten, zusammengestellt sein, da Sie nach Überziehen des Kittels das Isolierzimmer während der Pflege des Patienten nicht in diesem Kittel verlassen dürfen. Er muß vorher unter Beachtung entsprechender Vorsichtsmaßregeln ausgezogen werden. Brauchen Sie zusätzliches Material, bitten Sie eine andere Pflegekraft, Ihnen das Gewünschte an die Tür zu bringen und es Ihnen, ohne Ihre Hände oder den Kittel zu berühren, zu geben.

de sorgfältig gewaschen und getrocknet. Die Hände müssen als „infiziert" betrachtet werden, wenn der Patient, sein Bett oder Geräte berührt wurden, selbst wenn diese nicht mit dem Patienten in Kontakt gekommen sind, jedoch im Zimmer aufbewahrt werden.

Händewaschen. Unter korrektem Händewaschen (dies geschieht im Isolierzimmer oder an einem Waschbecken in nächster Nähe des Isolierzimmers, wenn dort kein Becken vorhanden ist) versteht man das Waschen beider Hände bis hinauf zu den Ellenbogen unter fließendem Wasser mit Seife für die Dauer von mindestens einer Minute. Wenn die Wasserhähne am Waschbecken nicht mit dem Knie oder dem Fuß betätigt

werden können, muß nach Abschluß des
Händewaschens der Hahn mit Hilfe eines Papierhandtuchs zugedreht werden, da die
Handgriffe des Hahns beim Aufdrehen infiziert wurden.

Nach dem Händewaschen löst man das
Kragenbändchen des Kittels (siehe Abb. 77).
Da dieses Band weder mit dem Patienten
noch einem Gegenstand, der zu seiner Pflege
nötig ist, in Kontakt gekommen ist, kann er
als sauber betrachtet werden. Jetzt schlüpft
man, den Kittel am sauberen Kragenband
haltend, aus ihm heraus, wobei man darauf
achten muß, daß die (infizierte) Außenseite
weder mit Ihnen noch mit Ihrer Arbeitskleidung in Kontakt kommt. Anschließend wird
der Kittel im Infektionszimmer in einen Wäschesack geworfen.

Sind die Kittel knapp und müssen mehrmals hintereinander verwendet werden, geht
man wie folgt vor: Man löst den Gürtel wie
oben beschrieben, wäscht und trocknet sich
die Hände und löst das saubere Kragenband
wie oben. Dann greift man vorsichtig zum
Beispiel mit der rechten Hand (sie ist, da
eben gewaschen, sauber) in die Innenseite
des linken Ärmels (Abb. 78). Die Innenseite
des Kittels ist solange als sauber zu betrachten, als sie beim Waschen nicht feucht geworden ist. Der linke Ärmel wird von der
Schulter heruntergezogen. Nun benutzt man

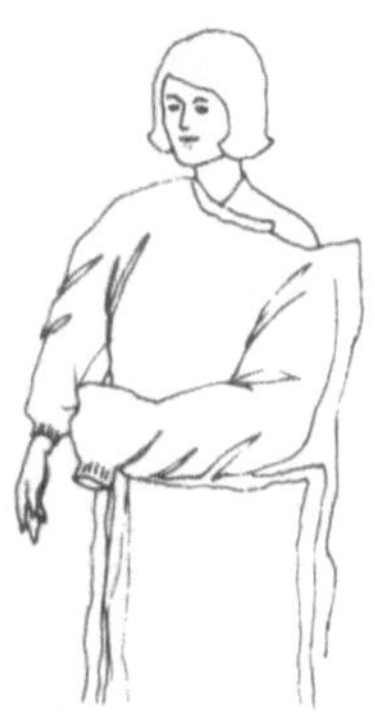

Abb. 79. Die Schwesternhelferin benützt die linke
Hand, die im Ärmel geschützt ist, um den rechten
Ärmel abzuziehen. *Beachte:* Sie berührt die Außenseite (bzw. infizierte Seite) des Kittels nie mit sauberen Händen. (Der Kittel kann selbstverständlich
genauso gut zuerst rechts und dann links ausgezogen werden, indem man mit der linken Hand beginnt)

die linke Hand und zieht den rechten Ärmel
herunter (Abb. 79). Der Kittel wird am sauberen Kragenbändchen gehalten und im saubersten Bereich des Infektionszimmers nahe
dem Waschbecken aufgehängt, so daß die
Außenseite (der infizierte Teil des Kittels)
zum Zimmer gerichtet ist und der saubere
Teil (Innenseite des Kittels) zur Wand hin zu
hängen kommt (Abb. 80).

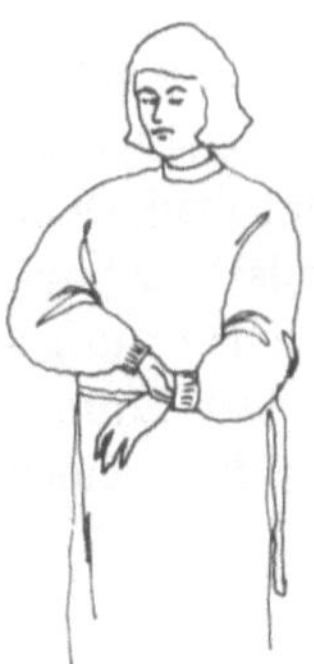

Abb. 78. Die Schwesternhelferin greift vorsichtig
mit der sauberen rechten Hand in den linken Ärmel
(die Innenseite des Kittels ist sauber und nicht infiziert) und zieht mit der geschützten Hand den Ärmel über die linke Hand

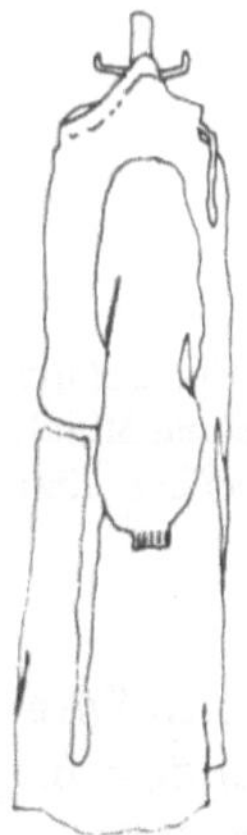

Abb. 80. Der einmal gebrauchte Kittel wird mit
der infizierten Seite (Außenseite) zum Raum hin –
die nicht infizierte Seite (Innenseite) nach innen
gefaltet – an einem Ständer oder Haken in Nähe
der Tür aufgehängt

Gürtel gebunden. Wenn in Ihrem Krankenhaus Einmalkittel benützt werden, werden
sie nach Gebrauch in einen Plastikmüllsack
geworfen.

Umgang mit dem Mundschutz

Ein Mundschutz wird getragen, wenn ein Patient eine gefährliche Infektion hat, die mit
Husten, Schnupfen oder Abhusten von Sputum einhergeht. Ein Behälter auf dem Tisch
außerhalb des Isolierzimmers enthält einen
Mundschutzvorrat. Ohne den Mundschutz
bzw. den Teil, der das Gesicht bedeckt, anzu-
fassen (Abb. 81 a – c), vergewissert man sich,
daß Nase und Mund gut bedeckt sind. Beim
Abnehmen werden nur die Bänder berührt
(Abb. 82). Ein benützter Mundschutz kommt

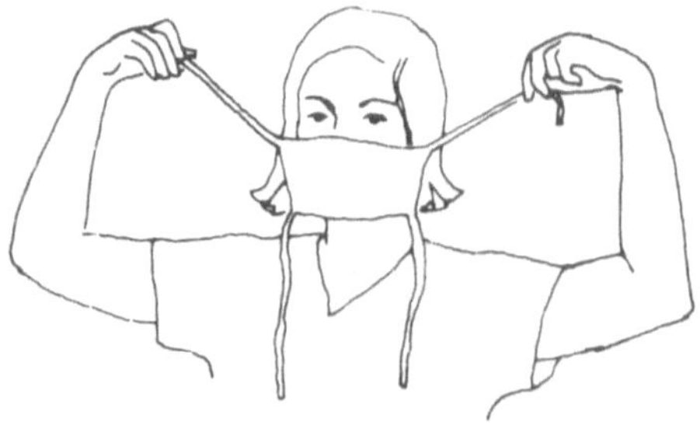

Abb. 82. Abnehmen des Mundschutzes: Er wird
nur an den Bändern gehalten; der mit Mund und
Nase in Berührung gekommene Teil darf nicht berührt werden

in den mit der Aufschrift „Gebrauchter
Mundschutz" gekennzeichneten Behälter. Einen zusätzlichen Schutz gewinnt man, wenn
der Patient ebenfalls einen Mundschutz trägt,
nachdem man ihm gezeigt hat, wie er aufge-
setzt und abgenommen wird. Der Einmal-
mundschutz wird nach Gebrauch in einen
Plastikmüllsack geworfen.

Techniken für die Pflege offener, infektiöser Wunden

Wenn ein isolierter Patient offene Wunden
hat, können besondere Vorsichtsmaßnahmen

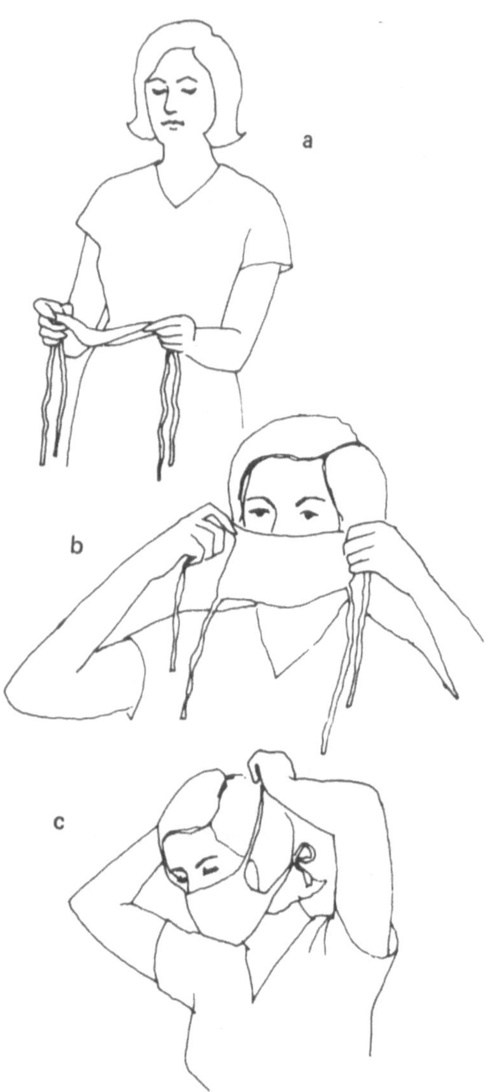

Abb. 81a–c. So setzt man einen „Mundschutz"
richtig auf: a) man hält den offenen Mundschutz
an seinen Bändern; b) legt ihn über Nase und Mund;
c) bindet ihn sorgfältig fest, so daß er bequem sitzt
und nicht abrutscht

*Wenn man einen bereits gebrauchten Kittel
anzieht,* schlüpft man zuerst vorsichtig in die
Ärmel, wobei Hände oder Tracht nur mit der
Innenseite (sauberen Seite) des benützten
Kittels in Berührung kommen. Das Kragenbändchen wird gebunden, solange die Hände
noch sauber sind. Zuletzt wird der infizierte

notwendig werden, um zu verhindern, daß
Wundkeime andere Körperteile des Patienten
oder andere Personen (Arzt, Schwester oder
Schwesternhelferin), die ihn pflegen, infizieren. Um einen direkten Kontakt zu vermeiden, müssen Handschuhe getragen werden.
Beim Verbandswechsel müssen sterile Pinzet-
ten benützt werden. Dies gilt für die Entfernung des alten wie für das Anlegen des neuen
Verbands. Verbände eines isolierten Patienten dürfen von der Schwesternhelferin nicht
berührt werden (selbst wenn sie gelernt hat,
mit sterilen Verbänden umzugehen), bevor
ihr nicht entsprechende, hierbei anzuwenden-
de Vorsichtsmaßregeln mitgeteilt wurden.
Vor dem Kontakt mit infizierten Hautpartien muß besonders gewarnt werden, wenn
man eine kleinere Verletzung, etwa einen
Schnitt oder eine Schürfung, an der Hand
hat.

Wie man einem isolierten Patienten das Essen serviert

Wenn während der Essenszeit keine zusätzliche Pflege notwendig ist, muß kein Kittel
übergezogen werden. Das Tablett des Patienten wird auf dem sauberen Tisch außerhalb
des Zimmers abgestellt. Dann legt man einen
Papierset (es kann auch der Tablettset sein)
auf den Bettisch des Patienten, ohne ihn zu
berühren. Anschließend trägt man sein Essen
(auf Einmalpapiertellern) ohne Tablett her-
ein und arrangiert es auf dem Tisch. Das Tablett bleibt draußen auf dem Tisch stehen.
Weder der Patient noch sein Bett dürfen beim
Servieren berührt werden. Wenn er mit dem
Essen fertig ist, werden die Papierteller und
der Einmalset in den Plastikmüllsack geworfen, dieser zugebunden und in die Verbrennungsanlage geworfen. Anschließend wäscht
man sich sorgfältig die Hände.

Schutz für die Besucher des Patienten

Wenn ein streng isolierter Patient Besuch bekommt, muß auch der Besuch sorgfältig unterrichtet werden, damit die Isolierungsmaßnahmen nicht an irgendeiner Stelle durchbrochen werden. Dem Besucher wird in einen Kittel geholfen; er muß einen Mundschutz tragen und andere notwendigen Vorsichtsmaßregeln beachten, damit sein Besuch
für ihn, die anderen Patienten und das Pflegepersonal keine Gefahr darstellt. Er wird ermahnt, weder den Patienten noch sein Bett
oder dessen Sachen zu berühren. Wenn er seinen Besuch beendet hat, wird ihm gezeigt,
wie der Kittel und der Mundschutz abgenommen werden müssen und wie man sich die
Hände richtig wäscht.

Verlegung des Patienten von der Isolierstation

Früher oder später wird die Infektion des Patienten unter Kontrolle sein, wodurch sich
die Isolierungsmaßnahmen erübrigen. Wenn
der Patient auf eine andere Abteilung der
Station verlegt werden soll, badet er vorher und wäscht sich die Haare; sein gesamtes
Eigentum wird desinfiziert. Was nicht desinfiziert werden kann, muß weggeworfen werden. (Mit Rücksicht auf diese Tatsache werden
die Angehörigen angehalten, keine für den
Patienten kostbaren Dinge ins Isolierzimmer
zu bringen, wenn die Gefahr besteht, daß sie
bei der Desinfektion zerstört oder beschädigt
werden.)

Bleibt der Patient bis zur Entlassung im
Isolierzimmer, werden die Isolierungsmaßnahmen abgebrochen, sobald die wegen seiner Krankheit notwendige Desinfektion abgeschlossen ist. Geräte und Instrumente, die
zur Untersuchung oder Behandlung des Patienten benutzt wurden, werden durch Kochen, Autoklavieren (Hitzesterilisation), che-
misch oder durch andere Maßnahmen sterilisiert, bevor sie für andere Patienten wieder
benützt werden können. Man entferne nie,
weder während noch am Ende der Isolierung,
Geräte oder Instrumente aus der Isoliereinheit,
ohne vorher Anweisung zur korrekten Desin-

fektion erhalten zu haben. Solange Sie nicht anders informiert werden, sind *alle* Gegenstände im Zimmer des Patienten als infiziert zu betrachten.

Ob Sie bei der Pflege eines isolierten Patienten mithelfen dürfen, richtet sich nach den Gepflogenheiten des Hauses. Auch wenn Sie nicht persönlich, sondern andere Pflegekräfte diese Patienten pflegen, ist es für Sie wertvoll, darüber Bescheid zu wissen.
Wenn Sie zur Pflege eines isolierten Patienten eingeteilt sind, denken Sie daran, daß die Pflege von Patient zu Patient anders sein kann. Alle sind jedoch auf Ihre Geschicklichkeit und die peinliche Beachtung korrekter Isoliermaßnahmen angewiesen. Denken Sie jederzeit daran, daß diese Maßnahmen nur dann wirksam sind, wenn sie nicht durchbrochen werden. Jede Unachtsamkeit gibt den Krankheitserregern die Möglichkeit, außer Kontrolle zu geraten. Es liegt in Ihrer Hand, daß dies nicht vorkommt.

In diesem Kapitel lernen Sie:

- *Wie man rechtzeitig die Entlassung des Patienten plant*

- *Daß die meisten Patienten sich auf die Entlassung freuen, manche sich jedoch sorgen, ob sie außerhalb des Krankenhauses zurechtkommen werden*

- *Wie man für die Patienten plant, die nach Entlassung weiterhin ärztliche und pflegerische Betreuung nötig haben*

- *Welche Formalitäten vor der Entlassung erledigt werden müssen*

- *Welche Gründe es für die Verlegung eines Patienten gibt*

- *Wie Bett und Zimmer nach Entlassung des Patienten für einen Neuzugang vorbereitet werden*

Wenn der Patient befriedigende Fortschritte macht, beginnen Arzt und Schwestern seine Entlassung zu planen. Wenn er nicht lange und nicht ernstlich krank war oder keine Komplikationen vorgekommen sind, sind keine speziellen Vorkehrungen nötig; man muß ihm nur allgemeine Verhaltensmaßregeln mit auf den Weg geben sowie Datum und Uhrzeit der Entlassung festlegen. Die meisten Patienten freuen sich auf den Tag, an dem sie nach Hause, in ihre eigene, ihnen vertraute Umgebung, zu ihrer Familie und ihren Freunden zurückkehren können.

Gelegentlich fällt den Patienten jedoch die Loslösung vom Krankenhaus schwer. Ein Patient, der lange Zeit krank war und zu dessen Genesung umfangreiche, ärztliche und pflegerische Maßnahmen notwendig waren, fühlt sich häufig im Krankenhaus sicher. Denn hier gibt es Menschen, die ihm helfen können, die seiner Krankheit Herr wurden und die ihm das Leben, so weit es in ihren Kräften stand, so angenehm wie möglich gemacht haben. Dieser Patient ist vom Arzt und vom Krankenhauspersonal mehr oder weniger abhängig geworden. Er macht sich über das, was ihn nach Entlassung erwartet, Sorgen: Wird er kräftig genug sein, um das, was auf ihn zukommt, zu bewältigen? Wenn er Hilfe braucht, an wen muß er sich wenden? Wenn er keine Hilfe findet, wird er dann wieder krank werden und muß er dann zu erneuter Behandlung wieder aufgenommen werden? Diese und andere Sorgen lassen bei ihm keine Freude über die Entlassung aufkommen.

Für diese Patienten ist eine sorgfältige Planung und Vorbereitung weit vor dem Entlassungstermin notwendig, damit der Fortschritt, den sie während ihres Aufenthalts im Krankenhaus gemacht haben, und der Erfolg der stationären Behandlung nicht durch das Fehlen ausreichender Pflege nach ihrer Entlassung aufs Spiel gesetzt wird.

Planung der Weiterbetreuung nach Entlassung

Wenn der Arzt überzeugt ist, daß der Patient noch nicht in der Lage ist, sich zu Hause selbst zu versorgen, und daß er zu Hause die zu seiner vollständigen Wiederherstellung notwendige Pflege nicht bekommt, kann er einen Aufenthalt in einem Rekonvaleszenten- oder Pflegeheim im Anschluß an seinen Krankenhausaufenthalt in die Wege leiten. Heutzutage bezeichnet man diese Institutionen als „Erweiterte Pflegeeinrichtungen". Ein Aufenthalt in einem dieser Häuser bedeutet für die Patienten einen weniger abrupten Übergang zu seinem früheren Leben. Sie verlassen zwar das Krankenhaus, befinden sich aber an einem Ort, wo Schwestern ihre Behandlung übernehmen, falls es nötig ist, und wo Diätassistentinnen, die ihre Nahrungsbedürfnisse kennen, ihre Mahlzeiten planen.

Eine weitere Möglichkeit ist, einen Patienten in „Dauerpflege" oder „Heimpflege" zu verbringen, wo Pflege und Behandlung fortgesetzt werden können, seine Gesundheit überwacht wird und ärztliche und pflegerische Maßnahmen entsprechend seinen Bedürfnissen möglich sind. Um den Patienten nicht aus den Augen zu verlieren, können Nachuntersuchungen in der Ambulanz des Krankenhauses veranlaßt werden. Die Fürsorge kann vom Arzt oder der Schwester eingeschaltet werden, um über sie verschiedene Einrichtungen der Gemeinde in Anspruch nehmen zu können, damit dem frisch entlassenen Patienten die Eingliederung in seine frühere Umgebung erleichtert wird. Eine Mutter mit kleinen Kindern kann zum Beispiel Hilfe bei der Hausarbeit benötigen, bis sie wieder Kraft genug hat, um ihre Familie und ihren Haushalt selbst zu versorgen.

Unabhängig von den äußeren Umständen müssen sich Arzt und Schwestern genügend Zeit nehmen, um dem Patienten und seinen Angehörigen zu erklären, wie er nach seiner Entlassung am besten gepflegt werden kann. Wenn Sie bemerken, daß ein Patient sich über seinen Zustand oder seine bevorstehende Entlassung aus dem Krankenhaus Sorgen macht, melden Sie dies der Stationsschwester. Sie wird entscheiden, wie man ihm am besten helfen kann, dieses Gefühl zu überwinden.

Entlassungsformalitäten

Im allgemeinen macht der Arzt ein oder zwei Tage vor der Entlassung auf dem Krankenblatt des Patienten einen entsprechenden Vermerk. Gleichzeitig mit diesem Entlassungsvermerk wird die Familie über das Datum und die Uhrzeit der Entlassung unterrichtet. Die Stationsschwester benachrichtigt ihrerseits das Aufnahmebüro. Grundsätzlich wird kein Patient ohne entsprechende Anweisung des Arztes entlassen. Gelegentlich besteht ein Patient darauf, aus diesem oder jenem Grund das Krankenhaus gegen ärztlichen Rat zu verlassen. In solchen Fällen wird der Patient gebeten, nach Aufklärung über die hieraus für ihn entstehenden Konsequenzen ein Schriftstück zu unterzeichnen, aus dem hervorgeht, daß er das Krankenhaus auf eigene Verantwortung verläßt. Dies nennt man eine „Entlassung gegen ärztlichen Rat". Das Krankenhaus und der behandelnde Arzt werden durch dieses Dokument aller Verantwortung enthoben, falls der Patient aufgrund seiner vorzeitigen Entlassung erneut erkrankt.

Entlassung

Am Tag der Entlassung bringt ein Familienmitglied die Kleider des Patienten (wenn sie nicht im Krankenhaus aufbewahrt worden sind) und andere Dinge, die der Patient benötigt. Auf der Pflegeeinheit wird der Angehörige gebeten, den Entlassungsschein zu holen. Der Angehörige bringt dann den Entlassungsschein mit auf die Station und händigt ihn der Schwester aus, die diesen an das Krankenblatt heftet. (Kein Patient wird entlassen, bevor nicht der Entlassungsschein vorliegt.)

Wenn sich der Patient angezogen und letzte Verhaltensmaßregeln erhalten hat, steht seiner Entlassung nichts mehr im Weg. Die Schwester sieht noch einmal nach, ob sein Krankenblatt in Ordnung ist, und vermerkt die Entlassungszeit. Sie werden unter Umständen gebeten, den Patienten zum Taxi, seinem Wagen oder einem anderen Verkehrsmittel zu begleiten. Der Patient darf die Station nicht ohne Begleitung einer Pflegekraft verlassen, da das Krankenhaus bis zum Verlassen des Krankenhausgebäudes für die Sicherheit des Patienten verantwortlich ist.

Wenn Sie den Patienten und seine Familie sicher auf den Weg gebracht haben, kehren Sie auf die Station zurück. Die Stationsschwester wird der Hauswirtschaftsabteilung inzwischen mitgeteilt haben, daß ein Zimmer frei geworden ist. Auf deren Veranlassung kommt eine Putzkraft, die das Bett abzieht, sauber macht und Bett und Zimmer für den nächsten Patienten vorbereitet.

Nicht jedes Krankenhaus hat jedoch eine Hauswirtschaftsabteilung, die die Zimmer für Neuzugänge herrichtet. Es kommt auch vor, daß ein Zimmer so spät am Tag frei wird, daß die Putzhilfen das Haus bereits verlassen haben, die Einheit jedoch für einen bereits angemeldeten Patienten vorbereitet werden muß. In diesen Fällen werden Sie den Auftrag bekommen, das Bett abzuziehen, Bett und Zimmer zu reinigen und die Einheit für den nächsten Patienten vorzubereiten.

Reinigen und Herrichten eines freigewordenen Bettes

Um eine Einheit (Bett, Nachttisch, Bettisch, Schrank usw.) für einen neuen Patienten vorzubereiten, muß alles, was der vorhergehende Patient benützt hat, sorgfältig desinfiziert werden; das, was sich nicht desinfizieren läßt, muß aus dem Zimmer entfernt und weggeworfen werden.

Um eine Einheit sorgfältig zu reinigen, *benötigt man:*
1 Schüssel mit Desinfektionsmittel
Putzlappen
frisches Bettzeug und eine frische Bettdecke
Handtücher und Waschlappen

Seife und andere Utensilien, die dem Patienten vom Krankenhaus zur Verfügung gestellt und im Nachttisch aufbewahrt werden.

Das Bett wird bis auf die Matratze abgezogen, die Wäsche wird in einen Wäschesack für schmutzige Wäsche oder in den Wäscheabwurfschacht geworfen. Nur Kopfkissen und Gummiunterlage werden zurückbehalten.

Der Nachttisch wird entleert und alle Utensilien (Bettpfanne, Urinflasche, Waschschüssel, Brechschale und Seifenschale) in den Schwesternarbeitsraum gebracht. Dort werden sie gewaschen, getrocknet und entsprechend den Vorschriften des Hauses sterilisiert. Zurückgebliebene Zeitschriften oder Abfälle wandern in die Verbrennungsanlage oder in den Müll.

Das Thermometer und sein Behälter (soweit sie im Nachttisch aufbewahrt werden) werden ebenso wie der Wasserkrug und das Trinkglas sterilisiert, wenn es sich nicht um Einmalartikel handelt.

Das Bettgestell, die Sprungfedern und die mit Plastik überzogene Matratze werden sorgfältig auf allen Seiten mit Desinfektionslösung gewaschen. Am besten beginnt man mit der Oberseite der Matratze und legt dann die einteilige Matratze quer über die obere Betthälfte. Dann wäscht man die Bettfedern der unteren Betthälfte. Anschließend wird die Matratze umgedreht, so daß der soeben abgewaschene Teil der Matratze auf dem unteren Bettabschnitt und die eben gewaschenen Bettfedern zu liegen kommt. Dann wäscht man die Unterseite der Matratze und die Bettfedern der oberen Betthälfte.

Der Bettisch, der Nachttisch, der Sessel und andere zur Einheit des Patienten gehörige Möbelstücke müssen ebenfalls abgewaschen und abgetrocknet werden. Wenn zur Einheit ein Badezimmer gehört, muß auch dieses desinfiziert werden.

Sobald Bett und Matratze trocken sind, bezieht man das Bett mit einem frischen Bettlaken und macht es wie ein „nicht belegtes Bett" (wenn es nicht sofort wieder neubelegt wird). Auf ein nicht belegtes Bett wird die Überdecke so gelegt, daß das Bett in ganzer Länge bedeckt ist. Das Kissen wird neubezogen und auf das Kopfende gelegt. Handtuch, Waschlappen usw. kommen in den Nachttisch. In einigen Krankenhäusern werden dort für den nächsten Patienten zusätzlich ein größeres Badetuch und ein Krankenhausnachthemd untergebracht. Nach Sterilisation legt man die Utensilien in den Nachttisch an ihren Platz zurück und überzeugt sich noch einmal davon, daß die ganze Einheit sauber und komplett ist, alle Gegenstände an Ort und Stelle sind. Dann ist das Zimmer für den nächsten Patienten bereit.

Verlegung eines Patienten

Ein Patient kann von einer Station auf eine andere verlegt werden. Zum Beispiel kann ein Patient, der bei seiner Aufnahme mäßig krank war, auf die Intensivstation verlegt werden, wenn sein Zustand sich plötzlich gefährlich verschlechtert. Manchmal wird ein Patient verlegt, wenn das Bett, das bei seiner Aufnahme frei war, nicht seinen Wünschen entspricht. Gelegentlich wird bei einem internistischen Patienten eine Krankheit festgestellt, die operativ behandelt werden muß, weshalb er auf eine chirurgische Station verlegt wird.

Manche Krankenhäuser haben ein System, das als „gestaffelte Patientenbetreuung" bekannt ist. In diesem System wird der Patient zuerst in eine Abteilung eingewiesen, in der er Intensivpflege erhält, solange er akut krank ist. Wenn er dieses akute Krankheitsstadium überwunden hat, wird er in eine Abteilung verlegt, in der er und seine Mitpatienten Pflege und medizinische Behandlung erhalten, wie man sie braucht, wenn man auf dem Wege der Besserung ist. Wenn der Patient sich wohl genug fühlt, um aufzustehen, und nur noch ein Minimum an medizinischer und pflegerischer Betreuung braucht, wird er noch einmal verlegt und zwar in eine Abteilung, die Einrichtungen hat (z. B. einen Essensraum), die ihn auf Selbstversorgung und damit auf die Entlassung aus dem Krankenhaus vorbereitet.

Ein Patient wird innerhalb des Krankenhauses verlegt, nachdem der Arzt der Verlegung zugestimmt hat, bzw. sie angeordnet hat. Das Aufnahmebüro benachrichtigt die Abteilung, in die der Patient verlegt wird.

Dann wird der Patient von der Verlegung und von den Gründen dafür unterrichtet. Seine Sachen werden in seinen Koffer getan und dann werden die Transportmittel des Krankenhauses benutzt (in manchen Krankenhäusern wird eine Art Einkaufswagen benutzt). Die Oberschwester Ihrer Abteilung ruft die Oberschwester der den Patienten aufnehmenden Abteilung an, um ihr mitzuteilen, daß er kommt. Sie wird die andere Oberschwester außerdem über die speziellen Behandlungsmaßnahmen unterrichten, die der Patient braucht.

Wenn der Patient zum Abtransport bereit ist, notiert die Schwester den Zeitpunkt, den Zustand des Patienten und seine neue Abteilung in ihren Aufzeichnungen. Sie wird Ihnen sagen, ob ein Rollstuhl, eine fahrbare Trage oder etwas anderes für den Tansport des Patienten in Frage kommt. Sie überzeugt sich noch einmal, daß der Patient sein gesamtes Eigentum bei sich hat, daß er bequem liegt und gibt Ihnen sein Krankenblatt. Sie (oder ein Pfleger) schieben ihn dann auf seine neue Station. Wenn Sie damit beauftragt werden, beantworten Sie seine Fragen hinsichtlich seiner Verlegung; vielleicht fürchtet er sich vor der neuen, fremden Umgebung, in die Sie ihn bringen. Wenn Sie auf der neuen Station ankommen, stellen Sie den Patienten der Stationsschwester vor und übergeben ihr sein Krankenblatt. Sie wird Ihnen sagen, wo sich sein neues Zimmer befindet. Helfen Sie ihm, sich dort einzurichten (dies kann auch eine Pflegekraft der neuen Station übernehmen). Verlassen Sie den Patienten erst, wenn Sie sicher sind, daß sich jemand um ihn kümmert. Gehen Sie dann auf Ihre Station zurück und nehmen Sie Rollstuhl, Trage oder anderes Eigentum Ihrer Station wieder mit. Das nun auf Ihrer Station freigewordene Bett wird abgezogen und wie nach Entlassung eines Patienten wieder hergerichtet. Gelegentlich wird ein Patient mitsamt seinem eigenen Bett verlegt; in diesem Fall wird Ihnen ein neubezogenes Bett für Ihre Station mitgegeben.

Der sterbende Patient: Wie man ihn versorgt und wie man seiner Familie beistehen kann

Dieses Kapitel handelt davon:

- *Ob und gegebenenfalls zu welcher Zeit und von wem ein Sterbender über seinen Zustand unterrichtet wird*

- *Wie der Arzt dem Sterbenden hilft, seinen Zustand zu akzeptieren*

- *Wie der Sterbende denkt und fühlt und was seine Angehörigen denken und fühlen*

- *Wie man bei der Pflege eines Sterbenden behilflich sein kann*

- *Wie man der Familie des Sterbenden beistehen kann*

- *Wie man den Leichnam des Patienten herrichtet*

- *Wer den Leichnam aus dem Zimmer in die Leichenkammer bringt*

- *Wie man den anderen Patienten beisteht, nachdem auf ihrer Station ein Patient verstorben ist*

Die meisten Patienten, die ins Krankenhaus zur Behandlung aufgenommen werden, erholen sich und werden geheilt entlassen. Andere haben weniger Glück; ihnen kann zwar geholfen werden, doch werden sie nicht ganz wiederhergestellt; sie behalten einen Schaden zurück, an den sie sich gewöhnen müssen, wenn sie, meist in ärztliche Behandlung, entlassen werden. Es gibt schließlich auch Patienten, die nicht wieder gesund werden. Sie haben eine zum Tode führende Krankheit, d. h. daß auch beste und sorgfältigste ärztliche und pflegerische Maßnahmen ihnen nicht mehr helfen können. Einige sterben plötzlich und unerwartet. Bei anderen weiß der Arzt, wielange sie ungefähr noch leben werden. In einigen Fällen hat er erkannt, daß der Patient an seiner Krankheit sterben wird, kann aber nicht genau sagen, ob es noch Tage, Wochen oder länger dauern wird. Der Tod kann nur sehr selten mit Sicherheit vorausgesagt werden.

Wie der Arzt den Kranken und seine Angehörigen informiert

Sobald der Arzt mit Bestimmtheit weiß, daß ein Patient sterben wird, steht er der schwierigen Entscheidung gegenüber, was er ihm sagen soll. Ein Arzt muß den Patienten gut kennen, um die richtige Entscheidung zu treffen. Nur wenige Patienten bemerken nicht, wenn es ihnen schlechter geht; die meisten klammern sich aber an die Hoffnung, wieder gesund zu werden. Der Arzt möchte den Patienten einerseits nicht belügen, ihm aber andererseits nicht alle Hoffnung nehmen. Nur wenige Patienten haben die Kraft, die Tatsache, daß sie nicht mehr lange zu leben haben, zu akzeptieren. Diese können dem Arzt sogar mit der Frage: „Herr Doktor, werde ich sterben?" zuvorkommen. Ein Patient, der im Leben realistisch war, keine überwältigende Todesangst hat und daher die Tatsache, daß er sterben muß, akzeptieren kann, möchte die Wahrheit hören. Er möchte sich vorbereiten, für seine Familie planen und, wenn das Ende kommt, bereit sein.

Der Arzt muß in jedem Fall die Situation sorgfältig ausloten. Nicht jeder Patient, der diese Frage stellt, möchte wirklich erfahren, ob er sterben wird. Er kann auch, wenn er die Frage angstvoll und bangend stellt, vom Arzt hören wollen, daß er mit Sicherheit nicht sterben, sondern genesen und gesund werden wird. Obgleich dieser Patient unter Umständen den Tod nahen fühlt, kann er der Realität nicht ins Auge sehen. Die meisten Sterbenden scheinen zu fühlen, daß sie nicht überleben werden, ob man es ihnen gesagt hat oder nicht. Viele wollen diese Tatsache jedoch weder sich selbst noch anderen gegenüber eingestehen. In ihren Gedanken und Gesprächen mit anderen leugnen sie den Tod.

Häufig erklärt der Arzt einem solchen Patienten, daß er verschiedene Behandlungen und Medikamente, die ihm helfen können, verschreibt, und daß man eine andere Behandlung oder ein anderes Medikament versuchen wird, falls das erste keine positiven Resultate erbringt; daß jedoch einige Zeit vergehen wird, bis man Ergebnisse sieht. Auf diese Weise kann er die Hoffnung des Patienten aufrechterhalten. Den Angehörigen teilt er jedoch immer den wahren Sachverhalt mit. Das kann problematisch werden. Die Angehörigen wissen, wie es um den Patienten steht, möchten aber nicht, daß er davon erfährt. Der Patient vermutet, daß seine Familie Bescheid weiß, möchte aber mit ihnen darüber nicht sprechen. Das führt zu großen Spannungen zwischen ihm und seiner Familie, gelegentlich auch zwischen ihm und dem Pflegepersonal oder zwischen Familie und Arzt und/oder dem Pflegepersonal.

Um diese Spannungen zu beheben, wird der Arzt versuchen, Mittel und Wege zu finden, um dem Sterbenden und seiner Familie zu helfen. Er wird mit dem Pflegepersonal, mit dem Krankenhausgeistlichen oder dem Geistlichen des Patienten und mit der Familie sprechen. Wenn sich der Zustand des Patienten verschlechtert, wird er seine Behandlung ändern, um dem Patienten und seiner Familie Erleichterung, moralische Unterstützung und Beruhigung zu verschaffen.

Es liegt in der Hand des Arztes, den Patienten auf das, was ihn erwartet, vorzubereiten. Dies nimmt ihm keiner ab. Er kann diese Verantwortung mit dem Geistlichen teilen, sie jedoch nie ganz abwälzen. Selbst wenn Sie gehört haben, daß der Arzt vermutet, daß einer Ihrer Patienten bald sterben wird, dürfen Sie im Gespräch mit dem Patienten, seiner Familie oder seiner Freunden diese Information *nie* preisgeben,

nicht einmal, wenn Sie direkt gefragt werden. Sie müssen diese Fragen an den Arzt weitergeben, der als einziger befugt ist, sie zu beantworten.

Wenn besondere Probleme auftauchen, kann der Arzt einen Berater, wie einen Sozialarbeiter oder einen Psychiater hinzuziehen, wenn er mit dem Patienten und seiner Familie spricht.

Man kann gut verstehen, warum der Patient den Gedanken an seinen bevorstehenden Tod nicht ertragen kann. Ihm geht es nicht gut, er hat Schmerzen und ist deprimiert. Er fühlt sich möglicherweise einsam und ist ängstlich. Er macht sich über das Sterben Gedanken, ob er Schmerzen haben wird, wer sich um seine Familie kümmern wird und ob genügend Geld da sein wird, damit seine Angehörigen versorgt sind.

Häufig ist ihm seine Familie keine Hilfe. Wenn sie vom Arzt informiert worden ist, sieht der Patient unter Umständen den einzelnen Familienmitgliedern an, was sie fühlen, wenn sie auch versuchen, sich ihre Trauer nicht anmerken zu lassen, und so tun, als ob alles wieder gut wird. Ohne sich dessen bewußt zu sein, benehmen sie sich, als sei er schon gestorben. Je mehr er die Empfindungen seiner Familie spürt, um so mehr wachsen seine Angst und Sorgen.

Auch dem Pflegepersonal kann die Pflege eines Sterbenden schwer fallen. Die Schwestern haben oft das Gefühl, versagt zu haben, da sie dem Patienten nicht helfen können. Wenn feststeht, daß der Patient nicht überleben wird, meiden ihn einige Schwestern und Schwesternhelferinnen, da sie fälschlicherweise glauben, nichts mehr für ihn tun zu können. Sie wenden sich statt dessen Patienten zu, bei denen der Erfolg ihrer Bemühungen erkennbar ist und ihnen das Gefühl gegeben wird, etwas zu erreichen. Sie gehen nur dann zu dem Sterbenden, wenn eine pflegerische Aufgabe auf sie wartet.

In diesem Fall fühlt sich der Sterbende noch verlassener und tatsächlich aufgegeben. Es wird ihm klar, daß es für die Pflegekräfte lohnender ist, sich um Patienten, die weniger krank sind, zu kümmern. Er bringt es nicht über sich, jemanden zu bitten, bei ihm zu bleiben. Er wird noch deprimierter, ängstlicher und zieht sich von der Welt zurück. Gelegentlich ist er ärgerlich und aufgebracht und beschuldigt Pflegepersonal und Arzt, ihn zu vernachlässigen.

Bedürfnisse des Sterbenden

Jedes Mitglied des Pflegepersonals, das an der Pflege eines Sterbenden beteiligt ist, muß sich die Bedürfnisse des Sterbenden vorzustellen versuchen, um den bestmöglichen Weg zu finden, ihm zu helfen. Das größte Anliegen des Patienten ist, es erträglich zu haben, möglichst wenig Schmerzen leiden zu müssen und mit jemandem sprechen zu können oder jemanden zu haben, der ihm zuhört, damit er nicht das Gefühl haben muß, mit sich und der Welt allein zu sein. Man läßt einen Sterbenden, wenn er um etwas gebeten hat, nie warten, auch nicht, wenn er Sie bittet, einige Augenblicke bei ihm zu bleiben, um ihm Gesellschaft zu leisten. Man muß sich auch davor hüten, in seiner Gegenwart über seinen Zustand zu sprechen, auch wenn er zu schlafen oder bewußtlos zu sein scheint. Unter Umständen hört er jedes Wort und fühlt sich dadurch nur noch schlechter, besonders, wenn er über das, was er zufällig gehört hat, keine Fragen stellen kann.

Der Patient sollte solange wie möglich selbständig bleiben. Selbst essen und sich selbst waschen zu können, hilft ihm, sich unabhängig zu fühlen und an seiner Umgebung Anteil zu nehmen. Erst wenn er allmählich schwächer wird, müssen diese Dinge vom Pflegepersonal übernommen werden.

Wenn er nicht mehr in der Lage ist, zu essen oder zu trinken, muß er intravenös ernährt werden. Er kann die Kontrolle über Blase und Darm verlieren, muß deshalb häufig die Bekleidung und das Bettzeug gewechselt bekommen, gesäubert und abge-

waschen werden und benötigt eine besondere Hautpflege. Er muß häufig *umgelagert* und gedreht werden. Damit seine Mundschleimhaut, Zunge und Gaumen nicht anschwellen und sich entzünden, ist eine regelmäßige Mundpflege nötig. Wenn er nicht ausreichend atmen kann, da sich in seinen Atemwegen Sekret ansammelt und die Zufuhr frischer Luft behindert wird, muß abgesaugt werden. Er muß fortlaufend beobachtet und gepflegt werden, wenn er es möglichst erträglich haben soll, schmerzfrei sein und vor Gefahren geschützt sein soll, die sich aus seiner wachsenden Hilflosigkeit ergeben.

Wie man den Angehörigen des Sterbenden helfen kann

Sie können der Familie des Sterbenden sehr helfen, wenn Sie ihr in noch stärkerem Maße beistehen, als Sie das normalerweise tun. Die Angehörigen sind besorgt und oft verwirrt. Es gibt Familien, die die Auskunft des Arztes akzeptieren, während bei anderen die Sorge sich in Ärger, Unwillen und Ablehnung zeigt. Häufig beschuldigen sie Arzt und Pflegepersonal, sich nicht genügend für den Patienten einzusetzen. Als Schwesternhelferin werden Sie oft feststellen können, daß Verwandte bekümmert sind und sich schuldig fühlen, daß sie den Tod nicht abwenden können, und daß es ihnen unerträglich ist, mit dem Gedanken an ihn zu leben. Um sich weniger schuldig zu fühlen, schieben sie die Schuld anderen zu, in den meisten Fällen dem Arzt oder den Schwestern.

Die Familienangehörigen können sich besser in das Unvermeidliche fügen, weniger schuldbewußt sein und größere Ruhe und Mut ausströmen, wenn Sie durch Ihre ruhige Art und Ihr Mitgefühl zeigen, daß Sie ihre Qual und Trauer mitempfinden können. Dadurch, daß Sie oft nach dem Patienten sehen und ungefragt alles tun, um den Bedürfnissen des Patienten nachzukommen, zeigen Sie den Familienangehörigen, daß Sie ihre Gefühle teilen.

Für die Angehörigen ist es auch eine große Hilfe, wenn Sie ihnen die Besuche im Krankenhaus angenehm machen. Man kann zum Beispiel dafür sorgen, daß sie etwas zu Essen bekommen. Ein verzweifelter Angehöriger kann aus Kummer vergessen, etwas zu essen, oder sich zum Essen nicht die Zeit nehmen. In manchen Krankenhäusern kann den Verwandten eine vollständige Mahlzeit geboten werden. (Wenn dies nicht möglich ist, versorgt man sie von Zeit zu Zeit mit einer Tasse Tee oder Kaffee oder erklärt ihnen, wo sie einen kleinen Imbiß einnehmen können, zum Beispiel in der Cafeteria des Krankenhauses oder in einem nahegelegenen Restaurant.) Wenn die Angehörigen zum Essen gehen, versichern Sie ihnen, daß Sie sich während dieser Zeit des Patienten besonders annehmen werden.

Manche Angehörigen haben das Bedürfnis, mit Schwesternhelferinnen und Schwestern über ihre Gefühle zu sprechen. Oft stellen sie viele Fragen, die ihre Unsicherheit und Sorge über die Krankheit des Patienten widerspiegeln: Wie lange wird er noch leben? Kann sich der Arzt nicht geirrt haben, da es dem Patienten doch etwas besser zu gehen scheint? Hören Sie sich alle Fragen geduldig an — nicht vor dem Patienten, sondern an einem anderen ruhigen Ort —, versuchen Sie aber nicht, eine die Krankheit oder den Zustand des Patienten betreffende Frage zu beantworten; lassen Sie die Angehörigen aber wissen, daß das gesamte Pflegepersonal Anteil nimmt.

Versorgung des Toten

Wenn der Patient pulslos zu sein scheint oder plötzlich aufhört zu atmen, müssen Sie sofort den Arzt benachrichtigen. Er wird die Vitalzeichen prüfen. Nach dem Gesetz kann nur ein Arzt den Tod feststellen. Wenn Sauerstoff gegeben wird, Infusionen oder andere Behandlungen in Gang sind, werden sie abgestellt, sobald der Arzt den Tod festgestellt hat, aber keinen Augenblick früher. Anders wird vorgegangen, wenn der Patient seinen Körper oder Körperorgane zur Transplantation freigegeben hat; dann werden Infusionen, Beatmung und andere Behandlungsmaßnahmen fortgesetzt, bis die Organe entnommen worden sind.

Die Angehörigen werden gewöhnlich gebeten, den Raum zu verlassen, während der Arzt den Zeitpunkt des Todes feststellt, andere Befunde erhebt und sie in das Krankenblatt einträgt. Er entfernt Drainagen und den Trachealtubus und beendet andere laufende Behandlungsmaßnahmen. Unter Umständen werden Sie gebeten, die Leiche auf den Rücken zu drehen. Die Augen müssen zugedrückt und ein Kissen unter den Kopf des Toten geschoben werden. Alle Geräte und zur Behandlung notwendiges Instrumentarium werden entfernt, damit der Raum sauber und ordentlich aussieht, bevor die Familienangehörigen wieder ins Zimmer gebeten werden. Das Eigentum des Patienten wird zusammengepackt, mit der bei der Aufnahme erstellten Liste verglichen und der Familie ausgehändigt.

Sektion

Es ist möglich, daß der Arzt die Leiche untersuchen lassen möchte, um weitere Einzelheiten über die zum Tode führende Krankheit zu erfahren. Dieses Wissen kommt anderen Patienten, die an der gleichen Krankheit leiden, zugute. Eine solche Untersuchung wird als Sektion oder Autopsie bezeichnet. Sie kann erst nach Einwilligung der Familie vorgenommen werden. Meist gibt die Familie ihre Zustimmung, wenn der Arzt ihnen versichert, daß der Leichnam nicht verunstaltet wird. Diese Untersuchung wird mit der gleichen Sorgfalt durchgeführt, wie eine chirurgische Operation. Manchmal sind die Angehörigen zu verwirrt, um ihre Zustimmung sofort zu geben. Wenn sie Zeit haben, das Ersuchen des Arztes zu überdenken, begreifen sie oft, wie wichtig die Untersuchung ist, und geben ihre Erlaubnis.

Herrichten des Leichnams

Jedes Krankenhaus hat eine Leichenkammer, in der die Leiche in einem Kühlfach aufbewahrt wird, bis sie von einem Bestattungsunternehmen abgeholt wird. Der Leichnam wird, bevor er in die Leichenkammer kommt, auf übliche Weise hergerichtet. Vielleicht werden Sie gebeten, dabei mitzuhelfen, da dies von zwei Personen gemacht werden muß.

Benötigt wird:
1 Leichentuch
1 T-Binde
1 Zellstoffplatte
4 Identitätskärtchen
Papiertüten
1 elastische Binde
1 Waschschüssel mit Wasser
Waschlappen, Handtuch, Seife
Heftpflaster, Waschbenzin, Verbände

Um einen Toten herzurichten, bringt man alles, was man braucht, ans Bett, schließt die Tür und entfernt die Bettdecke, wobei man jedoch das Zwischenlaken beläßt. Wenn der Patient eine Zahnprothese getragen hat, wird sie eingelegt. (Wenn sie herausgenommen werden soll, wird man Sie davon in Kenntnis setzen.) Wenn die Familie nicht bereits allen Schmuck abgenommen hat (zum Beispiel den Ehering), wird er in einen Briefumschlag mit der Aufschrift „Wertgegenstände" gelegt, der im Safe des Krankenhauses aufbewahrt wird, bis er der Familie ausgehändigt werden kann.

Alle noch liegenden Infusionen, verschmutzte Verbände oder andere Dinge, die zur Behandlung notwendig waren, werden von der Schwester oder unter ihrer Aufsicht entfernt (die Trachealkanüle und Pleuradrainagen *müssen* vom Arzt entfernt werden), Pflasterreste werden mit Waschbenzin beseitigt. Wenn der Körper an irgendeiner Stelle verschmutzt ist, wird diese mit Wasser und Seife gewaschen und mit einem Handtuch getrocknet. Man fragt die Schwester, ob neue Verbände angelegt werden müssen und wie sie fixiert werden können. Die Perinealgegend wird mit einer Zellstoffplatte, die Anus und die Genitalien bedeckt, abgedeckt und diese mit einer T-Binde fixiert. Die Schwester füllt 4 Identitätskärtchen aus. Eins wird an einem Finger oder am Handgelenk, ein zweites am Fuß befestigt.

Jetzt wird das Leichentuch unter den Körper gezogen und über ihm nach Anweisung zusammengeschlagen; der Körper muß vollständig bedeckt sein. Die Bänder des Tuchs werden zusammengebunden und das dritte Identitätskärtchen am Tuch befestigt.

Wenn Ihr Krankenhaus einen fahrbare Leichentrage hat, wird die Schwester den Pathologiediener anrufen und ihn bitten, in das Zimmer des Toten zu kommen. (Gibt es keine Leichentrage, wird eine fahrbare Trage benützt, um die Leiche von Station zu bringen.) Der Tote (mit einem Laken oder einer Decke abgedeckt) wird auf die Leichentrage oder auf die normale Trage gelegt und das vierte und letzte Identitätskärtchen daran fixiert. Wenn die Schwester alle notwendigen Formulare ausgefüllt hat, wird die Leiche in die Leichenkammer gebracht.

Eine moderne Leichentrage ist ganz unauffällig und kann durch die Gänge des Krankenhauses gefahren werden, ohne daß andere Patienten merken, um was es sich handelt. Trotzdem sollten die Gänge leer, die Zimmertüren geschlossen und der Aufzug leer sein, wenn ein Leichnam in die Leichenkammer geschafft wird. Wenn der Tote fort ist, wird das Bett abgezogen und das Zimmer sorgfältig gesäubert, wie dies nach Entlassung eines Patienten üblich ist.

Wie man andere Patienten der Station beruhigt

Selbst wenn andere Patienten den Verstorbenen nicht gekannt haben, erfahren sie doch, daß auf der Station jemand gestorben ist. Für viele Patienten ist es ein Schock, wenn sie erfahren, daß jemand, der ebenso wie sie ins Krankenhaus gekommen ist, um gesund zu werden, stattdessen gestorben ist. Sie erkundigen sich nach seiner Krankheit und machen sich unter Umständen über ihren eigenen Zustand vermehrt Sorgen. Sie können diesen Patienten Mut zusprechen und zeigen, daß Sie ihre Besorgnis verstehen; beantworten Sie jedoch unter keinen Umständen Fragen, die den Toten betreffen. Wenn die Patienten merken, daß sie von Ihnen genauso wie vor dem Todesfall versorgt werden, besinnen und konzentrieren sie sich bald wieder auf ihre eigene Genesung.

In diesem Kapitel wird abgehandelt:

- *Was man unter Rehabilitation versteht*

- *Wie eine zu Behinderung führende Krankheit einen Patienten beeinträchtigen kann*

- *Welche Vorteile ein früher Beginn der Rehabilitationsmaßnahmen bietet*

- *Wie man einem Patienten während der Rehabilitation Mut zuspricht*

- *Wie man den Grad der Leistungsfähigkeit und Behinderung eines Patienten feststellt*

- *Wie wichtig die Aktivitäten des täglichen Lebens sind*

- *Welche Anstrengungen ein Patient von sich aus machen muß, um erfolgreich rehabilitiert zu werden*

- *Welche Hilfsmittel eingesetzt werden können*

- *Wie das Pflegepersonal dazu beitragen kann, jeden Patienten zu einem den Umständen entsprechend möglichst nützlichen, aktiven und unabhängigen Leben hinzuführen*

Rehabilitation heißt, einem Patienten zu helfen, Funktionen und Fähigkeiten, die er durch seine Krankheit eingebüßt hat, wiederzugewinnen. Wenn es einem Patienten unmöglich ist, alle Funktionen und Fähigkeiten vollständig wiederzugewinnen, muß versucht werden, das Bestmögliche herauszuholen. In diesen Fällen gehört zur Rehabilitation auch, daß man den Patienten auf ein von seinem früheren Leben etwas abweichendes Leben vorbereitet.

Wie eine zu Behinderung führende Krankheit einen Patienten beeinträchtigen kann

Ein Gesunder kann entscheiden, wo er arbeiten möchte, wie er leben, wo und wie er seine Freizeit verbringen und sich erholen möchte; er ist im Vollbesitz seiner geistigen und körperlichen Kräfte. Wenn ein Mensch krank wird, besonders, wenn ihn seine Krankheit bis zu einem gewissen Grad behindert, kann sich sein Leben von Grund auf ändern. Plötzlich kann er einige, viele oder alle Fähigkeiten, die er nach seinen Vorstellungen zu einem selbständigen Leben braucht, einbüßen.

Im allgemeinen dauert das Unvermögen, wieder genau so selbständig zu leben und zu handeln wie vor der Krankheit, desto länger, je ernster die Krankheit war und je älter der Patient ist. Unabhängig von der Krankheit und vom Alter des Patienten können die Folgen der Behinderung weit über die körperlichen Aspekte, die man bereits bei Aufnahme des Patienten erkennen kann, hinaus gehen. Für einen Patienten, der plötzlich erkennen muß, daß er hilflos und behindert ist, bedeutet die körperliche Veränderung mit ihren Auswirkungen auf sein weiteres Leben einen großen Schock. Oft reagiert er mit Depressionen oder mit einem Gefühl der Hilflosigkeit und fürchtet, für den Rest seines Lebens bei allem, was er tut, braucht oder wünscht, von anderen abhängig zu sein. Er sieht ein Leben ohne Hoffnung vor sich. Oft sind seine Familie und seine Freunde nicht nur über seinen Zustand entsetzt, sondern versuchen ihm mit allen Mitteln zu helfen und ersticken damit jeden Versuch im Keim, sich selbst zu helfen. Dieses Zusammenwirken von Hoffnungslosigkeit und Hilflosigkeit führt dazu, daß der Patient seine von der Krankheit betroffenen Körperteile nicht nutzt (selbst wenn er sie wenigstens in geringem Ausmaß benützen könnte), was wiederum zu Schäden führt, die selbst dann seine vollständige Wiederherstellung erschweren, wenn sich sein Zustand bessert. In solchen Fällen ist eine bleibende Behinderung oft mehr die Folge des Nichtgebrauchs und fehlender Übung als der krankheitsbedingten Behinderung eines Körperteils. Dies kann besonders bei älteren Patienten vorkommen, zum Beispiel nach einem Schlaganfall oder bei Arthritis.

Die Vorteile eines frühen Beginns der Rehabilitation

Um die körperlichen und seelischen Folgen einer Behinderung, die einen Patienten zum Krüppel machen können, zu vermeiden, muß mit der Rehabilitation sofort begonnen werden. In der Tat ist sie am erfolgreichsten, wenn mit ihr begonnen wird, sobald der Patient ins Krankenhaus kommt, ganz gleich welche Krankheit er hat. Zu den Vorteilen einer sofortigen Einleitung der Rehabilitation gehören:

Hoffnung und Ermutigung. Der Patient merkt schon von Anfang an, daß seine gegenwärtige Hilflosigkeit und Behinderung nicht bestehen bleiben muß, sondern daß sich sein Zustand bessern läßt.

Sofortige Aktivität und Mitarbeit. Der Patient wird ermutigt, alles, was er ohne Gefahr für sich tun kann, selbst zu tuen, selbst wenn er es nur langsam und mit schwachen Kräften tun kann. Hierdurch gewinnt er das Gefühl einer, wenn auch beschränkten, Unabhängigkeit.

Bessere Beweglichkeit von Muskeln und Gelenken. Selbstgewählte Aktivitäten, vorgeschriebene Übungen oder andere Rehabilitationsmaßnahmen verhindern eine zusätz-

liche Einbuße von Körperfunktionen, die allein durch Nichtbenützung gewisser Körperteile eintritt.

Schnellere und vollständigere Heilung. Es wird keine Zeit verloren. Eine sofortige Benützung der behinderten Glieder (wenn sie ohne Gefahr bewegt werden können), verhindert ihre Schwächung und führt zu einer schnelleren Wiederherstellung ihrer Funktion.

Die Vorteile einer erfolgreichen Rehabilitation sind offensichtlich. Deshalb werden Sie auf folgende Fragen eine Antwort haben müssen: Was können Sie zur Rehabilitation Ihres Patienten beitragen? Wer kümmert sich außer Ihnen und dem übrigen Pflegepersonal noch um die Rehabilitation des Patienten? Wie stellt man fest, was zu seiner Rehabilitation notwendig ist? Welche Methoden kommen bei den unter den verschiedensten Krankheiten leidenden Patienten zur Anwendung?

Wie Rehabilitation durchgeführt wird

Um einem Patienten helfen zu können, müssen alle, die sich mit seiner Pflege befassen, von seiner Rehabilitationsmöglichkeit überzeugt sein. Hiervon müssen sie auch den Patienten überzeugen können und ihm klar machen, daß es ohne seine Mitarbeit nicht geht. Das stellt hohe Anforderungen an alle Beteiligten, da der Erfolg einer bestimmten Rehabilitationsmaßnahme oft lange auf sich warten läßt und viel Einsatz, Geduld und Beharrungsvermögen verlangt.

Um die seitens des Patienten unbedingt notwendige Mitarbeit und seine Ausdauer zu unterstützen, müssen die Pflegekräfte Mittel und Wege finden, um ihm Mut einzuflößen. Auch den geringsten Fortschritt müssen sie herausstellen und dürfen mit Lob nicht geizen, denn der Patient verliert leicht die Geduld, wenn er das Gefühl hat, nicht schnell genug Fortschritte zu machen. Ihre Kommentare und Komplimente zeigen ihm, daß sein

Fortschritt von anderen bemerkt wird und deshalb größer sein muß, als er selbst gedacht hat.

Rehabilitationsmaßnahmen sind ohne die Mitarbeit zahlreicher Spezialisten nicht denkbar

Außer dem Stationsarzt und dem Pflegepersonal können verschiedene Spezialisten beteiligt werden, um einen Rehabilitationsplan aufzustellen und durchzuführen. Zu ihnen gehören Spezialärzte für physikalische Medizin; Physiotherapeuten, Beschäftigungstherapeuten, Sozialarbeiter, Sprachtherapeuten (Logopäden), Psychiater, Psychologen, Diätassistentinnen und andere.

Wie man die Fähigkeiten des Patienten zur Rehabilitation beurteilen kann

Um die geeigneten Rehabilitationsmaßnahmen bestimmen zu können, müssen Arzt, Schwestern und Spezialisten zuvor feststellen, welche Fähigkeiten der Patient hat und in welchen Bereichen er behindert ist. Um das genau festzustellen, testet man den Patienten an Hand der „Aktivitäten des täglichen Lebens" (ATL). Ohne diese Aktivitäten kann man nicht unabhängig leben. Je weniger davon der Patient selbständig erledigen kann, desto abhängiger ist er und desto mehr ist er auf fremde Hilfe angewiesen. Durch Testung der grundlegenden Aktivitäten läßt sich ermitteln, was der Patient noch tun kann und wieviel Hilfe er braucht.

Aktivitäten des täglichen Lebens. In Krankenhäusern oder anderen Einrichtungen, wie Pflegeheimen, in die die Patienten häufig zur Rehabilitation nach Krankheiten geschickt werden, versteht man darunter folgendes:

Beweglichkeit im Bett. Kann sich der Patient aufsetzen, sich im Bett drehen, eine Bettpfanne benützen usw.?

Beweglichkeit im Rollstuhl. Kann der Patient in einem Rollstuhl ohne Unterstützung sitzen, das Gleichgewicht halten? Kann er den Rollstuhl selbst fortbewegen und die Bremsen richtig und sicher betätigen?

Beweglichkeit des Patienten. Kann er selbständig in einen Rollstuhl überwechseln, kann er ohne fremde Hilfe gehen, die Toilette aufsuchen, allein ein Bad nehmen, sich in einen Sessel setzen und selbständig wieder aufstehen?

Gehen. Wie gut kann der Patient sein Gleichgewicht im Stehen oder im Gehen halten, benötigt er Hilfe? Wenn ja, welcher Art muß diese sein?

Anziehen. Wie gut kann der Patient seine verschiedenen Kleidungsstücke anziehen? Kann er Knöpfe zumachen und wie kann er mit anderen Verschlüssen umgehen?

Ausziehen. Wie gut kann der Patient sich selbständig ausziehen? Kann er es allein? Kann er Knöpfe aufmachen und andere Verschlüsse öffnen?

Persönliche Hygiene. Kann der Patient sich waschen, rasieren, seine Nägel und Haare pflegen, sich die Zähne putzen?

Essen und Trinken. Kann der Patient mit einer Gabel und einem Löffel umgehen, mit einem Messer Fleisch schneiden? Kann er aus einem Glas oder einer Tasse trinken? Kann er sich selbst einschenken?

Auf einem Testbogen werden diese Tätigkeiten je nach Fähigkeit des Patienten und nach der notwendigen Hilfe eingetragen. Dieses Testblatt gibt ein klares und vollständiges Bild der Fähigkeiten, der Behinderung und der einzelnen Schwächen des Patienten. Aus diesem Bogen geht außerdem hervor, welche Hilfe der Patient benötigt, um rehabilitiert zu werden — um alle oder fast alle Aktivitäten, die er zum Zeitpunkt der Testung nicht durchführen konnte, wieder zu erlernen.

Rehabilitationsmaßnahmen

Jetzt untersuchen die verschiedenen Spezialisten den Patienten und beurteilen die Testergebnisse; sie verordnen und führen die Maßnahmen durch, die geeignet sind, die verloren gegangenen Funktionen wiederherzustellen. Zu den Behandlungsmaßnahmen gehören Wärme, Elektrizität, Licht, Wasser, Ultraschall und Übungen.

In einem solchen Rehabilitationsplan spielt das Pflegepersonal eine wichtige Rolle. Obwohl die Behandlungen von den in jedem Fall zugezogenen Spezialisten verordnet und begonnen werden, führen die Pflegekräfte der Station diese Maßnahmen weiter und beobachten und testen den Patienten in regelmäßigen Abständen. Das ist zum Beispiel der Fall, wenn ein Patient mehrmals in der Woche in die physiotherapeutische Abteilung zu einer Spezialbehandlung geschickt wird, die nur mit dort vorhandenen Geräten durchgeführt werden kann; zusätzliche von einer Krankengymnastin verordnete Übungen, die ihm und den Schwestern demonstriert wurden, kann er dagegen unter Aufsicht der Schwestern und mit ihrer Hilfe auf Station machen. Oft müssen sie, um Erfolg zu haben, mehrmals täglich durchgeführt werden.

Die Übungen können aktiv oder passiv sein. Unter einer aktiven Übung versteht man, daß der Patient einen Körperteil selbst nach Vorschrift bewegt. Bei einer passiven Übung bewegt die Schwester oder die Schwesternhelferin einen Körperteil des Patienten oder ist ihm bei der Bewegung nach Vorschrift behilflich.

Sowohl aktive als auch passive Bewegungsübungen sind für die Rehabilitation von äußerster Wichtigkeit. Zusammen mit anderen Behandlungsmaßnahmen machen sie den Körper und seine Gliedmaßen wieder beweglich und gelenkig. Die Übungen können

mit Spezialgeräten im Bett oder außerhalb des Betts sooft am Tag, wie es erlaubt ist, durchgeführt werden. Das gleiche gilt für andere Rehabilitationsmaßnahmen. Ein Patient, der beispielsweise Sprachtherapie benötigt, kann seine Sprechübungen nicht nur unter Aufsicht des Logopäden, sondern genauso gut zu anderen Tageszeiten unter Anleitung und Ermutigung des Pflegepersonals machen. Auch eine durch Krankheit verlorene, normale Blasen- und/oder Mastdarmfunktion kann durch Übungen und spezifische Trainingsprogramme wiederhergestellt werden.

Beharrlichkeit, Geduld und ständige Ermunterung sind besonders am Anfang nötig, wenn der Patient noch keine Ergebnisse der Übungen sieht. Bald jedoch erkennt er, daß seine beharrlichen Anstrengungen die Behinderung vermindern, daß die Gelenkigkeit und Beweglichkeit seiner Muskeln und Gelenke zunehmen und daß er mit der Zeit immer mehr Fähigkeiten zurückgewinnt.

Hilfsmittel

Manchmal kann einem Patienten dadurch geholfen werden, daß man die Beweglichkeit eines Körperteils wenigstens soweit wiederherstellt, daß der Patient mit einem zusätzlichen Hilfsmittel von völliger Hilflosigkeit zu einem gewissen Grad von Unabhängigkeit gelangt. Ein Hilfsmittel ist ein Apparat, der es einem Behinderten ermöglicht, etwas zu tun, das er ohne Hilfsmittel nicht selbst (oder mit geringer Hilfe) tun könnte.

Es gibt sehr verschiedene Hilfsmittel. Einige sind vom Patienten selbst oder im Krankenhaus hergestellt, andere sind im Handel erhältlich. Beispiele sind: ein Gehböckchen, das einem Behinderten ermöglicht, ohne oder mit nur geringer Hilfe sicher zu gehen; ein Essenshalter (Abb. 83), der verhindert, daß Essen durch eine ungeschickte Bewegung vom Teller rutscht; ein Wiegemesser, das auch mit *einer* Hand benutzt werden kann (Abb. 84);

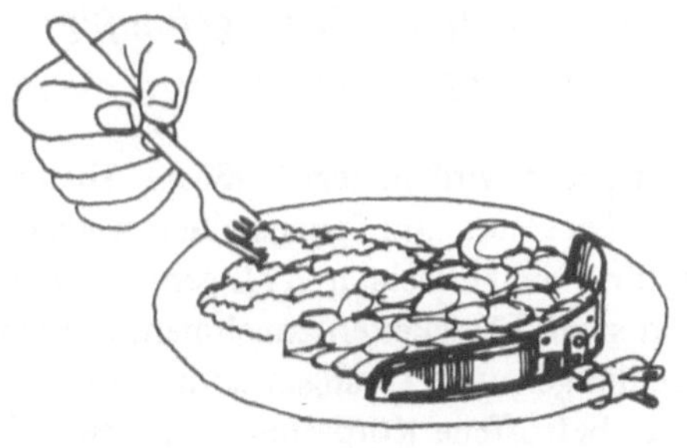

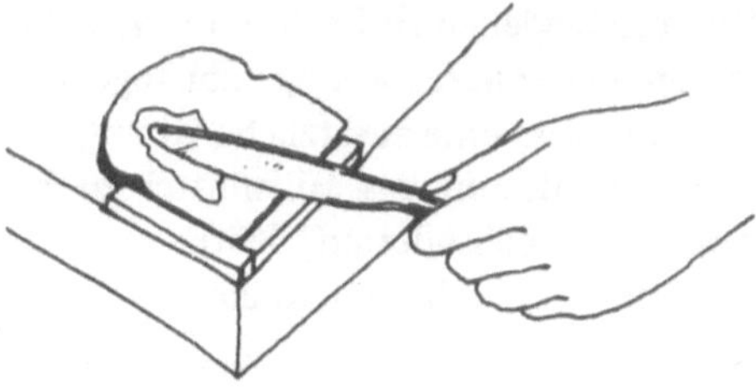

Abb. 83. Ein Essenshalter verhindert, daß Essen vom Teller des Patienten fällt

Abb. 87. Eine an der Tischkante rechtwinklig angebrachte Leiste hilft dem Patienten, sein Brot selbst zu streichen

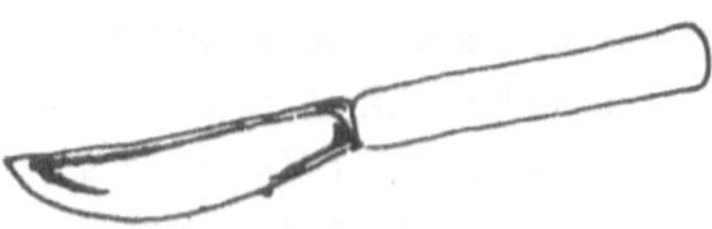

Abb. 84. Das Wiegemesser

ausgeformte Besteckgriffe, die das Zugreifen und Festhalten erleichtern, so daß der Patient selbst ohne oder mit nur geringer Hilfe essen kann (siehe auch Abb. 85–87).

Um Behinderten das Anziehen zu erleichtern, gibt es zahlreiche Hilfsmittel; zum Beispiel Spezialknöpfe, Hilfsmittel, die das Anziehen von Hosen und Socken erleichtern usw. Wenn der Patient sich selbst anziehen kann, fühlt er sich natürlich weniger abhängig. Auch zur täglichen Körperpflege (Rasieren, Kämmen (Abb. 88), Waschen (89) und anderen Tätigkeiten der persönlichen Hygiene) gibt es zahlreiche Hilfsmittel. Außerdem gibt es kleine Geräte, die die Handfertigkeiten, auf die man im normalen Leben nicht verzichten möchte, verbessern – z. B. beim Schreiben (Abb. 90).

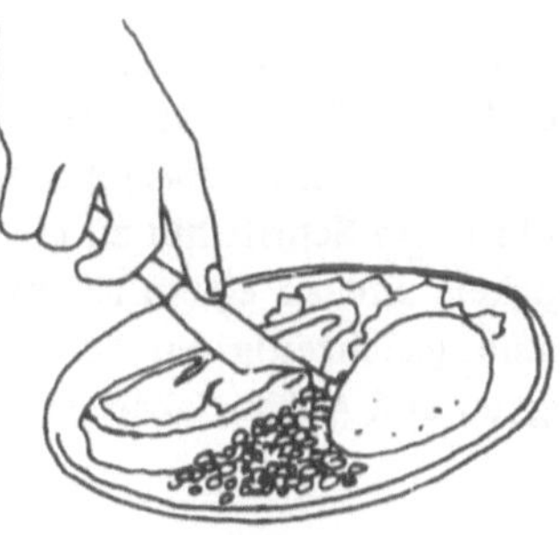

Abb. 85. Das Wiegemesser erleichtert es dem Patienten, Nahrung mit einer Hand zu schneiden

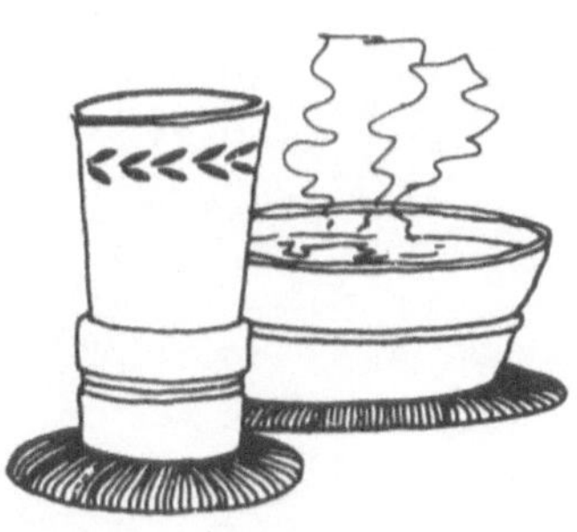

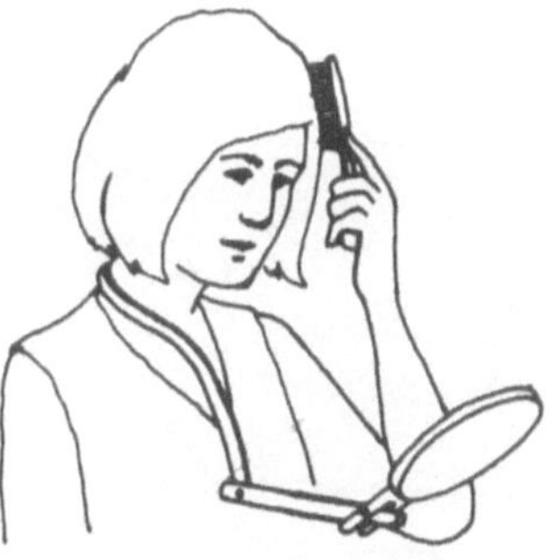

Abb. 86. Durch einen Saugnapf unter dem Glas und dem Teller wird ein Verrutschen des Geschirrs verhindert

Abb. 88. Die Patientin kann zum Frisieren einen an ihrem Hals hängenden Spezialspiegel sowie Kamm und Bürste benützen, die zur leichteren Handhabung mit besonders geformten Griffen versehen sind

Die verschiedenen Hilfsmittel machen den Patienten von anderen weniger abhängig und stellen außerdem eine zusätzliche Übung dar, da der Patient, um das Hilfsmittel zu benützen, den behinderten Körperteil bewegen muß und ihn hierdurch übt.

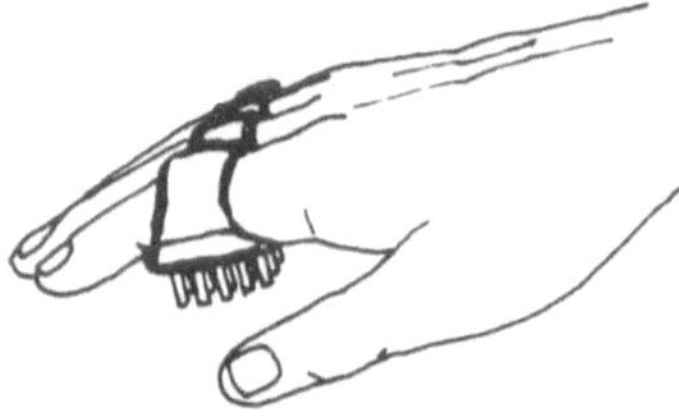

Abb. 89. Eine Handbürste für einen Patienten, der schlecht greifen kann

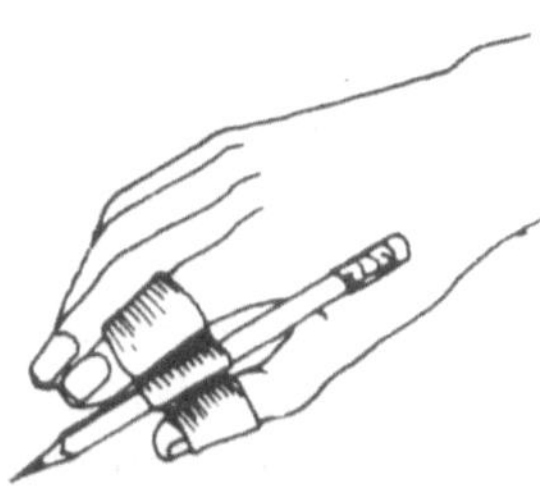

Abb. 90. Durch diese Schreibhilfe wird einem Patienten, der keinen Bleistift halten kann, das Schreiben ermöglicht

Die Fortschritte werden regelmäßig durch Testung festgestellt

Jeder Patient wird in regelmäßigen Abständen nachgetestet, um festzustellen, welchen Fortschritt er bei seinen ATL gemacht hat. Sobald seine Fähigkeiten zunehmen, werden Behandlungen und Übungen so modifiziert, daß der betroffene Körperteil weiter gekräftigt und mobilisiert wird.

Während intensiver Rehabilitationsmaßnahmen werden neu auftauchende Probleme, die die Fortschritte verzögern können, entsprechenden Spezialisten vorgetragen. Sie können durch seine Krankheit, seine Familie, seine Arbeit oder auch durch die neue Situation, die er nach Entlassung aus dem Krankenhaus vorfindet, bedingt sein. Nur wenn es gelingt, alle diese Probleme zu lösen, hat der Patient Aussicht, bestmöglich rehabilitiert zu werden.

Rehabilitation kann ein langwieriger und schwieriger Prozeß sein. Sie müssen versuchen, Ihren Patienten davon zu überzeugen, daß jeder Fortschritt ein Schritt hin zu größerer Unabhängigkeit und zu einem lebenswerten Leben und gleichzeitig ein Schritt weg von Hilflosigkeit und Abhängigkeit ist.

Besonderheiten der Altenpflege
(der Pflege des geriatrischen Patienten)

In diesem Kapitel wird behandelt:

— *Warum heutzutage mehr ältere Menschen ins Krankenhaus kommen*

— *Warum es für einen älteren Patienten schwierig ist, sich ans Krankenhaus zu gewöhnen*

— *Warum man auf die Sicherheit des älteren Kranken besonders achten muß*

— *Wie man einen älteren Patienten richtig pflegt*

— *Wie man einen älteren Patienten für die Nacht vorbereitet*

Heutzutage werden mehr ältere Patienten ins Krankenhaus aufgenommen als je zuvor. Dies beruht auf der Tatsache, daß es jetzt in unserer Bevölkerung mehr alte Menschen als in früherer Zeit gibt. Um die Jahrhundertwende waren nur etwa 7% der Bevölkerung älter als 60 Jahre, im Jahre 1975 waren es bereits 20%, und ihre Zahl nimmt weiter zu. Durch die Fortschritte der Medizin ist die Lebenserwartung des Menschen gestiegen. In dem Maße wie sie älter werden, müssen die Menschen vermehrt ärztliche und auch pflegerische Hilfe in Anspruch nehmen, um gesund zu bleiben, oder sie benötigen ärztliche Behandlung für Erkrankungen, die vor allem im höheren Lebensalter auftreten.

Aufnahme

Wenn ältere Patienten ins Krankenhaus aufgenommen werden, leiden sie mit großer Wahrscheinlichkeit nicht nur an einer, sondern an mehreren Krankheiten, die alle behandelt werden müssen. Wenn ein älterer Patient beispielsweise wegen eines Tumors aufgenommen wird, können gleichzeitig ein Diabetes, ein hoher Blutdruck oder beides bestehen. Andere krankhafte Veränderungen werden möglicherweise bei den Aufnahmeuntersuchungen gefunden. So ist der Aufwand an Zeit (und Kosten) bei älteren Patienten oft groß, weil zahlreiche Tests und diagnostische Maßnahmen durchgeführt werden müssen, bis eine vollständige Diagnose gestellt werden und eine entsprechende Behandlung eingeleitet werden kann.

Spezielle Probleme des alten Menschen

Von der Aufnahme an braucht der ältere Patient mehr Verständnis und Hilfe vom gesamten Personal. Für ihn ist eine Hospitalisierung häufig ein einschneidenderes Ereignis und eine größere Belastung als für einen jüngeren Patienten. Vor allem wird er sich angesichts seines Alters über seine Gesundung Sorgen machen. (Immer mehr Patienten werden mit 70, 80, ja mit 90 Jahren stationär aufgenommen.) Zweitens, ist es für einen älteren Patienten wesentlich schwieriger als für einen jungen, sich an die neue Umgebung anzupassen.

Dem älteren Patienten fällt alles schwer: sich ans Krankenhaus, an die Station, auf die er aufgenommen wurde, und an die verschiedenen Routinemaßnahmen im Krankenhaus zu gewöhnen. Das Essen wird zu anderen Zeiten serviert und ist anders zubereitet, als das zu Hause üblich ist. Für einen älteren Menschen ist es oft schwierig, ja, manchmal geradezu unmöglich, sich anzupassen. Er ist an einen festen Tagesablauf gewöhnt und an seine seit langem bestehenden Lebensgewohnheiten. Was für eine Veränderung, wenn er sich plötzlich im Krankenhaus wiederfindet! Alles und jedes ist für ihn fremd, unterscheidet sich vom bisherigen und verwirrt ihn. Hierauf kann er auf unerwartete Weise reagieren. Das Pflegepersonal muß in der Lage sein, die Symptome zu erkennen, damit ihm geholfen werden kann, sich an die ungewohnte Situation zu gewöhnen.

Nicht nur Gewohnheiten und ein eingefahrener Lebensstil sind Ursache der Schwierigkeiten des älteren Patienten. Seine Fähigkeit, Informationen und Anleitungen zu verstehen, ist unter Umständen geringer als dies in jüngeren Jahren der Fall war. Als Folge davon ängstigt er sich leichter und ist durch das, was um ihn herum vorgeht, verwirrt. Sein Gedächtnis hat vielleicht auch nachgelassen. Unter Umständen verwechselt er sein Zimmer mit dem eines anderen Patienten und legt sich sogar, in der Überzeugung, es sei sein eigenes, in ein leeres fremdes Bett. Ein weiterer Grund, warum er Mitteilungen oder einfache Anweisungen nicht versteht, kann eine altersbedingte Hörschwäche sein. Daran müssen die Pflegekräfte (und das übrige Krankenhauspersonal) denken und langsam, deutlich und in einfachen Sätzen zu älteren Patienten zu sprechen und ihnen das Gesagte, wenn nötig, mehrmals wiederholen. Das hilft ihnen, Anweisungen besser zu verstehen und Informationen wie zum Beispiel, wo die Toilette ist, wo ihr Eigentum aufbewahrt wird, wann die nächste Mahlzeit serviert wird oder wann sie Stuhl oder Urin zur Untersuchung liefern müssen, besser zu behalten.

Da ältere Patienten häufig auch schlecht sehen, erschwert dies ihre Orientierung im Krankenhaus. Mit nur einem Rest seines Sehvermögens ist der Patient ständigen Gefahren ausgesetzt. Andere Sinne – z. B. der Gleichgewichtssinn – können ebenfalls beeinträchtigt sein, so daß er leicht hinfällt und anderen Gefahren ausgesetzt ist. Auch der Blutdruck neigt dazu, bei plötzlichem Aufsitzen im Bett oder bei zu schnellem Aufstehen abzufallen, was zu Schwindel oder gar

Bewußtlosigkeit führen kann. Deshalb sind besondere Vorsichtsmaßnahmen nötig, um dem älteren Patienten im Krankenhaus die nötige Sicherheit zu garantieren.

Sicherheit für den älteren Patienten

Die Sicherheit des älteren Patienten erfordert ständige Beobachtung und Wachsamkeit seitens des ganzen Krankenhauspersonals. Wenn er zum Beispiel das Bett verläßt, muß man aufpassen, daß er beide Füße fest auf dem Boden hat, bevor er versucht, sich hinzustellen (genauere Instruktionen, wie man einem alten und behinderten Menschen hilft, das Bett zu verlassen, aufzustehen und zu gehen, finden sich in Kapitel 13). Man vergewissert sich, daß der Bademantel des Patienten nicht zu lang ist, damit er beim Gehen nicht auf den Saum tritt, und daß er Hausschuhe mit fester, flacher Sohle und flachen Absätzen trägt, damit er beim Gehen nicht ausrutscht. Gangunsichere Patienten sollten einen kräftigen Stock oder ein Gehböckchen benützen und, wenn nötig, von einer Pflegekraft begleitet werden. Nach Reinigung oder Wachsen des Fußbodens ist besondere Vorsicht geboten. – Nach einem älteren Patienten, der raucht, muß oft gesehen werden, um sicherzugehen, daß er einen großen Aschenbecher hat und keine glühende Asche auf Bettdecke oder andere Gegenstände, die Feuer fangen könnten, fällt. Bettlägerige ältere Patienten werden durch Bettgitter an beiden Seiten des Betts, besonders nach Behandlung mit gewissen Medikamenten, gegen ein Herausfallen gesichert. In der Höhe verstellbare Betten werden so niedrig wie möglich eingestellt, um Hineinsteigen und Verlassen des Betts so ungefährlich wie möglich zu machen.

Allgemeine Pflegemaßnahmen: Besonderheiten beim älteren Patienten

Sein früheres Leben und der Alterungsprozeß beeinflussen das Ansprechen des älteren Patienten auf pflegerische Maßnahmen im Krankenhaus. Wenn Sie dies in Ihre Überlegungen mit einbeziehen, wird Ihnen klar werden, daß die Pflege dieser Patienten ihrem besonderen Zustand angepaßt werden muß.

Das Blutgefäßsystem des alten Patienten kann durch Ablagerung von Fett und durch arteriosklerotische Ablagerungen in den Blutgefäßen geschädigt sein. Wegen seines Alters und seiner Krankheit bewegt sich der ältere Patient weniger als ein jüngerer, wodurch sein Blutkreislauf zusätzlich beeinträchtigt wird. Es bedarf besonderer Ermutigung und tatkräftiger Hilfe, damit er sich bewegt, dreht und seine Lage im Bett oft genug ändert, um seinen darniederliegenden Blutkreislauf zu stimulieren und seine Gewebe und Organe besser durchblutet zu halten.

Die Haut des alten Patienten ist aufgrund ihrer Trockenheit und des damit zusammenhängenden Elastizitätsverlust häufig sehr empfindlich. Die Haut solcher Patienten sollte niemals stark gerieben, sondern nur vorsichtig mit Wasser und Seife gewaschen werden; anschließend muß die Seife abgewaschen werden, da sie die Haut reizen könnte.

Wenn die Haut schuppig ist, trägt man bei der morgendlichen und abendlichen Pflege eine in Krankenhäusern meist vorrätige, die Haut geschmeidig machende Flüssigkeit auf. Das Zusammentreffen von schlechter Hautdurchblutung mit empfindlicher Haut prädisponiert zu.

Dekubitalgeschwüren. Diese Gefahr besteht besonders beim bettlägerigen, behinderten oder übergewichtigen Patienten. Bei der täglichen Pflege muß man besonders auf die Hautgebiete achten, die über knöchernen Vorsprüngen, wie Ellenbogen, Kreuzbein und Fersen liegen, um Rötungen und entzündliche Veränderungen rechtzeitig zu erkennen, damit sofort mit vorbeugenden Maßnahmen begonnen werden kann. (Vgl. Kap. 12).

Die Ernährung bietet auch häufig Probleme. Der alte, alleinstehende Mensch ißt nicht ausreichend. Dies kann geschehen, weil er nicht einkaufen gehen möchte (oder nicht genug Energie oder Geld hat), um ausreichend nahrhafte Lebensmittel zu besorgen, um aus ihnen ausreichende Mahlzeiten zu bereiten. Um sich die Sache zu erleichtern (und auch billiger zu machen), ziehen ältere Patienten oft über Gebühr kohlenhydratreiche Nahrungsmittel, wie Cornflakes, Müsli, Puddings, Kartoffeln vor und vermeiden nahrhafte Lebensmittel, wie Fleisch und Gemüse. Oft trinken sie zu wenig, so daß ihre Gewebe an Flüssigkeit verarmen. Andere Probleme entstehen durch schlechte Zähne, mit denen sie nicht ausreichend kauen können, oder schlecht sitzende Zahnprothesen, die nur ungern getragen werden, wodurch ein Kauen unmöglich wird. Aufgrund dieser Probleme kommt es nicht selten vor, daß sie im Krankenhaus in einem schlechten Ernährungszustand ankommen, selbst wenn sie sonst nicht ernstlich krank sind. Im Krankenhaus tauchen möglicherweise neue Probleme auf: durch jahrelange Eßgewohnheiten geprägt (und möglicherweise vom Arzt bei Aufnahme auf eine strenge Diät gesetzt), kann der alte Patient dem Krankenhaus oft nichts abgewinnen. Von dem, was ihm angeboten wird, ißt er wenig und verweigert den Rest. Dies verschlechtert seinen Ernährungszustand und auch seine seelische Verfassung noch, denn Menschen, die nicht ausreichend essen und ihr Essen nicht genießen, sind selten ausgeglichen.

In einer solchen Situation liegt es an Ihnen, herauszufinden, warum der Patient nicht richtig ißt. Wenn Sie das erkannt haben, können seine Mahlzeiten nach einem Gespräch mit der Schwester und der Diätassistentin

durch kleine Änderungen so zusammengestellt werden, daß sie seinen Appetit stimulieren und ihm das Essen wieder Spaß macht,
selbst wenn ihm einige der gereichten Speisen neu sind. Es hilft auch, wenn man es ihm
bequem macht, bevor sein Tablett serviert
wird, wenn er beim Essen nicht gestört wird
und die Speisen appetitanregend serviert
werden. Wenn ein älterer oder behinderter
Patient beim Essen Hilfe braucht, füttert
man ihn langsam und mit Geduld. Man darf
ihn nicht drängen. Man versucht in diesen
Fällen einige Speisen, die er mit den Fingern
essen kann, bereitzustellen, wie Brot oder
grünen Salat, um ihm das Gefühl zu geben,
daß er auch selbst essen kann.

Die Stuhlentleerung kann für ältere Patienten ein großes Problem sein. Schlechte,
bereits seit langer Zeit bestehende und jahrelang aufrechterhaltene Gewohnheiten haben
den Darm träge gemacht. Eine ungenügende
Zufuhr von schlackenreichen Nahrungsmitteln (zu wenig Früchte und Gemüse), ein
Mangel an körperlicher Arbeit und Aktivität,
ungenügende Flüssigkeitszufuhr und eine
altersbedingte Schwäche der Rektummus-
kulatur führen zu Verstopfung. Die Diät
muß umgestellt werden, mehr Flüssigkeit zugeführt und bestimmte Medikamente und
vielleicht ein Einlauf gegeben werden, bevor
wieder eine normale Stuhlentleerung in Gang
kommt.

Inkontinenz (Mangelhafte Kontrolle über
die Blasen- und Mastdarmfunktion) kann ein
Krankheitssymptom sein, jedoch auch aus
anderen Gründen auftreten. Je nach Ursache
kann sie vorübergehend oder von Dauer sein.
Der inkontinente Patient ist hierdurch stark
beeinträchtigt und sehr unglücklich, daß er
diese Körperfunktion nicht unter Kontrolle
hat. Sie dürfen bei der Pflege eines inkontinenten Patienten weder Abscheu noch Unge-
duld zeigen, sondern müssen ihn schnell und
gründlich säubern, um eine Reizung der Haut,
die bis zur Nekrotisierung gehen kann, zu

vermeiden. Mastdarm- und/oder Blasentraining wird bei allen Patienten durchgeführt,
deren körperliche Verfassung solche Übungen
erlaubt.

Die Rehabilitation des alten Patienten beginnt, ebenso wie das bei jüngeren der Fall
ist, bei der Aufnahme ins Krankenhaus. Im
Gegensatz zu jungen Patienten ist eine volle
Rehabilitation bei alten Patienten oft nicht
möglich. Bei guter Planung und Geschick
kann der alte Patient bis zu einem Grad rehabilitiert werden, der es ihm erlaubt, nach
Entlassung voll oder wenigstens teilweise für
sich selbst zu sorgen. Die Aktivitäten des täglichen Lebens (ATL), die bereits in dem vorhergehenden Kapitel besprochen wurden,
müssen getestet werden, damit der Patient
entsprechend ermuntert werden kann, sie zu
üben. Hierdurch läßt sich vermeiden, daß
schwache Muskeln durch Nichtgebrauch
noch schwächer werden; wenn möglich,
werden sie durch dieses Training kräftiger
und geschickter. In dem Maß, wie der Patient wieder in die Lage versetzt wird, die
Tätigkeiten des täglichen Lebens unabhängig
durchzuführen, wird er nach Entlassung aus
dem Krankenhaus in der Lage sein, für sich
selbst zu sorgen; wenn er Hilfe braucht wird
er möglicherweise in ein Heim verlegt werden müssen.

Nachtruhe

Etwas, vor dem es alten Patienten am meisten graut, ist die lange Nacht im Krankenhaus. Im allgemeinen benötigen ältere Menschen weniger Schlaf als jüngere Patienten.
Während der schlaflosen, unbequemen und
einsamen Nachtstunden machen sie sich Sorgen über ihre Krankheit, werden depressiv
oder fürchten sich vielleicht sogar vor dem
Sterben. Wenn dem Patienten Medikamente
gegen seine Unruhe und Schlaflosigkeit gegeben werden, wird er oft nur schläfrig, verwirrt und ist manchmal sogar zeitlich und
örtlich desorientiert. Unter Umständen wan-

dert er durch die Gänge, ohne sein Zimmer wiederzufinden. Auf der Station, auf der fast alle Krankenzimmer gleich aussehen, überrascht es nicht, wenn ein älterer, vergeßlicher Patient mit schwachen Augen während der Nacht nicht zwischen den verschiedenen Zimmertüren unterscheiden kann. Sie können diesen Patienten, besonders, wenn sie aufgrund ihrer Verwirrtheit erregt werden, dadurch helfen, daß Sie ihnen mit ruhiger Stimme sagen, wo sie sind, warum sie im Krankenhaus sind und indem Sie sie dorthin führen, wohin sie gerne möchten. (Oft hilft einem Patienten ein Kleidungsstück oder ein anderer bekannter Gegenstand, der über seinem Stuhl gehängt wird, sein eigenes Zimmer und Bett zu finden.)

Obwohl die Bettgitter während der Nacht auf beiden Seiten hochgestellt werden, um zu verhindern, daß der Patient aus dem Bett fällt, können sie auch eine Gefahr darstellen. Der verwirrte Patient kann versuchen, über sie hinweg zu klettern, da er ihren Sinn nicht einsieht. Er betrachtet sie oft nur als ein Hindernis zwischen sich und der Toilette oder wohin er immer gehen möchte. In einigen Krankenhäusern (und Pflegeheimen) werden deshalb niedrigere Bettgitter benützt oder ganz auf diese verzichtet und statt dessen das Bett des Patienten so niedrig wie möglich gestellt, um Gefahren eines eventuellen Sturzes aus dem Bett zu vermindern. Jeder Patient, der beim Aufstehen Schwierigkeiten hat, sollte ermahnt werden, nach einer Schwester oder Schwesternhelferin zu klingeln, und muß Hilfe bekommen, ohne lange darauf warten zu müssen.

Gelegentlich wird ein älterer Patient während der Nacht so verwirrt, daß er plötzlich, oft mitten in der Nacht, beschließt, daß er „jetzt lang genug hier gewesen ist". Er verläßt sein Bett, sucht seine Kleider (manchmal verzichtet er sogar darauf) und verlangt, nach Hause gebracht zu werden. Nehmen Sie sich für diesen Patienten etwas Zeit, sprechen Sie ruhig mit ihm und erklären Sie ihm, daß es spät ist und es zu dieser Zeit sehr schwierig sein wird, jemanden zu finden, der ihn nach Hause bringen kann. Ihre ruhige, Sicherheit vermittelnde Art und vielleicht ein Glas warmen Tee können ihn beruhigen und dazu bringen, ins Bett zurückzugehen und bis zum Morgen zu warten. Er muß anschließend, besonders, wenn er sich nicht beruhigt, sorgfältig beobachtet werden. Er kann zusätzliche Medikamente benötigen oder eine Sitzwache, um zu verhindern, daß er im Nachthemd auf die Straße rennt und nach einem Taxi sucht, das ihn nach Hause bringen soll. Häufige Konrollen während der Nacht, warmes Zudecken (ältere Patienten frieren häufig und benötigen eine zusätzliche Decke) und ein bequemes Bett sind für den ruhigen Schlaf des Patienten besonders wichtig. Schon das Wissen, daß Sie da sind und jederzeit helfen können, mindert die Angst des Patienten, vertreibt das Gefühl, ein Gefangener seines Bettes zu sein, und hilft ihm, eine ruhige und erholsame Nacht zu verbringen.

Der erste Tag im Krankenhaus

Allgemeine Fragen

1. Warum wollen Sie Schwesternhelferin werden?
2. Hatten Sie vor Antritt dieser neuen Arbeitsstelle Zweifel, ob Sie eine gute Schwesternhelferin werden könnten?
3. Wenn ja, sind Ihre Zweifel inzwischen aus dem Weg geräumt worden?
4. Erklären Sie kurz, wie sich die Arbeit der Schwesternhelferin an einem kleinen von der an einem großen Krankenhaus unterscheidet?
5. Von wem erfährt die Schwesternhelferin in der Regel Einzelheiten über ihre Pflichten?
6. Hat Ihnen der erste Rundgang durch das Krankenhaus Spaß gemacht? Warum? Wenn nicht, warum nicht?
7. Welcher Bereich des Krankenhauses hat Ihnen am besten gefallen? Welcher Bereich hat Sie am meisten interessiert?
8. Hat Sie etwas von dem, was Sie beim ersten Rundgang gesehen haben, erstaunt? Wenn ja, was war es?
9. Haben Sie beim ersten Rundgang etwas gesehen, was Sie erschreckte? Wenn ja, was war es?
10. Haben Sie beim ersten Rundgang etwas, was Sie gern gesehen hätten, nicht gesehen? Wenn ja, was war es?
11. Was geschieht an der Pforte?
12. Wo befinden sich die folgenden Büros und Abteilungen? Küche, Werkstatt, Hausmeister, Personalbüro, Verwaltung, Schwesternbüro, Sozialdienst, Aufnahme, Apotheke?
13. Welche Pflegeeinheiten gibt es an Ihrem Krankenhaus?
14. Was haben Sie auf der Neugeborenenstation gesehen?
15. Was konnten Sie im Schwesternzimmer beobachten?
16. Was ist ein Arbeitsraum? Wie unterscheidet sich ein „sauberer" Arbeitsraum von einem „Schmutzraum"?

Merke folgende neue Begriffe und ihre Bedeutung

Unterrichts-(Kurs-)Schwester
Pforte
Hausmeister
Labor
Schwesternzimmer
Arbeitsraum
Zentralversorgung
Ambulanz – Poliklinik
Aufenthaltsraum für Patienten

Quiz

Lesen Sie jeden angefangenen Satz sorgfältig durch und ergänzen Sie ihn mit dem entsprechenden Nachsatz. (Für jeden angefangenen Satz gibt es nur einen richtigen Nachsatz.)

1. Die Patienten im Krankenhaus

a) haben alle die gleiche Krankheit.
b) sind entweder weiblichen oder männlichen Geschlechts.
c) sind alle gleich alt.
d) können Männer, Frauen oder Kinder jeden Alters sein und jede beliebige Krankheit haben.

2. Die Schwesternhelferin

a) pflegt jeden Patienten nach der gleichen
   Methode.
b) kennt die Probleme jedes einzelnen Patienten und behandelt jeden Patienten
   entsprechend seinen individuellen Bedürfnissen.
c) macht dem Patienten klar, daß er sich
   während seines Krankenhausaufenthalts
   um sich selbst zu kümmern hat.
d) bittet den Arzt, sich um die Patienten zu
   kümmern.

3. Krankenhauspatienten haben viele verschiedene Bedürfnisse. Die Schwesternhelferin

a) ignoriert diese.
b) überlegt sie sich auf dem Nachhauseweg.
c) schreibt sie sich auf und bringt den Zettel
   mit in den Unterricht.
d) meldet der Stationsschwester oder ihrer
   Unterrichtsschwester meldet, wenn sie
   nicht damit fertig wird.

4. Die Aufnahme kranker Kinder erfolgt gewöhnlich

a) auf die Wochenstation.
b) auf die Chirurgische Station.
c) auf die Kinderstation.
d) in den Operationssaal.

5. Nach der Einteilung auf eine Station arbeitet die Schwesternhelferin

a) in dieser Abteilung, ohne je die Abteilung
   zu wechseln.
b) jeden Tag auf einer anderen Station.
c) in der Abteilung, wo sie am meisten gebraucht wird.
d) in der Werkstatt.

Praktische Übungen

Beantworte übungshalber Fragen von Besuchern, wie zum Beispiel:
a) Wo ist die Kasse?
b) Wo ist der Fahrstuhl zur Neugeborenenstation?
c) Welche Besuchszeiten gelten auf der Wochenstation?
d) Wieviele Besucher darf ein Patient gleichzeitig empfangen?

Themen für das Unterrichtsgespräch

1. Warum möchte ein junges Mädchen (oder
   ein junger Mann) Schwesternhelfer/in
   werden?
2. Was will (er/sie) in (seinem/ihrem) Beruf
   erreichen?
3. Fällt es Ihnen manchmal schwer, mit kranken Menschen, die Sie nicht kennen, umzugehen? Diskutieren Sie im Unterricht,
   wie sich ein neuer Patient fühlt, wenn er
   Personal kennenlernt, das ihm fremd ist.

Allgemeine Fragen

1. Wer versorgte die Kranken in vorgeschichtlicher Zeit?
2. Wie bemühten sich Ordensmitglieder um die Krankenpflege?
3. War es in den früheren Zeiten üblich, Kranke ins Krankenhaus zu bringen? Oder blieben die Kranken zu Hause?
4. Was war in früheren Jahrhunderten das größte Risiko eines Krankenhausaufenthalts?
5. Wie heißt die Engländerin, die die erste Berufsschule für Krankenpflegerinnen gründete?
6. Welche anderen Pflegekräfte arbeiten außer den examinierten Krankenschwestern am Krankenhaus?
7. Lesen Sie noch einmal die die Schwesternhelferin betreffenden „Richtlinien" durch! Warum sind sie für Ihre tägliche Arbeit wichtig?
8. Wer teilt die Schwestern auf Station zur Arbeit ein?
9. Was versteht man unter Krankenpflege im Team?
10. Warum muß eine Schicht der folgenden einen genauen Rapport geben?
11. Warum empfiehlt es sich, daß Schwestern und Schwesternhelferinnen schon einige Zeit vor Beginn ihrer Schicht auf Station kommen?

Merke folgende neue Begriffe und ihre Bedeutung

Pflegepersonal
Schwester mit einjähriger Ausbildung
examinierte Krankenschwester
Verteilung der Pflegeaufgaben
Schicht
Stationsschwester
Gruppenschwester
Schwesternschülerin
Visite

Quiz

Lesen Sie jeden angefangenen Satz sorgfältig durch und ergänzen Sie ihn mit dem entsprechenden Nachsatz. (Für jeden angefangenen Satz gibt es nur einen richtigen Nachsatz.)

1. In früheren Jahrhunderten wurden Krankenhauspatienten

a) immer gesund.
b) nach wissenschaftlichen Erkenntnissen von hervorragendem Pflegepersonal behandelt.
c) häufig nicht gesund und starben, weil sie sich Infektionen zuzogen oder die Krankheitsursachen unbekannt waren.
d) für die Krankenhausbehandlung hohe Rechnungen ausgestellt.

2. Florence Nightingale

a) lehnte es ab, Patienten im Krankenhaus zu besuchen.
b) hatte eine Abneigung gegen alle Ärzte und Schwestern.
c) gründete die erste Berufsschule für Krankenpflegerinnen.
d) war eine Lehrerin, die jahrelang an einer Volksschule unterrichtete.

3. In den letzten 25 Jahren hat die Zahl der stationären Behandlungen

a) stark zugenommen.

b) stark abgenommen.

c) hauptsächlich auf Grund der Zunahme von Arm- und Beinbrüchen zugenommen.

d) das Krankenhaus zu einem beliebten Ausflugsziel werden lassen.

4. Die Schwesternhelferin hat während der Dienstzeit

a) ihren persönlichen Pflegeplan aufzustellen.

b) lange Fingernägel und Schmuck zu tragen, wenn sie dazu Lust hat.

c) sauber und ordentlich auszusehen, vertrauliche Mitteilungen nicht weiterzugeben und ihre Patienten verantwortungsvoll zu versorgen.

d) mindestens einmal pro Stunde eine Kaffeepause einzulegen.

5. Das Pflegepersonal jeder Station

a) besteht gewöhnlich aus der Stationsschwester, Krankenschwestern, Schwestern mit einjähriger Ausbildung und Schwesternhelferinnen.

b) bestimmt, was der Arzt zu tun hat.

c) arbeitet in 14-Stunden-Schichten und geht dann nach Hause.

d) versorgt die Patienten dem Alter nach: zuerst die alten Patienten und zuletzt die jungen.

Themen für das Unterrichtsgespräch

1. Zählen Sie die bisher erwähnten, verschiedenen Pflegekräfte auf und diskutieren Sie, welche Aufgaben die einzelnen den Patienten gegenüber zu erfüllen haben.

2. Was kann passieren, wenn die Schwesternhelferin persönliche oder vertrauliche Dinge, die ihr von einem Patienten anvertraut wurden, weiterträgt?

3. Diskutieren Sie die verschiedenen Schichten: Morgenschicht, Abendschicht (Entlastungsschicht) und Nachtschicht. Wann beginnen und enden an Ihrem Krankenhaus die verschiedenen Schichten? Wie wirken sie sich auf das Privatleben der Schwesternhelferin aus?

Ein neuer Patient wird aufgenommen

Allgemeine Fragen

1. Was meinen Sie, denkt ein Patient bei seiner Ankunft im Krankenhaus?
2. Wer benachrichtigt die Station, daß in Kürze ein Neuzugang zu erwarten ist?
3. Wo werden im Krankenhaus die Aufnahmeformalitäten erledigt?
4. Welche Fragen muß ein Patient bei Aufnahme beantworten, bevor er auf die Station kommt?
5. Wie begrüßen und empfangen Sie einen Patienten, den Sie im Aufnahmebüro abholen sollen?
6. Unter welchen Umständen können Patienten ohne Aufnahmeformalitäten aufgenommen werden?
7. Wie können Sie einen Patienten auf dem Weg zur Station mit seiner neuen Umgebung vertraut machen?
8. Wie können Sie, im Krankenzimmer angekommen, dem Patienten helfen, es sich bequem zu machen, damit er sich wohl fühlen kann?
9. Was geschieht in Ihrem Krankenhaus mit den Kleidern des Patienten?
10. Wie kann man Fragen des Patienten nach seiner Krankheit oder Diagnose am besten beantworten?
11. Beschreiben Sie, wie Sie den Patienten zur Aufnahmeuntersuchung vorbereiten.
12. Warum hat jeder Krankenhauspatient sein eigenes Krankenblatt?
13. Wo werden die Krankenblätter der Patienten in Ihrem Krankenhaus aufbewahrt?
14. Warum ist es Patienten nicht erlaubt, in ihren Krankenblättern zu lesen?

Merke folgende neue Begriffe und ihre Bedeutung

Zugang
Erkennungsarmband
Aufnahmeangst
Krankenhausversicherung
Wertgegenstände des Patienten
Aufnahmeuntersuchung
vorläufige Diagnose
Krankenblatt
vertrauliche Informationen des Patienten und über den Patienten
Temperatur-, Puls-, Atemfrequenzkurven

Quiz

Lesen Sie jeden angefangenen Satz sorgfältig durch und ergänzen Sie ihn mit dem entsprechenden Nachsatz. (Für jeden angefangenen Satz gibt es nur *einen* richtigen Nachsatz.)

1. Ein neu aufgenommener Patient

a) kann es nicht erwarten, Ärzten und Schwestern Fragen über ihre Arbeit zu stellen.
b) kann die Station wählen, auf die er aufgenommen werden möchte.
c) klingelt als erstes nach der Bedienung und bestellt für sich und seine Angehörigen ein opulentes Mahl.
d) ist häufig aufgeregt, beunruhigt und macht sich Sorgen über das, was ihn hier wohl erwartet.

2. In der Aufnahme

a) wird der Patient mit Kaffee und Kuchen

bewirtet, bis man ihn abholt und auf sein
Zimmer bringt.
b) bereitet die Sekretärin die nötigen Krankenhausunterlagen vor und befestigt an
seinem Handgelenk ein Identifizierungs-
armband.
c) untersucht ein Arzt den Patienten, um
festzustellen, ob er tatsächlich aufgenommen werden muß.
d) zieht der Patient sich um, d. h. er zieht
seinen Pyjama an, während die Sekretärin
die Station, auf die der Patient aufgenommen werden soll, benachrichtigt.

3. Die Schwesternhelferin führt den Patienten von der Aufnahme in sein Zimmer
und

a) fragt den Patienten, ob er sehr krank ist
und ob er weiß, was ihm fehlt.
b) beantwortet alle Fragen des Patienten
über seine neue Umgebung und stellt ihn
dem Pflegepersonal vor.
c) bleibt hier und dort stehen, um sich mit
Kolleginnen über den neuen Patienten zu
unterhalten.
d) studiert das Krankenblatt, um die Adresse und Telefonnummer des Patienten zu
erfahren.

4. Nachdem der Patient in sein Zimmer gekommen ist,

a) stellt ihn die Schwesternhelferin seinen
Bettnachbarn vor und hilft ihm, sich auszuziehen und sich in seinem Zimmer bzw.
in seinem Bett einzurichten.
b) fordert die Schwesternhelferin den Patienten auf, sich auf der Stelle ins Bett zu legen.
c) erzählt ihm die Schwesternhelferin ausführlich über den Patienten, der vorher in
seinem Bett gelegen hat.
d) sagt ihm die Schwesternhelferin, daß der
Arzt ihm später beim Ausziehen behilflich sein werde.

5. Der neu aufgenommene Patient wird nach
seiner Ankunft auf Station gründlich untersucht. Während dieser Untersuchung

a) diskutieren Arzt und Schwesternhelferin
die Diagnose des Patienten.
b) fordert die Schwesternhelferin den Patienten auf, sich völlig zu entkleiden, damit
der Arzt nicht darauf zu warten braucht,
bis jeder Körperteil freigemacht wird.
c) kann der Patient sein Mittagessen einnehmen, wenn er dazu Lust hat.
d) steht die Schwesternhelferin dem Arzt
zur Seite, reicht ihm Geräte oder Instrumente, die er benötigt, und bedeckt den
Patienten, damit er nicht unnötig bloß
liegt.

6. Jeder Patient hat sein eigenes Krankenblatt. Dieses

a) darf dem Patienten jederzeit zur Einsicht-
nahme gegeben werden.
b) kann die Schwesternhelferin mit nach
Hause nehmen, wenn sie sich über den
neuesten Stand der Behandlung in ihrer
Freizeit informieren möchte.
c) ist ein vertrauliches Dokument von Urkundencharakter über den Krankenhausaufenthalt des Patienten, der nur autori-
siertem Krankenhauspersonal zur Einsicht
zur Verfügung steht.
d) kann die Schwesternhelferin einsehen, um
den Angehörigen des Patienten Auskunft
über den Verlauf geben zu können.

Praktische Übungen

1. Spielen Sie mit einer anderen Schwesternhelferin die Rolle
a) der Schwesternhelferin in der Aufnahme und
b) die Rolle des neu aufgenommenen Patienten.

Holen Sie den neuen Patienten in der
Aufnahme ab (stellen Sie eine Diagnose),
bringen Sie ihn auf die Station und versorgen Sie ihn.

2. Spielen Sie die Rolle
   a) eines neu aufgenommenen Patienten
      und
   b) der Schwesternhelferin und beantwor-
      ten Sie dabei einige Fragen, die jeder
      neu aufgenommene Patient bei seiner
      Aufnahme beantwortet haben möchte.
3. Stellen Sie sich vor, daß ein Patient darauf besteht, sein Krankenblatt einzusehen.
   Es sei immerhin SEIN Krankenblatt. Wie
   würden Sie sich in dieser Situation verhalten?
4. Üben Sie, wie man eine Urinprobe von
   a) einem Ambulanzpatienten und
   b) von einem bettlägerigen Patienten ge-
      winnt. (Urin kann durch Wasser in
      einem Meßglas ersetzt werden.)
5. Stellen Sie übungshalber ein Krankenblatt
   für einen neu aufgenommenen Patienten
   zusammen. Geben Sie an, wofür jedes einzelne Formular vorgesehen ist.

Themen für das Unterrichtsgespräch

Jeder Patient reagiert auf die Aufnahme ins
Krankenhaus anders. Beschreiben Sie, wie
Sie sich die Reaktion der folgenden Patien-
ten bei der Aufnahme vorstellen:

Patient A: Eine ältere, schlanke und ge-
brechliche Frau, die um ihre Gesundheit sehr
besorgt zu sein scheint. Der Arzt möchte sie
nur einige Tage lang zur Beobachtung aufnehmen; sie befürchtet jedoch, an Krebs zu
leiden.

Patient B: Ein junger, herzkranker Mann.
Er ist häufig krank und fast immer arbeitsun-
fähig. Selbst wenn er nicht krank ist, kann er
sich nur wenig körperlich belasten. Er erzählt
Ihnen, daß er zu Hause Frau und zwei kleine
Kinder hat.

Patient C: Eine junge Frau, der am nächsten Tag der „Blinddarm" entfernt werden
soll. Sie weiß, daß sie nur für kurze Zeit im
Krankenhaus bleiben wird. Sie macht sich
jedoch über die Operation Sorgen und hat
außerdem ihre Kinder noch nie in fremde
Pflege gegeben.

4 Einfache pflegerische Maßnahmen

1. Was versteht man unter einem Pflege-plan?
2. Wer stellt den Pflegeplan jedes einzelnen Patienten auf? Was sind seine Ziele?
3. Welchen anderen Zweck, außer in ihm zu schlafen, erfüllt das Krankenhaus-bett?
4. Warum muß Bettzeug jederzeit sauber und faltenfrei gespannt sein?
5. Wie kann ein Krankenhausbett für einen Patienten, der die meiste Zeit oder stän-dig bettlägerig ist, gefährlich werden?
6. Warum fällt es einem bettlägerigen Pa-tienten häufig schwer, eine Bettpfanne (Steckbecken) oder eine Urinflasche zu benützen?
7. Was gehört zur morgendlichen Körper-pflege?
8. Ist tägliche Mundpflege für jeden Patien-ten notwendig? Warum?
9. Was versteht man unter: Waschen eines Patienten im Bett?
10. Welcher Nutzen liegt darin für einen Pa-tienten?
11. Warum empfinden die meisten Patienten eine Rückenmassage als angenehm? Was bringt sie dem Patienten?
12. Beschreiben Sie, wie Sie einen bettläge-rigen Patienten für die Nacht vorberei-ten!

Merke folgende neue Begriffe und ihre Bedeutung

freies Bett
bettlägeriger Patient
nicht bettlägeriger Patient
Unterlage
„Bettecke"

Rückenstütze
Kniestütze (Knierolle)
Spülgerät für Bettpfannen
morgendliche Körperpflege
abendliche Körperpflege
Mundpflege
spezielle Mundpflege
Waschen im Bett
Badetuch
Rückenmassage
Waschlappen, Waschhandschuh

Quiz

Lesen Sie jeden angefangenen Satz sorgfältig durch und ergänzen Sie ihn mit dem entspre-chenden Nachsatz. (Für jeden angefangenen Satz gibt es nur eine richtige Ergänzung.)

1. Einem Patienten wird Bettruhe verordnet,

a) damit er Ärzten und Schwestern nicht im Weg ist.
b) damit er andere Patienten nicht stört.
c) damit das Pflegepersonal jederzeit weiß, wo er sich aufhält.
d) damit er es sich bequem machen und sich ausruhen kann; außerdem ist das Bett ein Ort, an dem zahlreiche therapeutische Maßnahmen durchgeführt werden.

2. Wenn Sie den Auftrag bekommen, ein „belegtes" Bett zu machen,

a) hängen Sie ein Schild mit der Aufschrift „Belegt" an die Tür des Zimmers.
b) ist Ihnen klar, daß Sie ein Bett machen müssen, in dem ein Patient liegt.

c) ist Ihnen klar, daß Sie dem Patienten erst
aus dem Bett helfen müssen, bevor Sie es
machen können.

d) ist Ihnen klar, daß dieses Bett für einen
bald eintreffenden Patienten reserviert ist.

3. Wenn ein bettlägeriger Patient um ein
Steckbecken oder eine Urinflasche bittet,

a) ist er einfach zu faul, um aufzustehen und
auf die Toilette zu gehen.

b) haben Sie es nicht eilig — er kann, wenn
Sie gerade mit einem anderen Patienten
beschäftigt sind, warten.

c) geben Sie ihm was er wünscht, beeilen
sich aber nicht, das Gefäß abzuholen, da
das jetzt Zeit hat.

d) geben Sie ihm sofort was er wünscht, helfen ihm, sich auf die Bettpfanne zu setzen,
und entleeren Sie diese sofort nach Gebrauch.

4. Die morgendliche Körperpflege beim bettlägerigen Patienten

a) besteht aus Waschen im Bett, Mundpflege
und Bettenmachen.

b) bedeutet, daß das, was am Vorabend nicht
erledigt wurde, jetzt nachgeholt werden
kann.

c) muß jeden Tag vor 10 Uhr beendet sein.

d) bedeutet, daß ein Frühstück gereicht
und anschließend die Bettpfanne und
Urinflasche gebracht werden.

5. Für den bettlägerigen Patienten ist tägliches Waschen im Bett wichtig,

a) weil bettlägerige Patienten durch ständi-
ges im-Bett-liegen schmutzig werden.

b) da es im Krankenhaus üblich ist, alle Patienten täglich im Bett zu waschen.

c) um die Schwesternhelferin vormittags
zu beschäftigen.

d) um den durch Schweiß und andere Ab-
sonderungen der Haut entstehenden
Körpergeruch zu beseitigen, den Kreislauf anzuregen und dadurch Gewebe und
Organe zu kräftigen.

6. Beim bettlägerigen Patienten wird eine
abendliche Körperpflege durchgeführt,

a) damit er sich in den Abendstunden nicht
langweilt.

b) weil er gewaschen werden muß, er sich
die Zähne putzen muß und da sein Bett
für die Nacht gerichtet werden muß, damit er eine ruhige und ungestörte Nacht
verbringen kann.

c) weil die Schwester dadurch Gelegenheit
bekommt, sich mit ihm zu unterhalten.

d) die diensthabende Schwester die Schwesternhelferin während der Spätschicht
beschäftigen will.

Praktische Übungen

1. Beziehen Sie ein „leeres" Bett. Suchen
Sie sich das nötige Bettzeug zusammen.
Gelegentlich können zwei Schwesternhel-
ferinnen ein Bett gemeinsam beziehen.
Üben Sie, ein Bett allein oder zu zweit zu
beziehen.

2. Beziehen Sie ein „belegtes" Bett. Suchen
Sie sich das nötige Bettzeug zusammen.
Bitten Sie eine andere Schwesternhelferin,
die Rolle des Patienten zu übernehmen,
während Sie das Bett machen und umgekehrt. Überzeugen Sie sich, daß der „Patient" alles hat, was er/sie braucht, wie
zum Beispiel: Papiertücher, eine Bettklingel, daß das Kopfende hochgestellt ist,
wenn er/sie es wünscht, so daß er/sie sich
wohlfühlt, bevor Sie sich um den nächsten Patienten bemühen.

3. Üben Sie, einem Patienten bei der morgendlichen Körperpflege zu helfen. Spielen Sie mit einer anderen Schwesternhel-

ferin abwechselnd die Rolle der Schwesternhelferin und des Patienten. Bereiten Sie alles vor, was Sie benötigen, um einem kranken, bettlägerigen Patienten bei der morgendlichen Körperpflege zu helfen: Mundpflege, gründliches Waschen des Patienten im Bett und Neubeziehen des Betts.

4. Üben Sie, wie man eine Rückenmassage ausführt (an einer Schwesternhelferin oder an einer Puppe). Erkundigen Sie sich nach den an Ihrem Krankenhaus hierbei verwendeten Präparaten — Hautlotio, Talkum-Puder oder andere.

5. Üben Sie, wie man einem bettlägerigen Patienten bei der abendlichen Körperpflege hilft (bitten Sie eine Schwesternhelferin mitzumachen oder üben Sie an einer Puppe). Bereiten Sie vor, was Sie zur abendlichen Wundpflege, zum Waschen des Patienten und zum Glätten des Bettlakens für die Nacht benötigen.

Themen für das Unterrichtsgespräch

1. Der nicht bettlägerige Patient: Einige Patienten dürfen aufstehen, weil sie auf dem Weg der Besserung sind. Andere Patienten müssen aufstehen, damit Untersuchungen durchgeführt werden können, durch die die Krankheit genau festgestellt werden kann. Wieder andere warten auf ihre Operation. Jeder Patient reagiert anders, wenn ihm erlaubt wird, aufzustehen.
Diskutieren Sie, was ein stationärer Patient denkt und fühlt, wenn
   a) es ihm schon viel besser geht und er bald entlassen wird.
   b) er weiß, daß ihm eine schwierige, nicht risikofreie Operation bevorsteht.

2. Der bettlägerige Patient, der auf die Bettpfanne (Steckbecken) angewiesen ist: Einem Patienten, der erstmals eine Bettpfanne benützt, wird es unter Umständen schwer fallen, um eine Bettpfanne oder die Urinflasche zu bitten. Diskutieren Sie, wie Sie ihm helfen können, wenn er auf Ihre Hilfe angewiesen ist, weniger verlegen zu sein.

3. Der Patient, der sich gegen ein Waschen im Bett wehrt: Viele Patienten haben noch nie vom Waschen im Bett gehört, haben noch nie gesehen, wie es gemacht wird, noch es am eigenen Leib erfahren. Wenn Sie einem solchen Patienten sagen, daß Sie ihn im Bett waschen wollen, wird er das unter Umständen ablehnen, weil er/sie fürchtet, daß dabei das ganze Bett naß wird, oder weil er der Meinung ist, daß Wasser einem schon kranken Menschen nur schaden kann. Vielleicht befürchtet der Patient auch, daß Sie grob mit ihm umgehen werden und ihm wehtun, wenn er verletzt ist oder gerade operiert wurde.
Diskutieren Sie, wie man einem Patienten die Notwendigkeit des Waschens im Bett so erklären kann, daß er nicht ablehnen kann und die Prozedur noch als angenehm empfindet.

4. Abendliche Körperpflege: Durch sie wird der Patient auf die vor ihm liegende, lange Nacht vorbereitet. Es ist sehr gut möglich, daß ein bettlägeriger Patient, der notgedrungen den ganzen Tag im Bett verbracht hat, sich nicht auf die Nacht freut. Er wird Ihnen dankbar sein, wenn Sie ihm verständnisvoll zuhören. Wie können Sie Fragen beantworten wie: „Werde ich heute nacht starke Schmerzen haben?" oder „Werde ich die Nacht überleben?"
Diskutieren Sie, wie man solche Fragen so schonend wie möglich beantworten kann.

Ernährung des Kranken

Allgemeine Fragen

1. Wie bleibt ein Gesunder gut ernährt?
2. Muß jeder Patient eine Spezialdiät bekommen?
3. Nennen Sie die Grundnahrungsmittel einer wohlausgewogenen Diät.
4. Nennen Sie einige einfache Speisen, die a) Eiweiß (Proteine), b) Kohlenhydrate und c) Fette enthalten.
5. Gibt es Methoden, um einen Patienten, der keine Nahrung durch den Mund aufnehmen kann, zu ernähren? Wenn ja, welche?
6. Erklären Sie die Bedeutung der folgenden Begriffe: a) Normalkost, b) Weichkost (Breikost) und c) flüssige Kost.
7. Kann eine schlechte Ernährung die Genesung des Patienten beeinflussen? Inwiefern?
8. Wer ordnet an, was der Patient im Krankenhaus essen darf?
9. Kann die Behandlung aus einer Spezialkost bestehen? Kennen Sie irgendeine Krankheit, die eine Spezialdiät als Behandlung erfordert?
10. Wie bereiten Sie einen Patienten auf seine Mahlzeiten vor?
11. Sollte der Arzt den Patienten während der Essenszeit besuchen oder eine Laborantin in dieser Zeit Blut abnehmen?
12. Wenn die Flüssigkeitszufuhr gemessen werden soll, wie können Sie dann feststellen, wieviel Flüssigkeit der Patient tatsächlich zu sich nimmt? Wo notieren Sie das Meßergebnis?

Merke folgende Begriffe und ihre Bedeutung

Ernährung
Eiweiß (Proteine)
Kohlenhydrate
Fette
Vitamine
Mineralien
Normalkost
Spezialdiät
schlechte Ernährung
Ein- und Ausfuhr
intravenöse Ernährung
Ernährung über Magen- oder Nasensonde
Ernährung über Gastrostomie (Magenfistel)

Quiz

Lesen Sie jeden angefangenen Satz sorgfältig durch und ergänzen Sie ihn mit dem entsprechenden Nachsatz. (Für jeden angefangenen Satz gibt es nur eine richtige Ergänzung.)

1. Ein Gesunder

a) braucht gewöhnlich eine flüssige Kost, um gesund zu bleiben.
b) muß von Zeit zu Zeit intravenös ernährt werden, um gut ernährt zu bleiben.
c) bleibt gewöhnlich bei einer normalen, wohlausgewogenen Kost gut ernährt.
d) bleibt gewöhnlich gut ernährt, wenn er genug ißt und täglich mindestens 3–5 Glas Bier trinkt.

2. Proteine

a) sind Grundbestandteile einer gutausgewogenen Ernährung.
b) werden allen Patienten als verordnete Zwischenmahlzeiten serviert.
c) sind in Radieschen, Orangen und Salat enthalten.
d) sind für den Menschen ungesund.

3. Eine Spezialdiät
____

a) wird nur den Patienten serviert, die bereit sind, für besseres Essen die Kosten zu tragen.
b) wird den Patienten serviert, die besondere Nahrung benötigen.
c) gibt es im Krankenhaus nur an Wochentagen — am Wochenende reicht die Zeit nicht für die Vorbereitungen.
d) enthält kein Fleisch und kein Gemüse.

4. Ein magerer, unterernährter Patient
____

a) bekommt im Krankenhaus sehr wenig zu essen, damit er nicht fett wird.
b) erfährt, daß er sich freuen kann, nicht übergewichtig zu sein.
c) bekommt möglicherweise Zwischenmahlzeiten, damit er zunimmt und in besseren Ernährungszustand kommt.
d) trinkt und raucht vermutlich zuviel.

5. Ein Patient kann seine Mahlzeiten genießen,
____

a) wenn sorgfältig vorbereitete Speisen appetitlich serviert werden, und er beim Essen nicht gestört wird.
b) wenn sein Blutdruck gemessen wird, während er die Suppe löffelt.
c) der Patient im Nachbarbett dasselbe Essen bekommt.
d) eine oder mehrere Schwestern ihn während des Essens unterhalten.

6. Wenn Sie beauftragt werden, einen schwachen oder hilflosen Patienten zu füttern, können Sie ihm helfen, seine Mahlzeit zu genießen,
____

a) wenn Sie ihm sagen, wie lästig es ist, daß er nicht selbst essen kann.

b) wenn Sie ihm volle Löffel in den Mund schieben und ihn auffordern, das Essen so schnell wie möglich herunterzuschlukken.
c) wenn Sie ihm begreiflich machen, daß Sie ihm einen riesigen Gefallen tun, wenn Sie ihn füttern.
d) wenn Sie sich nicht beeilen, ihn in aller Ruhe füttern, mäßig volle Löffel reichen und ihn, so weit es möglich ist, Brot und ähnliches selbst essen lassen.

Praktische Übungen

1. Nehmen Sie sich die Diätlisten vor und stellen Sie fest, wieviele verschiedene Diäten in Ihrem Krankenhaus zur Verfügung gestellt werden.
2. Schreiben Sie auf, welche Grundnahrungsmittel in Ihrer eigenen Ernährung vorkommen.
3. Entwerfen Sie einen Wochendiätplan. Ist Ihre Ernährung wohlausgewogen?
4. Messen Sie, wieviel Flüssigkeit in Tassen, Gläser und Suppenschüsseln hineingeht, damit Sie die Flüssigkeitseinfuhr eines Patienten feststellen können, wenn Sie darum gebeten werden.

Themen für das Unterrichtsgespräch

1. Wie können Sie die Mahlzeiten für hilflose Patienten, die gefüttert werden müssen, angenehmer gestalten?
2. Wie können Sie einem blinden Patienten helfen, sich auf dem Essenstablett allein oder mit wenig Hilfe zurechtzufinden?
3. Was können Sie tun, wenn Ihnen ein Patient mitteilt, daß ihm die Krankenhauskost nicht schmeckt?
4. Warum kommt es den Patienten zugute, wenn sie Zwischenmahlzeiten einnehmen können?

Die Bedeutung einer geregelten Stuhl- und Urinausscheidung

Allgemeine Fragen

1. Welche Funktion erfüllt die Niere?
2. Was passiert, wenn die Niere aufhört zu arbeiten?
3. Ist das Unvermögen, Wasser zu lassen, gleichbedeutend mit einem Nierenversagen?
4. Was ist 24-Stunden-Urin?
5. Sieht Urin immer gleich aus?
6. Was versteht man unter einem inkontinenten Patienten?
7. Wo und wie findet die Nahrungsaufnahme statt? Wo werden feste Stoffwechselschlacken ausgeschieden?
8. Was ist Verstopfung (Obstipation)?
9. Unter welchen Bedingungen kann es zu Durchfällen kommen?
10. Auf was achten Sie, wenn Sie gebeten werden, sich den Stuhl eines Patienten anzusehen?
11. Was ist ein Einlauf? Warum macht man ihn?
12. Was ist ein Darmrohr? Welchen Zweck soll es erfüllen?

Merke folgende neue Begriffe und ihre Bedeutung

Ausscheidung
Nierenfunktion
Flüssigkeitszufuhr
Urinausscheidung
Katheter
Katheterisierung
Harninkontinenz
Stuhlinkontinenz
Gastrointestinaltrakt
Verstopfung (Obstipation)
Durchfall (Diarrhoe)
Laxans, Laxantien
Stuhl (Faeces)
Darmrohr
Kolostomie
Ileostomie

Quiz

Lesen Sie jeden angefangenen Satz und ergänzen Sie ihn mit dem entsprechenden Nachsatz. (Für jeden angefangenen Satz gibt es nur eine richtige Ergänzung.)

1. Die Nieren

a) speichern den Urin.
b) speichern Urin und wandeln ihn in Blut um.
c) scheiden stündlich etwa 60 ml Urin in die Blase aus.
d) haben keine wesentliche Funktion, wenn man nur genug Flüssigkeit aufnimmt.

2. Der Patient, der katheterisiert werden muß,

a) kann die Blase nicht entleeren.
b) ist meist sehr krank.
c) ist besser dran, wenn mit dem Essen bis nach der Behandlung gewartet wird.
d) hat Verstopfung.

3. Der inkontinente Patient

a) entleert bei jeder Gelegenheit Urin.
b) ist seiner Frau untreu.
c) hat seine Blasenfunktion (oder Mastdarmfunktion) nicht unter Kontrolle und läßt

Wasser (oder entleert Stuhl) in unvorhersehbaren Intervallen.
d) verunreinigt sein Bett, weil er nicht im
Krankenhaus sein will.

4. Ein Laxans

a) sollte jedem Krankenhauspatienten verordnet werden.
b) ist meist nicht nötig, wenn ein Mensch gesund ist und eine wohlausgewogene Normalkost zu sich nimmt.
c) wird dem Patienten auf Wunsch gegeben.
d) muß die Schwesternhelferin einnehmen,
wenn sie an Durchfall leidet.

5. Wenn die Stühle angesehen werden sollen,

a) beurteilt die Schwesternhelferin jeden
Stuhl nach seiner Farbe, Festigkeit (dünn,
geformt, hart) und achtet auf Schleim
oder Blutauflagerungen und trägt ihre Beobachtungen in das Krankenblatt ein, wie
es ihr gezeigt wurde.
b) muß die Schwesternhelferin dazu ein Ver-
größerungsglas benützen.
c) sollte eine starke Taschenlampe zur Hand
sein.
d) muß die Schwesternhelferin den Patienten um Erlaubnis bitten.

6. Wenn einem Patienten, bedingt durch
seine Krankheit, die Entleerung von Stuhl
oder Urin auf natürlichem Wege nicht
mehr möglich ist,

a) kann man weiter nichts unternehmen, als
den armen Patienten zu bedauern.
b) muß der Patient mehr trinken und auf das
Beste hoffen.
c) können auf operativem Wege neue Öffnungen geschaffen werden, um eine Ausscheidung zu ermöglichen.

d) regt sich der Arzt maßlos auf, versucht
aber, um den Patienten und seine Angehörigen zu schonen, seine Gefühle zu beherrschen.

Praktische Übungen

1. Messen Sie die Urinausscheidung eines Patienten. Holen Sie, um eine Flüssigkeitsbilanz aufzustellen, ein Formular, auf
dem Ein- und Ausfuhr protokolliert werden können, und ein Meßglas. Gießen Sie
etwas Wasser in eine Bettpfanne und füllen Sie den Inhalt anschließend in das
Meßglas ab und notieren Sie das Ergebnis
auf dem Formular.
2. Üben Sie, einen Einlauf zu machen (an
einer Puppe). Bereiten Sie alles, was dafür
benötigt wird, vor; bringen Sie die Puppe
in die richtige Lage, decken Sie sie vorschriftsmäßig zu und erklären Sie ihr, wie
Sie es bei einem Patienten machen würden, was gemacht werden soll. Räumen
Sie die Utensilien anschließend auf und
tragen Sie den Einlauf, wie Sie es gelernt
haben, ins Krankenblatt ein.
3. Legen eines Darmrohrs. Bereiten Sie alles,
was dafür benötigt wird, vor; bringen Sie
die Puppe in die richtige Lage, decken Sie
sie vorschriftsmäßig zu und erklären Sie
ihr, wie Sie das auch bei einem Patienten
machen würden, was gemacht werden soll.
Anschließend räumen Sie die Utensilien
auf und tragen ins Krankenblatt ein, was
Sie zu welcher Uhrzeit und mit welchem
Erfolg gemacht haben.

Themen für das Unterrichtsgespräch

1. Diskutieren Sie die Probleme eines bettlägerigen Patienten, dem es schwerfällt
und peinlich ist, eine Urinflasche oder
eine Bettpfanne zu benützen. Wie können
Sie ihm helfen?

2. Diskutieren Sie die Gefühle eines Patienten, der seit Tagen keinen Stuhl und seit
mehreren Stunden keinen Urin entleeren
kann oder dem beides unmöglich ist. Welche Hilfe braucht ein solcher Patient?

7 Schlüssel zur Beurteilung des Gesundheitszustands: Die Vitalzeichen

1. Was sagen die Vitalzeichen über den Zustand des Patienten aus?
2. Gibt es bei jedem Patienten unabhängig von der Diagnose Vitalzeichen?
3. Was sind Vitalzeichen?
4. An welchen Stellen kann man die Körpertemperatur messen?
5. Hat jeder Kranke erhöhte Temperaturen?
6. Die Aktivität welchen Organs wird beim Pulsmessen geprüft?
7. Haben alle Menschen die gleiche Pulsfrequenz? Wann ist der Puls beschleunigt? Wann ist er verlangsamt?
8. Wie beobachtet man die Atmung des Patienten?
9. Wie hoch ist die normale Atemfrequenz beim Erwachsenen?
10. Welche Faktoren können die Atemfrequenz beschleunigen?
11. Welche Abkürzung wird im Krankenhaus für Temperatur, Puls und Atmung verwendet?
12. Wie können Sie feststellen, ob der Patient bei Bewußtsein ist?
13. Wann vermuten Sie, daß ein Patient sein Bewußtsein verlieren wird oder schon dabei ist, bewußtlos zu werden?
14. Was läßt sich aus dem Blutdruck des Patienten ablesen?
15. Warum müssen die Vitalzeichen bei Schwerkranken oft überprüft werden?
16. Was tut eine Schwesternhelferin, sobald sie bemerkt, daß sich ein oder mehrere Vitalzeichen bei einem Patienten verändern?

Merke folgende neue Begriffe und ihre Bedeutung

Körpertemperatur
orale Temperatur
axilläre Temperatur
rektale Temperatur
Puls — starker, schwacher, regelmäßiger, unregelmäßiger
Einatmung
Ausamtmung
TPA
Vitalzeichen
Blutdruck — normaler, erhöhter, erniedrigter
Sphygmomanometer
Temperaturkurve

Quiz

Lesen Sie jeden angefangenen Satz und ergänzen Sie ihn mit dem entsprechenden Nachsatz. (Für jeden angefangenen Satz gibt es nur eine richtige Ergänzung.)

1. Die Vitalzeichen des Patienten zeigen an,

a) ob der Patient bei guter Laune ist.
b) ob lebenswichtige Organe und Systeme normal funktionieren.
c) ob der Patient ein lebhafter, ruhiger oder zurückhaltender Mensch ist.
d) wann er gesund sein wird.

2. Die Körpertemperatur

a) gibt es nur bei Kranken.
b) steigt an, sobald jemand krank wird.
c) bleibt, unabhängig davon, was den Patienten schmerzt, normal.

d) kann in Abhängigkeit vom Zustand des
Patienten normal, erhöht oder erniedrigt
sein.

3. Die Pulsfrequenz

a) ist beim Krankenhauspatienten immer beschleunigt.
b) beträgt unter normalen Bedingungen bei
Männern 60–70 Schläge/Minute und bei
Frauen 78–80/Minute.
c) erniedrigt sich, wenn der Patient eine erhöhte Temperatur hat.
d) fehlt bei Herzkranken.

4. Die Atmung des Patienten

a) läßt sich ohne Wissen des Patienten am
besten zählen.
b) zeigt an, ob der Patient viel oder nicht
raucht.
c) ist bei einem Kranken immer auffällig.
d) wird mit einem besonderen Laborgerät
gemessen.

5. Wenn ein Patient anscheinend bewußtlos
im Bett liegt,

a) vermuten Sie, daß er möglicherweise
Selbstmord begangen hat.
b) versuchen Sie herauszufinden, ob er nur
vorgibt, bewußtlos zu sein.
c) stechen Sie ihn mit einer Nadel, um seine
Reaktion zu sehen.
d) berichten Sie Ihre Vermutungen sofort
der diensthabenden Schwester.

6. Wenn ein oder mehrere Vitalzeichen des
Patienten sich plötzlich ändern,

a) braucht man sich nicht aufzuregen; der
Arzt wird das schon früher oder später bemerken.

b) benachrichtigen Sie die Schwester sofort,
damit der Patient umgehend behandelt
werden kann.
c) ruft die Schwester die Oberschwester an,
damit diese die Familie benachrichtigt.
d) wird jeder im Krankenhaus angestellte
Arzt aufgefordert, den Patienten noch am
selben Tag zu besuchen.

Praktische Übungen

1. Üben Sie, wie man die Temperatur am
Thermometer abliest und das Meßergebnis in die Temperaturkurve einträgt. (Messen Sie bei einer Kollegin die orale Temperatur und umgekehrt.)
2. Machen Sie sich mit den in Ihrem Krankenhaus verwendeten Thermometern vertraut: oralen, rektalen und (falls vorhanden) elektronischen.
3. Üben Sie das Pulsmessen. Messen Sie sich
gegenseitig den Puls und tragen Sie das
Meßergebnis in die Temperaturkurve ein.
4. Zählen Sie die Atemzüge der anderen
Schwesternhelferin und umgekehrt. Tragen Sie diese Werte in die Temperaturkurve ein.
5. Üben Sie, wie man Temperatur, Puls- und
Atemfrequenz in die Temperaturkurve
einträgt. Zum Beispiel:
T – 38,6 °C   P – 88   A – 24
6. Üben Sie, wie man den Blutdruck mißt.
Bitten Sie Ihre Partnerin aufzustehen, sich
hinzusetzen und hinzulegen, und messen
Sie den jeweiligen Blutdruck und vergleichen Sie die Ergebnisse.

Themen für das Unterrichtsgespräch

1. Wie können Sie einen nervösen und ängstlichen Patienten dazu bringen, sich bei
Messung der Temperatur, der Puls- und
der Atemfrequenz zu entspannen?
2. Wenn ein Patient bei jeder oralen Messung
eine ungewöhnlich niedrige Temperatur

hat, was kommt als mögliche Ursache in
Frage? Wie können Sie nach der Temperaturmessung Ihr Meßergebnis überprüfen?

3. Diskutieren Sie, wie man feststellen kann,
   ob ein Patient schläft, bewußtseinsgetrübt
   oder bewußtlos ist. Wie unterscheiden
   sich die verschiedenen Stadien?

Die emotionalen Bedürfnisse des Patienten

8

Allgemeine Fragen

1. Warum verhält sich jeder Patient im Krankenhaus in einer ihm eigentümlichen Weise?
2. Wenn Sie die Fragen eines Patienten bei seiner Aufnahme ins Krankenhaus beantwortet haben, können Sie dann sicher sein, daß er sich anschließend keine Sorgen mehr über seine Hospitalisation machen wird?
3. Wenn ein Patient gegenüber dem Pflegepersonal feindselig reagiert, muß man dann annehmen, daß er die Pflegekräfte nicht leiden kann?
4. Was ist der beste Weg, den Grund eines ungewöhnlichen Verhaltens eines Krankenhauspatienten herauszufinden?
5. Wenn ein Patient Ihnen in seiner Erregung ein schwieriges, familiäres Problem offenbart, sollten Sie dann versuchen, es zu lösen?
6. Wenn ein Patient in kurzen Abständen wegen belangloser Kleinigkeiten auf die Klingel drückt, ist es dann am besten, seine Klingelzeichen einfach nicht zu beachten?
7. Wie können Sie einem Patienten helfen, unabhängiger zu werden, wenn er Sie bei jeder Kleinigkeit um Hilfe bittet, selbst wenn er sie unschwer selbst erledigen könnte.
8. Ist es normal, wenn ein Kranker von anderen abhängiger ist als ein Gesunder?
9. Können Sie beschreiben, wie sich ein depressiver Patient verhält. Wie sieht man ihm das an? Sind die Symptome einer Depression bei jedem Menschen gleich?
10. Was würde Sie bei einem älteren Patienten veranlassen, eine Depression anzunehmen?
11. Woran erkennen Sie einen verwirrten Patienten?
12. Wird es weiterhelfen, wenn Sie einem Patienten mit gleicher Münze heimzahlen, wenn er sich Ihnen gegenüber cholerisch und uneinfühlbar verhält?

Merke folgende neue Begriffe und ihre Bedeutung

reizbares (cholerisches) Verhalten
feindseliges Verhalten
depressives Verhalten
unselbständiges Verhalten
unsicheres Verhalten
forderndes Verhalten
verwirrtes Verhalten
aggressives Verhalten
uneinfühlbares Verhalten
ängstliches Verhalten
schicksalsergebenes Verhalten

Quiz

Lesen Sie jeden angefangenen Satz und ergänzen Sie ihn mit dem entsprechenden Nachsatz. (Für jeden angefangenen Satz gibt es nur eine richtige Ergänzung.)

1. Jeder Patient verhält sich anders, da

a) Krankenhauspatienten schließlich keine eineiigen Zwillinge sind.
b) seine Persönlichkeit und sein Lebensweg seine Reaktion auf den Krankenhausaufenthalt mitbestimmen.
c) jeder Patient von seinem Arzt anders behandelt wird.
d) kein Patient das Verhalten anderer Patienten gerne imitiert.

2. Wenn die Schwesternhelferin sich die Mühe
macht, das ungewöhnliche Verhalten eines
Patienten zu verstehen,

a) wird ihr oft klar, daß er guten Grund hat,
in dieser Weise zu reagieren.
b) ist es wahrscheinlich, daß er sie nur quä-
len wird.
c) wird ihr seine Familie wahrscheinlich mitteilen, sich um andere Sachen zu kümmern, da ihn sowieso niemand versteht.
d) wird sie Zeit verschwenden. Es wäre ge-
scheiter, ihn auf der Stelle allein zu lassen.

3. Wenn ein Patient ungewöhnlich viele Klagen und Wünsche hat, wird der Schwesternhelferin klar,

a) daß das Krankenhaus sehr zu wünschen
übrig läßt und die Patientenversorgung
miserabel ist.
b) daß Patienten auch zur Plage werden können und kein Krankenhaus davon ver-
schont bleibt.
c) daß ein solcher Patient gerade jetzt Aufmerksamkeit und Zuwendung braucht
und man versuchen sollte, ihm diese zu
geben.
d) daß er seine Klagen und Wünsche bis zu
diesem Tag aufgespart hat, da er weiß,
daß das Pflegepersonal dafür bezahlt wird,
ihm zuzuhören.

4. Wenn ein Patient sich bei jeder, auch noch
so kleinen Entscheidung, die er ohne weiteres selbst treffen können sollte, um
Hilfe bittet, müssen Sie

a) versuchen, ihm aus dem Weg zu gehen.
b) ihm klarmachen, daß sich so etwas nicht
für einen im Leben stehenden Erwachsenen schickt.
c) ihm auch die kleinste Entscheidung abnehmen, wenn Sie darum gebeten werden.

d) versuchen, ihn zur Unabhängigkeit zu ermuntern, indem Sie ihn einige einfache
Entscheidungen selbst treffen lassen und
ihn dann für seine Anstrengungen loben;
dies wird ihm den Mut geben, es erneut
zu versuchen.

5. Wenn ein Patient kein Interesse für seine
Umgebung hat, weder essen noch mit anderen sprechen will und sich absondert,
vermuten Sie, daß dieser Patient

a) sich Ihnen gegenüber nur aufspielen will.
b) deprimiert oder sogar depressiv ist.
c) von jeder Pflegekraft verlangt, als etwas
Besonderes behandelt zu werden.
d) das Krankenhaus und jeden, der mit ihm
zu tun hat, haßt.

6. Wenn sich ein Patient gegenüber den
Schwesternhelferinnen feindselig und bös-
willig verhält, wissen Sie,

a) daß Sie zu ihm genauso ablehnend sein
müssen, wie er/sie es zu Ihnen ist, damit
er/sie sich in Zukunft nicht noch mehr erlaubt.
b) daß er Sie verabscheut, obwohl Sie ihm
dazu keine Veranlassung gegeben haben.
c) daß er sich wahrscheinlich über sich selbst
und die Welt im allgemeinen aus Gründen
heraus ärgert, die ihm selbst nicht klar
sind. Sein Zorn richtet sich nicht direkt
gegen Ihre Person.
d) daß er den Arzt dazu bewegen will, ihn
so früh wie möglich zu entlassen.

7. Wenn ein Patient weder Ort noch Zeit
und nicht einmal seinen Namen nennen
kann, dann vermutet die Schwesternhelferin, daß

a) der Patient auf Grund seiner Krankheit
oder aus anderen Gründen verwirrt ist,

und meldet ihren Verdacht sofort der Stationsschwester.

b) er sie nur zum Narren hält, um zu sehen, ob er ernst genommen wird.

c) er ohne ihr Wissen ein Medikament mit diesen Nebenwirkungen eingenommen hat.

d) er seine Uhr zu Hause gelassen hat und sein Gedächtnis ebenfalls zu wünschen übrig läßt.

Praktische Übungen

1. Spielen Sie mit einer Kollegin abwechselnd die Rolle einer Schwesternhelferin und eines Patienten in folgenden Situationen durch:

   a) Frau D., 35 Jahre alt, eine etwas reizbare Dame, ist ungehalten darüber, daß ihr Bett angeblich nicht richtig gemacht wurde, ihr Trinkwasser schaal ist und daß sich niemand um ihr Wohlergehen kümmert.

   Wie behandeln Sie eine solche Patientin?

   b) Herr O., etwa 50 Jahre alt, ist bettlägerig und sehr krank. Plötzlich sehen Sie, wie er versucht, über das Bettgitter zu klettern.

   Was machen Sie in einem solchen Fall?

   c) Frau S., 60 Jahre alt, ist ständig ratlos: soll sie aufstehen oder im Bett bleiben, soll sie ihr rosa oder ihr blaues Nachthemd anziehen usw.. Sie traut sich kein eigenes Urteil zu.

   Wie können Sie ihr helfen?

Themen für das Unterrichtsgespräch

Sie sind einer Station zugeteilt worden, auf der es viel zu tun gibt. Obwohl die meisten Patienten mit Ihrer Arbeit zufrieden sind, gibt es einige Patienten, die sich vernachlässigt vorkommen. Sie halten Sie ständig auf Trab und wenn Sie zu ihnen kommen, klagen sie nur oder stellen zeitlich nicht realisierbare Forderungen. Das ärgert Sie, da Sie allen Patienten der Station Ihr Bestes geben. Wie behandeln Sie einen solchen Patienten und werden dabei gleichzeitig Ihren Ärger los?

9 Sammeln von Untersuchungsmaterial

Allgemeine Fragen

1. Was ist Untersuchungsmaterial?
2. Warum wird Untersuchungsmaterial gesammelt und untersucht?
3. Ist die Gewinnung von Untersuchungsmaterial immer einfach?
4. Kann unkorrekt oder zur falschen Zeit gewonnenes Untersuchungsmaterial verläßliche Resultate über den Zustand des Patienten liefern?
5. Warum muß jede Probe korrekt gekennzeichnet werden?
6. Welche Mitglieder des Krankenhauspersonals sammeln Proben?
7. Warum ist es wichtig, jede gewonnene Probe einzutragen?
8. Was ist ein „Mittelstrahlurin"?
9. Warum muß bei einigen Diabetikern der Urin mehrmals täglich untersucht werden?
10. Warum müssen die Sammelbehälter, die Reagenzgläser oder andere Gefäße immer peinlich sauber sein?
11. Was ist Sputum?
12. Warum ist es wichtig, den Sputumbehälter nach der Sammlung fest zu verschließen?

Merke folgende neue Begriffe und ihre Bedeutung

Untersuchungsmaterial, Probe
Urinprobe
24-Stunden-Urin
fraktionierte Urinsammlung
Mittelstrahlurin
steriler Urin, Katheterurin
Urinprobe eines Diabetikers
Azeton

Stuhluntersuchung
Sputum
Laboruntersuchung

Quiz

Lesen Sie jeden angefangenen Satz und ergänzen Sie ihn mit dem entsprechenden Nachsatz. (Für jeden angefangenen Satz gibt es nur eine richtige Ergänzung.)

1. Eine Probe von Körpergewebe oder -flüssigkeit

a) muß immer im kältesten Teil des Eisschranks aufgehoben werden.
b) muß, bevor man sie zur Untersuchung schickt, sofort und korrekt gekennzeichnet werden.
c) muß man immer zum Pförtner schicken. Er wird schon wissen, wohin er sie weiterzuschicken hat.
d) darf nur bei Patienten mit erhöhter Temperatur gesammelt werden.

2. Eine Urinprobe

a) sollte in einer sauberen Bettpfanne gesammelt und der Patient gebeten werden, keinen Stuhl zu entleeren, bevor die Urinprobe entnommen wurde.
b) kann immer, wenn der Patient Wasser läßt, gewonnen werden, selbst wenn er gleichzeitig Stuhl entleert.
c) darf nur gesammelt werden, wenn der Patient vorher einige Glas Wasser getrunken hat.

d) darf nur gesammelt werden, wenn der Patient während der letzten 6 Stunden nichts getrunken hat.

3. Eine Stuhlprobe

a) wird kurz bevor der Patient sich zur Nachtruhe hinlegt gewonnen.
b) muß sofort nach Gewinnung untersucht werden.
c) wird aus der Bettpfanne mit einem Spatel oder einem Papplöffel in den Probenbehälter abgefüllt.
d) kann nur nach einem Einlauf gewonnen werden.

4. Ein 24-Stunden-Urin

a) wird während 48 Stunden gesammelt.
b) wird während 24 Stunden stündlich abgenommen.
c) wird innerhalb von 24 Stunden gesammelt, d. h. daß der gesamte vom Patienten entleerte Urin bis auf die Urinmenge, die der Patient nach dem Aufwachen am selben Morgen entleert, gesammelt wird.
d) ist eine sehr komplizierte Prozedur, die nur von einer hochqualifizierten Kraft, wie einer Krankenschwester, durchgeführt werden kann.

5. Der Mittelstrahlurin

a) muß unter sterilen Bedingungen gewonnen werden, nachdem der Patient sorgfältig vorbereitet wurde.
b) wird nur bei Diabetikern gewonnen.
c) kann nur bei Männern gesammelt werden.
d) ist eine Urinprobe, die die Schwester durch Katheterisierung der Patientin gewinnen kann.

6. Urinproben des Diabetikers

a) werden mehrere Tage lang aufgehoben.

b) werden auf Zucker und Azeton getestet. Das Ergebnis beeinflußt seinen Nahrungs- und Medikamentenbedarf.
c) können von der Schwesternhelferin nicht getestet werden. Sie werden immer ins Labor geschickt.
d) haben für die Diät und den Insulin- bzw. Medikamentenbedarf keine Bedeutung.

Praktische Übungen

1. Gewinnen von Urinproben: Sie können mit Wasser üben. Gießen Sie Urin (Wasser) aus einer Bettflasche in ein graduiertes Standgefäß und dann in ein Laborgefäß. Messen Sie die richtige Menge ab und kennzeichnen Sie diese korrekt. Stellen Sie fest, wo für das Labor bestimmte Proben abgestellt werden.
2. Tragen Sie folgende zur Untersuchung bestimmte Proben in das Krankenblatt ein:
   a) Stuhlprobe zum Erregernachweis
   b) 24-Stunden-Urin
   c) Mittelstrahlurin
   d) wenn Urin eines Diabetikers auf Zucker und Azeton um 16 Uhr untersucht wurde.
3. Urinuntersuchung bei einem Diabetiker: Sammeln Sie eine Urinprobe bei einem Diabetiker. Üben Sie, wie man die Probe auf Zucker und Azeton testet. Tragen Sie Ihre Ergebnisse ein.

Themen für das Unterrichtsgespräch

1. Diskutieren Sie über die Gefühle eines Patienten, bei dem zahlreiche Proben entnommen und untersucht werden. Wie wird er wahrscheinlich reagieren,
   a) wenn ein Gewebestück auf chirurgischem Weg (Biopsie) entfernt wird?
   b) wenn ein 24-Stunden-Urin gesammelt wird?

c) wenn er vor einer Stuhlentnahme während mehrerer Tage nach einer Spezialdiät leben muß?

2. Wie können Sie dem Patienten helfen, der während der Sammlung von Proben ängstlich und gereizt ist, diese Gefühle zu überwinden?

Allgemeine Fragen

1. Warum muß jeder chirurgische Patient eine Operationseinwilligung unterschreiben?
2. Sind alle Operationen Notfalloperationen?
3. Was versteht man unter einer elektiven Operation?
4. Wann handelt es sich um einen „präoperativen", wann um einen „postoperativen" Patienten?
5. Warum ist eine präoperative klinische Untersuchung wichtig?
6. Wer ordnet an, wie der Patient auf die Operation vorbereitet werden soll?
7. Warum wird vor der Operation meist das Gebiet, in dem operiert werden soll, rasiert?
8. Warum darf der Patient einige Stunden vor der Operation nichts essen und nichts trinken?
9. Warum werden künstliche Gebisse und andere künstliche Körperteile vor dem Eingriff entfernt?
10. Warum überprüft man den Namen des Patienten, der auf dem Weg in den OP ist, sorgfältig:
    a) wenn er seine Station verläßt
    b) wenn er im OP ankommt
    c) kurz vor Beginn der Operation?
11. Was ist die Funktion des Aufwachraums?
12. Warum werden postoperativ die Vitalzeichen und die Verbände des Patienten regelmäßig geprüft?
13. Warum wird das Gesicht des bewußtlosen Patienten immer auf die Seite gedreht?
14. Was passiert, wenn bei einem bewußtlosen Patienten die Zunge in den Rachen zurückfällt?
15. Warum wird der Patient nach dem Eingriff häufig umgelagert und bewegt?
16. Warum hilft man vielen postoperativen Patienten schon am Tag nach dem Eingriff, gelegentlich sogar noch am Tag der Operation, das Bett zu verlassen?
17. Warum arbeitet man bei einem Verbandswechsel steril?
18. Ist ein Instrumentenkasten noch steril, wenn Wasser aus dem Trinkglas eines Patienten hineintropft? Wenn nicht, warum nicht?
19. Ist eine sorgfältige Überwachung des postoperativen Patienten nur im Anschluß an den Eingriff notwendig?
20. Wird ein Patient nach einem größeren, chirurgischen Eingriff gleich auf Vollkost gesetzt? Wenn nicht, warum nicht?

Merke folgende neue Begriffe und ihre Bedeutung

Operationseinwilligung
elektive Operation
Notfallchirurgie
präoperativ
postoperativ
Bluttransfusion
Blutgruppenbestimmung
Kreuzprobe
gruppengleiches, kompatibles Blut
Operationsvorbereitungen
Operationssaal (OP)
Aufwachraum
ein für den Frischoperierten vorbereitetes Bett
chirurgische Verbände
Respirator
sterile Verbandstechnik

Lesen Sie jeden angefangenen Satz und ergänzen Sie ihn mit dem entsprechenden Nachsatz. (Für jeden angefangenen Satz gibt es nur eine richtige Ergänzung.)

1. Wenn ein Patient zur Operation ins Krankenhaus kommt,

a) wird er, sobald die Aufnahmeformalitäten erledigt sind, in den OP gebracht.
b) ist er meist in Hochstimmung, weil er weiß, daß alle seine Probleme bald gelöst sein werden.
c) unterzieht er sich einer klinischen Untersuchung, damit er für die Operation in bestmöglicher Verfassung ist.
d) sagt ihm das Pflegepersonal, daß er sich keine Sorgen zu machen braucht: viele Patienten wären in schlechterem Zustand gekommen und hätten doch überlebt.

2. Wenn ein Patient am Tag vor der Operation Fieber hat,

a) schimpft der Arzt mit ihm, weil er so sorglos war, sich einen Schnupfen zu holen.
b) wird trotzdem operiert. Man kann den Operationsplan nicht jedesmal, wenn ein Patient Fieber hat, umstoßen.
c) ist der Arzt auf die Schwestern wütend, da sie am Fieber schuld sind.
d) versucht der Arzt, die Ursache der Temperatur festzustellen. Er kann die Operation zurückstellen, während er die Ursache des erhöhten Fiebers behandelt.

3. Zur präoperativen Vorbereitung gehört, daß jeder chirurgische Patient in dem Gebiet, in dem die Operation stattfinden soll, rasiert wird,

a) damit Keime, die in dem behaarten Gebiet leben, nicht in die chirurgische Wunde wandern und eine Infektion verursachen.
b) damit der Arzt weiß, wo er schneiden muß.
c) damit der Patient, wenn es ihm besser geht, sieht, wo der Arzt gearbeitet hat.
d) damit der Verband nach der Operation besser sitzt.

4. Wenn Sie den Patienten zum OP bringen,

a) brauchen Sie sich im Fahrstuhl und in den Gängen nicht zu beeilen: das OP-Personal ist sowieso nicht pünktlich. Es besteht also kein Grund zur Eile.
b) ist es besser, wenn Sie sich auf dem Weg in den OP mit dem Patienten nicht unterhalten. Er hat andere Dinge im Kopf oder schläft vielleicht.
c) überzeugen Sie sich davon, daß Sie den richtigen Patienten in den OP bringen.
d) beeilen Sie sich, den Patienten im OP abzuliefern, besonders, wenn Ihre Kaffeepause bevorsteht.

5. Der postoperative Patient wird häufig bewegt und umgelagert, weil

a) er nach der Operation sonst nichts zu tun hat.
b) durch Bewegen und Umlagern die Haut vor Nekrosen bewahrt wird und die Blutzirkulation in allen Körperteilen angeregt wird.
c) der Patient bei jeder Umlagerung seine Umgebung aus einem anderen Blickwinkel betrachten kann.
d) es für das Personal einfacher ist, ihn beim Bewegen und Umlagern zu versorgen.

6. Der postoperative Patient muß im Anschluß an die Operation sorgfältig beobachtet werden. Die Schwester und die
Schwesternhelferin überprüfen häufig

a) die Vitalzeichen des Patienten und schau-
en nach, ob die Verbände durchgeblutet
sind und ob zuviel Wundsekret abgeson-
dert wird.
b) ob der Arzt den Patienten gesehen hat.
c) ob jemand sich am Eigentum des Patienten, während dieser schläft, zu schaffen
macht.
d) den Zustand des Patienten, damit die Angehörigen nicht zu oft mit ihm allein sind.

7. Beim Verbandswechsel wird sterile Technik angewandt, d. h. daß

a) die Verbände des postoperativen Patienten nur im OP gewechselt werden können.
b) daß die OP-Schwester aus dem OP kommen muß, um die Verbände des Patienten
zu wechseln.
c) während des Verbandswechsels die Wunde
mit antiseptischer Lösung behandelt wird.
d) alles, was mit der Wunde des Patienten in
Berührung kommt, steril sein muß. Deshalb werden nur sterile Instrumente und
steriles Verbandsmaterial benutzt. Mit
einer sterilen Zange werden Handtücher,
Instrumente und Verbandsmaterial gefaßt.

8. Ein postoperativer Patient kann Komplikationen

a) nur unmittelbar nach Beendigung der
Operation entwickeln.
b) in der frühen, aber auch in der späten
postoperativen Phase entwickeln.
c) nur dann entwickeln, wenn der Arzt die
Operation nachlässig durchgeführt hat.
d) nur dann entwickeln, wenn er die Anordnungen des Arztes nicht befolgt.

Praktische Übungen

1. Bereiten Sie für einen Frischoperierten
das Bett vor.
2. Spielen Sie abwechselnd mit einer anderen Schwesternhelferin die Rolle des „bewußtlosen" Patienten und heben Sie
übungshalber den „bewußtlosen" Patienten von einer Trage auf sein Bett.
3. Bewegen und lagern Sie einen unkoopera-
tiven (weil er Schmerzen hat) postoperativen Patienten um.
4. Wiederholen Sie, welche Zeichen und
Symptome bei *allen* postoperativen Patienten, die aus dem OP zurückkommen,
überprüft werden müssen.

Themen für das Unterrichtsgespräch

1. Diskutieren Sie über die Gedanken und
Gefühle eines Patienten, der nachts wach
liegt und über die ihm bevorstehende
Operation grübelt.
2. Diskutieren Sie, was Sie den Angehörigen
sagen können, die unbedingt mit dem Patienten sprechen wollen, obwohl dieser
schon präoperative Medikamente bekommen hat und Sie befürchten, daß er sich
noch mehr aufregen und beunruhigen
könnte.
3. Diskutieren Sie, wie ein Frischoperierter,
der Schmerzen hat, reagiert, wenn er aufgefordert wird, tief zu atmen und abzuhusten. Er ist wenig kooperativ. Wie können
Sie ihm helfen?
4. Diskutieren Sie über den sehr nervösen,
ängstlichen postoperativen Patienten. Bei
der Überprüfung seiner Vitalzeichen bemerken Sie, daß er sehr verängstigt ist.
Wird es ihm helfen, wenn Sie einige Minuten bei ihm bleiben, um mit ihm zu sprechen?

Sicherheit des Krankenhauspatienten

Allgemeine Fragen

1. Ein Patient muß ständig vor Unfällen bewahrt werden. Warum sind Krankenhauspatienten in höherem Maße als Gesunde gefährdet?
2. Nennen Sie einige der in einem Krankenhaus eingebauten Sicherungen, die die Gefahr eines Brandes vermindern.
3. Warum sollen sich Abfälle des Krankenhauses nicht zu größeren Mengen ansammeln?
4. Warum ist im Krankenhaus das Rauchen außer in bestimmten, hierfür vorgesehenen Räumen strengstens untersagt?
5. Was machen Sie, wenn Sie bemerken, daß ein Gerät defekt ist?
6. Welchen speziellen Zweck erfüllen die Feuerübungen im Krankenhaus?
7. Was machen Sie, wenn Sie ein schadhaftes Kabel oder einen anderen Defekt an einem elektrischen Gerät entdecken?
8. Wenn ein Patient Sie auf zerbrochenes oder gesprungenes Geschirr oder Glas hinweist, was machen Sie damit?
9. Wie können Sie einem Patienten, der schlecht sieht, helfen, seinen Weg zum WC oder zu anderen Räumlichkeiten Ihrer Station sicher zu finden?
10. Warum ist Patienten der Zugang zu Küche oder Schwesternarbeitsräumen untersagt?
11. Warum muß man gelegentlich Patienten vor sich selbst schützen?
12. Was tun Sie, wenn Sie feststellen müssen, daß ein Patient einen Unfall gehabt hat?

Merke folgende neue Begriffe und ihre Bedeutung

Gefährdung im Krankenhaus
feuersicheres Baumaterial
Feuerspürgeräte
automatische Berieselungsanlage
Überlastung von Stromkreisen
Sicherheitsbewußtsein
leicht entzündliches Gas
Feuertür
Feuerübung im Krankenhaus
Brandsachverständiger
Unfallverhütung
(Sicherungs-)Gurte

Quiz

Lesen Sie jeden angefangenen Satz und ergänzen Sie ihn mit dem entsprechenden Nachsatz. (Für jeden angefangenen Satz gibt es nur eine richtige Ergänzung.)

1. Krankenhauspatienten müssen besonders vor Unfällen geschützt werden,

a) da es vielen von ihnen gleich ist, ob sie leben oder sterben und sich deshalb oft fahrlässig verhalten.
b) da sie vom Pflegepersonal erwarten, daß es sich, stellvertretend für sie selbst, um ihre Sicherheit kümmert.
c) da sie in einer neuen, ihnen nicht vertrauten Umgebung unsicher oder zu krank oder zu schwach sind, sich über ihre eigene Sicherheit Gedanken zu machen.
d) weil sie schon genug Probleme haben und ihnen nicht noch mehr aufgebürdet werden sollte.

2. Schadhafte elektrische Geräte dürfen nicht benützt werden, da

a) dadurch zuviel Strom verbraucht werden könnte.
b) der Krankenhausmechaniker sonst bald nichts mehr zu tun hätte.
c) neue Geräte billig genug sind, um die alten zu ersetzen.
d) sie eine ernstzunehmende Brandgefahr darstellen.

3. Das Rauchen ist im Krankenhaus nur in besonderen, ausdrücklich gekennzeichneten Räumen gestattet,

a) weil der größte Teil des Krankenhauspersonals Nichtraucher ist.
b) da entzündliche Substanzen, wie zum Beispiel Sauerstoff, einen Brand oder eine Explosion verursachen können, wenn in ihrer Nähe oder in Räumen, in denen mit ihnen gearbeitet wird, geraucht wird.
c) um Patienten, denen das Rauchen verboten wurde, nicht unnötig auf die Probe zu stellen.
d) weil das ein Weg ist, um den Zigarettenkonsum bei Patienten und Pflegepersonal einzudämmen.

4. Grundprinzipien eines jeden Feuerbekämpfungsplans sind:

a) bedrohte Patienten retten; Alarm auslösen; ein Ausbreiten des Feuers verhindern; das Feuer löschen.
b) Patienten informieren; Angehörige und die sie behandelnden Ärzte alarmieren; die Feuerwehr abwarten.
c) schreien; alle Wasserhähne aufdrehen; Patienten beruhigen und in warme Decken hüllen.
d) Feuerwehr und Polizei verständigen; Patienten aufstehen lassen; alle Fenster öffnen.

5. Zweck einer Feuerübung ist:

a) die Wasserschläuche auf Lecks zu überprüfen.
b) Patienten und Personal klar zu machen, daß auch in Krankenhäusern Feuer ausbrechen können und daß das auch schon passiert ist.
c) das Krankenhauspersonal fit zu halten.
d) jeden im Krankenhaus Beschäftigten darin zu üben, im Brandfalle das Richtige zu tun.

6. Unfälle im Krankenhaus können verhindert werden, wenn

a) das Pflegepersonal die nicht bettlägerigen Patienten im Auge behält.
b) darauf geachtet wird, daß, während der Boden gewischt und gebohnert wird, alle Patienten im Bett bleiben.
c) ältere Patienten, die nicht mehr so gut sehen und gehen können, in einem Pflegeheim untergebracht werden und nicht in einem Krankenhaus.
d) das Personal des Krankenhauses gesund ist, sichere Arbeitsbedingungen vorfindet und jeder die Grenzen seiner Verantwortung kennt und ein Sicherheitsbewußtsein entwickelt.

Praktische Übungen

1. Machen Sie sich mit der Arbeitsweise und Lage sämtlicher Feuersicherheitseinrichtungen auf Ihrer Station und in Ihrem Krankenhaus vertraut.
2. Üben Sie den Umgang mit Feuerlöschgeräten, zu deren Gebrauch Sie befugt sind, zum Beispiel einem Feuerlöscher.
3. Prüfen Sie die elektrischen Geräte Ihrer Station: fragen Sie nach, wie man an Ihrem Haus mit schadhaftem oder schadhaft aussehendem Gerät verfährt.
4. Sehen Sie nach, wo überall Schilder mit

der Aufschrift „Rauchen verboten" hängen. Richten sich Patienten und Pflegekräfte danach?

5. Fragen Sie nach, wo auf Ihrer Station das Rauchen erlaubt ist: Gibt es dort genügend Aschenbecher? Sehen Sie jemanden, sei es ein Patient oder eine Pflegekraft, die anstelle eines Aschenbechers einen Pappbecher oder ähnliches benützen? Warum sollten solche Unsitten aufhören?

6. Üben Sie Ihre Aufgabe, die Ihnen für eine Feuerübung übertragen wurde. Sie müssen genau wissen, was Sie zu tun haben und wie Sie Ihre Aufgabe ohne Zögern in die Tat umsetzen können. (Im Fall eines wirklichen Brandes wird sich Ihr Wissen in Menschenleben auszahlen.)

Themen für das Unterrichtsgespräch

1. Wenn sich eine Schwesternhelferin nicht wohl fühlt, kann Sie für Ihre Patienten ein Sicherheitsrisiko darstellen. Diskutieren Sie, wie eine kranke Pflegekraft die Sicherheit eines Patienten gefährden kann.

2. Wie können Sie sich um die Sicherheit eines älteren, kranken Patienten kümmern, wenn Sie ihn das erste Mal sehen?

3. Wenn Sie sehen, daß der Boden naß gewischt oder gebohnert wird, welche Gedanken kommen Ihnen dann im Zusammenhang mit der Sicherheit des Patienten?

4. Was können Sie für die Sicherheit eines schwachen, behinderten oder verwirrten Patienten tun, der versucht aufzustehen?

5. Diskutieren Sie mit Ihrer Unterrichtsschwester, wie man ein Sicherheitsbewußtsein entwickeln kann.

6. Ihr Patient möchte in einem Raum rauchen, in dem Rauchen verboten ist. Wenn man ihm sagt, daß er nicht überall, wo es ihm paßt, rauchen kann, wird er gereizt und unverschämt. Diskutieren Sie, wie Sie ihn, ohne ihn zu reizen, dazu bewegen können, die Rauchordnung einzuhalten.

7. Der schwache oder ältere Patient muß Sie, um sich hinzulegen oder um aufzustehen, um Hilfe bitten. Sie werden bald feststellen, daß es Patienten gibt, die es ohne Hilfe versuchen, obwohl sie dabei riskieren, aus dem Bett zu fallen und sich dabei zu verletzen. Warum bestehen einige Patienten darauf, alles selbst zu machen, wenn es doch sicherer wäre, um Hilfe zu bitten?

Vorbeugung und Behandlung des Dekubitus (Wundliegen)

12

Allgemeine Fragen

1. Was ist ein Dekubitalgeschwür?
2. Wie kommt es zum Dekubitalgeschwür?
3. Warum sind einige Körpergebiete für die Entwicklung eines Dekubitalgeschwürs prädestiniert und andere nicht?
4. Warum ist es so wichtig, einen bettlägerigen Patienten häufig umzulagern?
5. Warum beugt ein Abreiben des Rückens einem Dekubitalgeschwür vor?
6. Wie benützt man Kissen, um Patienten in verschiedenen Lagerungen zu unterstützen?
7. Wie kann man den Druck auf das Gesäß vermindern, wenn der Patient im Bett liegt oder in einem Rollstuhl sitzt?
8. Was sind die Frühsymptome der Hautnekrose?
9. Warum bedarf der inkontinente Patient besonderer Hautpflege, um einer Nekrose vorzubeugen?
10. Was ist der beste Weg, Hautnekrosen bei Stuhl- und Harninkontinenz zu verhindern?
11. Welche Funktion hat ein Schaffell bei einem Patienten mit Dekubitus?
12. Welche zusätzliche Gefahr bedroht den Patienten, bei dem sich eine Hautnekrose entwickelt hat?

Merke folgende neue Begriffe und ihre Bedeutung

Dekubitalgeschwür
Dekubitus, Dekubiti
der zum Dekubitus prädestinierte Patient
Hautnekrose
Lagerung
Reibung
Unterstützung des Körpers

Handrolle
Luftring
Bettenbahnhof, Bettabweiser
Trapez, Galgen
Patientenlift
Spezialbett
mit Wasser gefüllte Matratze

Quiz

Lesen Sie jeden angefangenen Satz und ergänzen Sie ihn mit dem entsprechenden Nachsatz. (Für jeden angefangenen Satz gibt es nur eine richtige Ergänzung.)

1. Der Krankenhauspatient

a) ist am besten aufgehoben, wenn er die ganze Zeit im Bett liegt.
b) sollte sich weigern, sich zu bewegen oder zu drehen, wenn er darum gebeten wird. Er muß seine Ruhe haben und darf nicht gestört werden.
c) sollte wenigstens für kurze Zeit jeden Tag das Bett verlassen. Wenn er bettlägerig ist, muß er sich mindestens alle 2 Stunden mit oder ohne Unterstützung bewegen oder drehen.
d) weiß, daß die Schwestern ihn wenigstens während des Bettenmachens aus dem Bett haben wollen. Ein leeres Bett läßt sich leichter in Ordnung bringen.

2. Die Haut bettlägeriger Patienten neigt zu Dekubitalgeschwüren besonders

a) über Knochenvorsprüngen, die mit wenig Fettgewebe gepolstert und daher schlecht durchblutet sind, und die durch zu langes Liegen Druckstellen entwickeln.
b) wenn der Patient jeden Tag gewaschen wird, da der feuchte Waschlappen die Haut reizt.
c) wenn der Patient zuviel liegt und durch langes Liegen Speck ansetzt.

3. Der bettlägerige Patient muß seine Position so oft wie möglich (mit oder ohne Hilfe) wechseln,

a) damit er sich nicht langweilt, wenn er die ganze Zeit auf den gleichen Fleck an der Wand schaut.
b) damit er vom Stilliegen nicht zu steif wird.
c) damit die Schwesternhelferin die Möglichkeit hat, sein Bettlaken mehrmals täglich zu straffen.
d) damit kein Körperteil zu großem Druck ausgesetzt ist und die Durchblutung angeregt wird.

4. Kissen sind bei der Lagerung der Patienten eine große Hilfe,

a) weil sie weicher als die Matratze sind.
b) weil sie den Patienten in einer bestimmten Stellung halten können (z. B. auf der Seite).
c) weil sie den Patienten den ganzen Tag und die ganze Nacht, bis auf die Zeit, da sein Bett gemacht wird, in einer Lage halten können.
d) wenn er sich aufsetzen will. Für den Patienten, der ausgestreckt liegen muß, sind sie nutzlos.

5. Füße und Beine des bettlägerigen Patienten müssen unter Umständen geschützt werden. Sie

a) entwickeln niemals Dekubitalgeschwüre, so daß die Schwesternhelferin sich über sie keine weiteren Gedanken zu machen braucht.
b) können im Bett kalt werden; wenn man einige dicke Decken auf die Beine des Patienten legt, ist alles wieder in Ordnung.
c) können durch Verwendung eines „Bahnhofs", der das Bettzeug von Füßen und Beinen abhält, vom Druck entlastet werden.
d) müssen in regelmäßigen Abständen angehoben werden.

6. Der bettlägerige Patient, der sich nicht selbständig bewegen und drehen kann,

a) braucht nur zu warten, bis es ihm besser geht und er wieder lernt, sich aus eigener Kraft zu bewegen.
b) verschleißt die Kräfte der Schwesternhelferin. Sie muß ihn von einer auf die andere Seite heben und ziehen, was ihr scheußliche Rückenschmerzen verursachen kann.
c) weiß, daß er sich so wenig wie möglich bewegen sollte; darum tut er es auch nicht.
d) kann von mehreren Schwesternhelferinnen umgelagert werden oder in einem Patientenlift mit mechanischer Hilfe leicht bewegt werden.

Praktische Übungen

1. Nennen Sie die sieben Körpergebiete, wo Patienten besonders leicht Druckstellen (Dekubiti) entwickeln.
2. Üben Sie mit einer anderen Schwesternhelferin oder einem Phantom die Lagerungsmöglichkeiten, die einem Dekubitus vorbeugen. Benützen Sie Kissen, einen „Bahnhof" und eine Handrolle.
3. Üben Sie mit einer anderen Schwesternhelferin, wie man einen adipösen Patien-

ten von einer Seite auf die andere drehen kann. Benützen Sie für die Umlagerung eine Unterlage.

Themen für das Unterrichtsgespräch

1. Wie können Sie einem bettlägerigen Patienten erklären, daß es für ihn wichtig ist, sich zu bewegen und zu drehen und daß langes und bewegungsloses Liegen für ihn gefährlich ist?

2. Was muß man einem Patienten über ein Spezialbett zur Dekubitusprophylaxe sagen, damit er sich vor seiner Anwendung nicht fürchtet.

3. Was sind die Frühzeichen des Dekubitalgeschwürs? Warum müssen Sie auf diese Zeichen achten?

13

Wie man einem Patienten beim Aufstehen und Gehen behilflich ist

Allgemeine Fragen

1. Warum hat ein Gesunder mit großer Wahrscheinlichkeit eine bessere Haltung als ein ans Bett gefesselter Patient?
2. Welche Körperteile beeinflussen die Bewegung des Körpers und seine Haltung?
3. Was ist „Körpermechanik?"
4. Was passiert, wenn ein Patient die Körpermechanik schlecht anwendet?
5. Wie können Kontrakturen (verkürzte Muskeln) den Patienten beeinträchtigen: im Schultergelenk, Ellenbogengelenk, Handgelenk und Hüftgelenk?
6. Warum ist es so wichtig, daß Sie dem bettlägerigen Patienten helfen, seinen Bewegungsapparat nach Kräften zu nützen?
7. Warum muß sich die Schwesternhelferin einer guten Körperhaltung befleißigen und bei der Pflege ihrer Patienten die Körpermechanik sinnvoll nützen?
8. Was muß man beachten, wenn ein Patient mit Ihrer Hilfe das Bett verläßt?
9. Warum lohnt sich für den bettlägerigen Patienten die Anstrengung des Aufstehens?
10. Wie kann man es einem Patienten im Rollstuhl bequem machen?
11. Wie kann man es einem Rollstuhlpatienten erleichtern, sich im Rollstuhl unabhängiger zu fühlen?
12. Was für Hausschuhe sind für einen Patienten zum Gehen oder für den Rollstuhl am sichersten?

Merke folgende neue Begriffe und ihre Bedeutung

Haltung
Körpermechanik
Kontrakturen
Fußstütze
Verlassen des Betts
Trapez, Galgen
rutschfeste Hausschuhe
Gehböckchen
Spazierstock mit rutschfester Spitze
mit Krücken gehen

Quiz

Lesen Sie jeden angefangenen Satz und ergänzen Sie ihn mit dem entsprechenden Nachsatz. (Für jeden angefangenen Satz gibt es nur eine richtige Ergänzung.)

1. Ein Patient, der sich wenig bewegt,

a) wird schneller als alle anderen gesund.
b) sollte so schnell wie möglich entlassen werden.
c) ist in Gefahr, Kontrakturen der verschiedensten Gelenke zu entwickeln.
d) braucht Medikamente, um die unzureichende Bewegung seines Körpers auszugleichen.

2. Die Fähigkeit des Patienten, sich frei zu bewegen und eine gute körperliche Kondition zu bewahren.

a) hängt davon ab, wie weit er seine Gelenke und Muskeln bewegen kann.
b) ist für einen bettlägerigen Patienten nebensächlich. Sein Hauptanliegen und das der Ärzte und Schwestern ist seine Krankheit.
c) sollte möglichst eingeschränkt werden. Kein bettlägeriger Patient sollte sich um

seine Haltung und seine Bewegung große
Sorgen machen.
d) stört nur die anderen Patienten, da er
dann zu rege wird. Er sollte sich zudecken
und sich ruhig verhalten.

3. Die Schwesternhelferin muß sich bei der
Patientenversorgung einer guten und me-
chanisch zweckmäßigen Körperhaltung
befleißigen,

a) um den Patienten ein Vorbild zu sein.
b) um ihre Muskeln und Gelenke nach Kräften zu nützen und ihren Rücken nicht zu
sehr zu belasten.
c) um keinen Anstoß zu erregen.
d) um auch schwere Patienten allein heben
zu können.

4. Einem behinderten oder teilweise behinderten Patienten aus dem Bett zu helfen,

a) kann für das Personal eine Zumutung sein.
b) ist nur möglich, wenn der Patient bereit
ist, mitzumachen.
c) hat Zeit, bis die Schwesternhelferin ihren
anderen Aufgaben nachgekommen ist.
d) erfordert Planung und Vorbereitung, so
daß das Aufstehen sicher und mit gering-
ster Belastung für Patienten und Schwesternhelferin vor sich geht.

5. Wenn ein Patient sehr adipös oder zu
schwach ist, um der Schwesternhelferin
zu helfen, wenn sie versucht, ihm aus dem
Bett zu helfen,

a) läßt sie ihn im Bett, bis er leichter bewegt
werden kann.
b) bittet sie eine andere Schwesternhelferin,
ihr dabei behilflich zu sein.
c) macht sie dem Patienten den Vorschlag,
möglichst schnell abzunehmen, damit das
Aufstehen weniger problematisch ist.

d) zieht Sie sich einen Stuhl ans Bett des Patienten und unterhält sich einige Augenblicke mit ihm; das ist angenehm und mit
weniger Kraftaufwand verbunden.

6. Der Patient wird eher bereit sein, beim
Drehen und Verlassen des Betts mitzumachen,

a) wenn Sie sich nicht beeilen, ihm Ihre Aufmerksamkeit widmen und ihm das Gefühl
geben, daß die Bewegung ein wichtiger
Bestandteil der Behandlung ist.
b) wenn Sie das Fenster für eine Weile öffnen und frische Luft hereinlassen.
c) wenn Sie ihm mitteilen, daß er mitmachen muß, ob er nun will oder nicht.
d) wenn Sie ihm sagen, daß Sie noch viel zu
tun haben und keine überflüssige Zeit haben. Je schneller er mitmacht, desto besser für alle Beteiligten.

Praktische Übungen

1. Üben Sie eine gute Körperhaltung: Stellen Sie sich gerade hin, nehmen Sie die
Schultern zurück und ziehen Sie den
Bauch ein. Eine gute Körperhaltung hält
Ihren Körper straff und aufrecht und
macht Muskeln und Gelenke beweglich.
2. Nutzen Sie die Körpermechanik: Wenn
Sie sich bücken, um einen Gegenstand
vom Boden aufzuheben, halten Sie Ihren
Rücken gerade. Bewegen und heben Sie
übungshalber einen Patienten im Bett,
nachdem Sie sich, um das Gleichgewicht
besser halten zu können, breitbeinig hin-
gestellt haben und den Patienten mit beiden Armen kräftig umgreifen, bevor Sie
ihn heben oder drehen.
3. Schauen Sie sich jeden bettlägerigen Patienten an und stellen Sie fest, ob er bequem liegt und ob seine Körperhaltung
befriedigend ist. Wenn nicht, überlegen
Sie, was Sie tun müssen, um dem abzu-
helfen.

4. Üben Sie, wie man einem behinderten Patienten (oder einer anderen Schwesternhelferin) beim Verlassen des Betts und Umsetzen in einen Rollstuhl hilft. Überzeugen Sie sich davon, daß Morgenrock und Hausschuhe des Patienten zur Hand sind und daß die Bremse des Rollstuhls angezogen ist, bevor Sie mit dem Umsetzen beginnen.

5. Helfen Sie übungshalber einem teilweise behinderten Patienten (oder einer anderen Schwesternhelferin) bei den ersten Gehversuchen. Wie stützen Sie den Patienten?

6. Versuchen Sie auf Krücken zu gehen: tun Sie so, als ob Sie ein Bein oder einen Fuß nicht belasten könnten. Achten Sie darauf, wie schwierig es ist, das Gleichgewicht zu halten, wenn man auf Krücken angewiesen ist. Stützen Sie einen Patienten (oder eine andere Schwesternhelferin, die so tut, als ginge sie auf Krücken), während er lernt auf Krücken zu gehen.

Themen für das Unterrichtsgespräch

1. Diskutieren Sie, ob und wie der seelische Zustand eines Patienten seine Körperhaltung beeinflussen kann. Ein trauriger und deprimierter Mensch steht und geht ganz anders als ein fröhlicher und glücklicher. Die schlechte Haltung eines Patienten kann Folge seiner Krankheit, der langen Bettruhe oder Folge seiner seelischen Verfassung sein. Wie können Sie ihm helfen, trotz seines Krankheitsgefühls eine gute Haltung zu bewahren?

2. Diskutieren Sie, wie man bei der Versorgung von Patienten Rückenschmerzen vermeiden kann, besonders wenn es sich um schwache, behinderte oder adipöse Patienten handelt.

3. Diskutieren Sie, wie einem Patienten zu Mute ist, der sich nicht selbst bewegen kann oder nur mit Hilfe des Pflegepersonals das Bett verlassen kann. Versetzen Sie sich in seine Lage, um herauszufinden, was es heißt, bei jeder Bewegung und beim Verlassen des Betts von anderen abhängig zu sein.

Allgemeine Fragen

1. Warum ist es wichtig, Behandlungsmaßnahmen den Anordnungen entsprechend und nur zu festgesetzten Zeiten durchzuführen?
2. Warum ist es wichtig, jede durchgeführte Behandlung in das Krankenblatt einzutragen?
3. Warum führen Sie nur die Behandlungen durch, deren Durchführung Sie beherrschen?
4. Warum muß man dem Patienten eine Behandlung zuvor erklären?
5. Welcher Patient wird aller Wahrscheinlichkeit nach eine Haarwäsche im Bett über sich ergehen lassen müssen?
6. Was versteht man unter trockener Wärme?
7. Wann ist feuchte Wärme als Behandlungsmaßnahme nützlich?
8. Warum ist es wichtig, alles, was man zu einer Behandlung benötigt, zusammenzustellen, bevor man mit ihr beginnt?
9. Wann legt man Alkoholumschläge an?
10. Was ist eine Hypothermie-Matratze?
11. Welche Position nimmt der Patient ein, wenn er ein Sitzbad nimmt?
12. Welchen Zweck haben alle Behandlungsmaßnahmen?

Merke folgende neue Begriffe und ihre Bedeutung

elastische Binde
Leibbinde
T-Binde
Doppel-T-Binde
abdomineller Dachziegelverband
feuchte Wärme
trockene Wärme
heiß-feuchter Umschlag
kalt-feuchter Umschlag
Eisbeutel
Eiskragen
Alkoholumschläge
Sitzbad
Hypothermie-Matratze

Quiz

Lesen Sie jeden angefangenen Satz und ergänzen Sie ihn mit dem entsprechenden Nachsatz. (Für jeden angefangenen Satz gibt es nur eine richtige Ergänzung.)

1. Wenn Sie den Auftrag erhalten, eine Behandlung am Patienten durchzuführen,

a) fragen Sie zuerst, ob sie wirklich notwendig ist.
b) führen Sie sie aus, ganz gleich, was angeordnet wurde; man hätte Sie nicht beauftragt, wenn die Behandlung nicht notwendig gewesen wäre.
c) vergewissern Sie sich, daß es eine Maßnahme ist, die Sie beherrschen.
d) sehen Sie nach, ob sie zeitlich in Ihren Arbeitsplan unterzubringen ist. Wenn das nicht der Fall ist, bitten Sie jemand anders, die Behandlung für Sie zu erledigen.

2. Wenn Sie eine elastische Binde anlegen,

a) stellen Sie damit den entsprechenden Körperteil ruhig.
b) zeigen Sie dem Patienten, wie man sie anlegt, denn es besteht kein Grund, dies bei ein und demselben Patienten mehr als einmal selbst zu machen.

c) sollte der Patient ohne sein Kissen flach
auf dem Rücken liegen.

d) legen Sie sie fest, aber nicht zu straff an
und überprüfen immer wieder, ob sie
nicht zu fest anliegt.

3. Heiß-feuchte Umschläge

a) werden verwendet, wenn ein Körperge-
biet Wärme benötigt, aber nicht eingetaucht werden kann.

b) können jederzeit im Wechsel mit kalten
Umschlägen angelegt werden.

c) sollen einen frierenden Patienten aufwärmen.

d) werden nur im Winter, nie im Sommer
verwendet.

4. Wenn trockene Hitze durch eine Wärmflasche angewendet wird

a) ist die genaue Wassertemperatur bedeu-
tungslos, solange das Wasser nur heiß ist.

b) muß die Wassertemperatur in der Wärmflasche zwischen 49–54°C betragen.

c) werden keine Mahlzeiten gereicht, während die Wärmflasche angelegt ist.

d) sollte der Patient viel trinken.

5. Kalt-feuchte Umschläge

a) werden benützt, um einen tobenden
Patienten zu beruhigen.

b) werden auf infizierte Gebiete gelegt, um
die Keime durch Kälte zu vertreiben.

c) sind unangenehm und werden deshalb
sehr selten benützt.

d) werden meist benützt, um Schmerzen,
Schwellungen und entzündliche Hautveränderungen an verschiedenen Körperteilen zu lindern.

6. Alkoholumschläge

a) sind für Patienten geeignet, die harte
Drinks gewöhnt sind.

b) werden in eine Mischung aus Gin und
Wodka eingetaucht.

c) werden bei hochfiebernden Patienten angelegt.

d) sollten bei schwerkranken Patienten nicht
angelegt werden.

Praktische Übungen

Arbeiten Sie mit einer anderen Schwesternhelferin zusammen:

1. Üben Sie das Anlegen einer elastischen
Binde: am Handgelenk, am Knie, am Arm
und an anderen Körperstellen nach Vorschlag Ihrer Unterrichtsschwester.

2. Erkundigen Sie sich, ob in Ihrem Krankenhaus Binden verwendet werden; wenn
ja, üben Sie, wie man die verschiedenen
Binden anlegt.

3. Füllen Sie übungsweise eine Wärmflasche
und wenden Sie sie richtig an.

4. Üben Sie, wie man heiß-feuchte Umschläge
macht.

5. Füllen Sie einen Eisbeutel und wenden
Sie ihn an.

6. Bereiten Sie kalt-feuchte Umschläge vor
und wenden Sie sie an.

7. Machen Sie Alkoholumschläge.

8. Fragen Sie, was für Sitzbäder in Ihrem
Krankenhaus verwendet werden und wie
sie vorbereitet werden. Versuchen Sie, ob
Ihnen die Vorbereitung eines Sitzbads gelingt.

Themen für das Unterrichtsgespräch

1. Wie können Sie einen Patienten beruhigen, der sich vor der angeordneten und
von Ihnen durchzuführenden Behandlung
fürchtet?

2. Was machen Sie, wenn ein Patient oder
   eine Schwester Sie bittet, eine Maßnahme,
   die Sie nicht beherrschen, durchzuführen?
3. Warum muß man einen Patienten unter
   der Behandlung beobachten? Was tun Sie,
   wenn er über Schmerzen klagt oder irgendeine Reaktion zeigt, die Sie nicht durch
   die Behandlung ausgelöst haben können?

Der Patient auf Isolierstation

Allgemeine Fragen

1. Was bedeutet Isolierung in einem Krankenhaus?
2. Warum ordnet der Arzt bei manchen Patienten die Verlegung auf eine Isolierstation oder in ein Isolierzimmer an?
3. Warum ist der isolierte Patient oft unglücklich und deprimiert?
4. Wie kann die Schwesternhelferin dazu beitragen, daß sich ein isolierter Patient weniger einsam und „ausgestoßen" fühlt?
5. Wie werden Krankheitserreger von einer Person auf die andere übertragen?
6. Kann ein Mensch gefährliche Krankheitserreger beherbergen, ohne selbst krank zu sein?
7. Wie wird ein Mensch genannt, der in oder auf seinem Körper gefährliche Krankheitserreger mit sich herumträgt, ohne selbst krank zu sein?
8. Was bedeutet „sterile Einheit"?
9. Müssen sich die Besucher eines isolierten Patienten ebenfalls den Isolierungsvorschriften unterwerfen?
10. Darf die Schwesternhelferin, wenn Kittelpflege angeordnet wurde, mit dem Isolierkittel das Isolierzimmer verlassen, um andere Patienten zu pflegen?
11. Unter welchen Umständen muß im Isolierzimmer ein Mundschutz getragen werden?
12. Warum dürfen Sie bei einem isolierten Patienten keine Verbände wechseln, selbst wenn sie gelernt haben, mit steriler Technik Verbände zu wechseln?

Merke folgende neue Begriffe und ihre Bedeutung

übertragbare Erkrankung (Infektionskrankheit)
infektiös
kontagiös
Erreger, Keime, Mikroorganismen
Isolierung
sterile Einheit
Infektion
Kittelpflege – Kittelwechsel
Mundschutz
Gummihandschuhe
Vorsichtsmaßnahmen auf der Isolierstation
Reinigung der Bettpfanne auf Isolierstation
steriler Verbandswechsel auf Isolierstation

Quiz

Lesen Sie jeden angefangenen Satz und ergänzen Sie ihn mit dem entsprechenden Nachsatz. (Für jeden angefangenen Satz gibt es nur eine richtige Ergänzung.)

1. Wenn ein Krankenhauspatient isoliert wird,

a) darf niemand mehr mit ihm sprechen.
b) wurde diese Maßnahme unter Umständen ergriffen, weil er sich vor anderen Patienten schlecht benommen hat.
c) ist, bis die Isolierung aufgehoben wird, jeder Besuch verboten.
d) wird er in eine von anderen Zimmern getrennte Einheit verlegt, um seine Infektionskrankheit auf seine nächste Umgebung zu beschränken.

2. Der isolierte Patient ist oft unglücklich und deprimiert, weil

a) er sich vom Rest der Welt abgeschnitten, allein und als schlechterer Mensch fühlt, da ihm niemand zu nahe kommen möchte.
b) ihm nicht erlaubt wird, fernzusehen.
c) er während der ganzen Zeit seiner Isolierung das Bett hüten muß.
d) er das Gefühl nicht los wird, daß ihn die Ärzte immer dann isolieren, wenn er sich nicht gut betragen hat.

3. Isolierungsmaßnahmen, wie das Tragen eines Mundschutzes, eines zusätzlichen Isolierungskittels oder von Handschuhen

a) werden nur vom Arzt angewandt, wenn er den Patienten untersuchen muß.
b) werden von Schwesternhelferinnen bei der Pflege isolierter Patienten nie befolgt.
c) müssen nach Vorschrift durchgeführt werden, wenn die Infektion eines Patienten auf sein Zimmer beschränkt bleiben soll und eine Kontamination von Personal und anderen Patienten vermieden werden soll.
d) sind von Besuchern so schwer zu erlernen, daß ihnen nicht gestattet werden kann, Isolierzimmer zu betreten.

4. Wenn ein Patient eine schwere Darminfektion hat, werden unter Umständen folgende Vorsichtsmaßnahmen nötig:

a) jede Pflegekraft muß bei Beschäftigung mit dem Patienten einen Mundschutz tragen.
b) die Schwesternhelferin muß den Urin, bevor er verworfen wird, kochen.
c) dürfen nur Patienten mit ähnlichen Infektionen den Baderaum des Patienten mit benützen.
d) müssen besondere Anweisungen zur Beseitigung des Stuhles dieses Patienten befolgt werden.

5. Das Händewaschen (Händedesinfektion)

a) ist bei Pflege eines isolierten Patienten entbehrlich.
b) ist ein wesentlicher Punkt bei der Pflege isolierter Patienten und muß, um wirksam zu sein, sorgfältig nach Vorschrift durchgeführt werden.
c) ist nur notwendig, wenn die Schwesternhelferin die Wunde des isolierten Patienten berührt oder in irgendeiner Weise mit Ausscheidungen seines Körpers in Berührung gekommen ist.
d) greift auf die Dauer die Haut der Hände an. Es ist Sache der isolierten Patienten, sich bevor und nachdem sie versorgt wurden, die Hände zu waschen.

6. Ein Mundschutz

a) muß von der Schwesternhelferin getragen werden, wenn sie einen Patienten pflegt, der eine Infektion hat, die mit Husten, Niesen oder Abhusten von Sputum oder Schleim einhergeht.
b) wird immer getragen, wenn infizierter Stuhl oder Urin beseitigt wird.
c) ist bei pflegerischen Maßnahmen am Patienten grundsätzlich zu empfehlen.
d) ist reiner Aberglaube; er verhindert nur, daß die Patienten die sie pflegenden Schwestern erkennen können.

Praktische Übungen

1. Versuchen Sie, für einen Patienten ein Isolierzimmer einschließlich all der Dinge einzurichten, die Sie benötigen, um seine täglichen Bedürfnisse zu befriedigen.
2. Fragen Sie, in welchen Fällen an Ihrem Krankenhaus Kittelpflege angeordnet wird und wie sie durchgeführt wird. Sind die Kittel bei Ihnen aus Leinen oder handelt es sich um Einmalkittel? Üben Sie das

korrekte An- und Ausziehen bzw. Abwerfen (bei Einmalkitteln) der Kittel.

3. Üben Sie das korrekte An- und Ausziehen sowie Abwerfen des in Ihren Isolierzimmern üblichen Mundschutzes.

Themen für das Unterrichtsgespräch

1. Diskutieren Sie die Isoliertechnik und wie man verhindern kann, daß der Patient das Gefühl bekommt, von allen verstoßen worden zu sein.

2. Was tun Sie, wenn Sie ein Mitglied des Pflegepersonals oder einen Besucher antreffen, der die Isolierungsvorschriften mißachtet und damit die Kontamination und Infektion anderer riskiert?

3. Wie erklären Sie dem Besucher eines isolierten Patienten die einzuhaltenden Vorsichtsmaßnahmen so, daß er sie nicht aus Versehen durchbricht?

Entlassung des Patienten nach Hause oder Verlegung auf eine andere Station

Allgemeine Fragen

1. Warum sind einige Patienten beunruhigt, wenn sie entlassen werden sollen?
2. Ist es nötig, für die Entlassung jedes Patienten große Vorbereitungen zu treffen?
3. Bei welchen Patienten muß die Entlassung sorgfältig und ausreichend früh geplant und vorbereitet werden?
4. Was versteht man unter weiterführenden Pflegeeinrichtungen?
5. Was versteht man unter häuslicher Pflege oder ambulanter Weiterbehandlung?
6. Welche Abteilungen übernehmen die weitere Behandlung der Patienten, die nach der Entlassung weiterer Führung bedürfen?
7. Wie erfährt man vom Arzt, wenn ein Patient zur Entlassung ansteht?
8. Was geschieht, wenn ein Patient den Entschluß faßt, das Krankenhaus gegen ärztlichen Rat zu verlassen?
9. Welches Formular muß an der Kasse abgeholt und der Stationsschwester übergeben werden, bevor der Patient das Krankenhaus verlassen darf?
10. Warum begleitet ein Mitglied des Personals einen entlassenen Patienten bis zum Auto oder einem Taxi oder bringt ihn sogar nach Hause?
11. Warum wird das Zimmer des Patienten nach seiner Entlassung und vor Aufnahme des nächsten Patienten gründlich desinfiziert?
12. Warum werden Patienten gelegentlich von einer Station auf eine andere verlegt?

Merke folgende neue Begriffe und ihre Bedeutung

Entlassung
Vorbereitung zur Entlassung
Pflege des Rekonvaleszenten
häusliche Pflege
weiterführende (ambulante) Pflege
erweiterte Pflegeeinrichtungen
Pflegeheim
Eintragen der Entlassung (ins Krankenblatt)
Entlassung gegen ärztlichen Rat
Entlassungsschein
freies Bett
Verlegung innerhalb des Krankenhauses

Quiz

Lesen Sie jeden angefangenen Satz und ergänzen Sie ihn mit dem entsprechenden Nachsatz. (Für jeden angefangenen Satz gibt es nur eine richtige Ergänzung.)

1. Pläne für die Entlassung des Patienten

a) sind unnötig, da Patienten erst dann nach Hause entlassen werden, wenn sie ganz gesund sind.
b) müssen sorgfältig und rechtzeitig gemacht werden; besonders wenn die Pflege außerhalb des Krankenhauses fortgeführt werden muß.
c) werden von den Ärzten allein gemacht.
d) werden von der Stationsschwester allein gemacht.

2. Ein Patient, der weiterführender Pflege
bedarf,

a) sollte solange im Krankenhaus bleiben,
bis er keiner weiteren Pflege mehr bedarf.
b) kann im Krankenhaus nur weitere Pflege
bekommen, wenn er zu regelmäßigen
Kontrolluntersuchungen wiederkommt.
c) ist gewöhnlich sehr krank.
d) kann diese Pflege zu Hause oder in einer
weiterführenden Pflegeeinrichtung bekommen.

3. Wenn ein Pateint zur Entlassung bereit
ist,

a) steht er auf und geht geradewegs nach
Hause.
b) widmet das Personal ihm keine weitere
Aufmerksamkeit; von jetzt ab muß sich
seine Familie um ihn kümmern.
c) fürchtet er sich unter Umständen vor
der Entlassung; zu Hause sind weder Arzt
noch eine Schwester zur Stelle, wenn Probleme auftauchen.
d) ist er wieder ganz hergestellt und kann am
nächsten Tag wieder zur Arbeit gehen.

4. Die Eintragung des voraussichtlichen Ent-
lassungstermins ins Krankenblatt

a) ist eine Eintragung des Arztes, aus der
offiziell hervorgeht, daß der Patient entlassen werden darf.
b) ist eine Eintragung des Patienten, den
Arzt zu entlassen, weil ihm seine Behandlung nicht paßt.
c) bedeutet meist, daß keine Hoffnung mehr
besteht und es keinen Sinn hat, den Patienten noch länger im Krankenhaus zu
behalten.
d) wird von der Stationsschwester gemacht,
wenn sie einen problematischen Fall auf
eine andere Station verlegt haben möchte.

5. Der entlassene Patient wird von einer Pflegekraft zu seinem Auto oder einem Taxi
begleitet,

a) damit er sich nicht beim Verlassen des
Krankenhauses verirrt.
b) damit er sich vor Verlassen des Gebäudes
nicht zu lange mit Pflegekräften oder Patienten unterhält.
c) damit er sicher in das Auto oder das Taxi
gelangt.
d) damit er sich nicht mit irgendeinem teu-
ren Gerät, wie zum Beispiel einem Rollstuhl, davonmacht.

6. Das Zimmer des entlassenen Patienten
(Bett, Stuhl, Nachttisch, Schrank und
Bettisch)

a) werden vollständig entleert, gewaschen,
desinfiziert und mit dem Schild „freies"
Bett für die nächste Aufnahme vorbereitet.
b) wird für den nächsten Patienten wieder
benutzt, wenn Bettlaken und Handtücher
noch sauber sind.
c) muß von den Angehörigen des Patienten
gereinigt werden; besonders, wenn es sehr
unordentlich hinterlassen wurde.
d) bleibt mindestens 24 Stunden in dem Zustand, in dem der Patient es verlassen hat,
damit es, falls es ihm wieder schlechter
geht und er wieder aufgenommen werden
muß, bereit ist.

Praktische Übungen

1. Reinigen Sie ein Zimmer nach Entlassung
eines Patienten und bringen Sie es wieder
in Ordnung. Überzeugen Sie sich davon,
daß alles wieder an seinem Platz steht, damit ein neuer Patient aufgenommen werden kann.
2. Verlegen eines Patienten von einer Station auf eine andere (zum Beispiel von

einer internen auf eine chirurgische Station). Was nimmt der Patient mit, was läßt er zurück?

Themen für das Unterrichtsgespräch

1. Was sagen Sie einem Patienten, der nicht nach Hause gehen will, da er/sie nicht weiß, wie er/sie es zu Hause schaffen soll?

2. Was tun Sie, wenn Ihnen ein Patient mitteilt, daß er nach Hause will, obwohl ihm der Arzt im Interesse seiner Gesundheit geraten hat, im Krankenhaus zu bleiben?

3. Wie können Sie einem Patienten die Verlegung von einer Station auf eine andere schmackhaft machen, auch wenn er eigentlich dagegen war?

Der sterbende Patient: Wie man ihn versorgt und wie man seiner Familie beistehen kann

Allgemeine Fragen

1. Wie kann ein Patient erfahren, ob er ernstlich krank ist oder vielleicht sogar an einer letztlich zum Tode führenden Krankheit leidet?
2. Wie kann die Familie eines Sterbenden reagieren, wenn sie erfährt, daß der Patient nicht mehr lange zu leben hat?
3. Wie kann ein Sterbender auf seine Krankheit reagieren?
4. Wird ein Arzt im allgemeinen einem Patienten ganz offen sagen, daß er sterben wird?
5. Warum zieht sich das Pflegepersonal oft vom sterbenden Patienten zurück?
6. Warum ist es gut, selbst einen todkranken Patienten soviel wie möglich für sich selbst tun zu lassen?
7. Warum sollte der Zustand eines Patienten niemals im Krankenzimmer diskutiert werden, auch wenn der Patient bewußtlos zu sein scheint?
8. Warum muß man den Angehörigen eines Sterbenden besonderes Verständnis entgegenbringen, und wie kann man ihnen helfen?
9. Wer stellt offiziell (juristisch) den Tod eines Patienten fest, nachdem er ohne Puls und Atmung aufgefunden wurde?
10. Wie wird der Patient direkt nach dem Tod versorgt?
11. Wo wird der Leichnam im Krankenhaus aufbewahrt, bevor er vom Bestattungsunternehmen abgeholt wird?
12. Warum bedürfen die Patienten, die miterlebt haben, daß ein Patient auf ihrer Station gestorben ist, gerade in dieser Zeit besonderer Zuwendung und Unterstützung?

Merke folgende neue Begriffe und ihre Bedeutung

der sterbende (todkranke) Patient
zum Tode führende Krankheit
Sorge und Leid der Angehörigen – vor dem Tod des Patienten
Not und Angst des Sterbenden
Herrichten des Leichnams
Leichentuch
Leichenwagen
Leichenkammer

Quiz

Lesen Sie jeden angefangenen Satz und ergänzen Sie ihn mit dem entsprechenden Nachsatz. (Für jeden angefangenen Satz gibt es nur eine richtige Ergänzung.)

1. Wenn ein Patient im Sterben liegt,

a) muß ihm sofort mitgeteilt werden, daß sein Ende bevorsteht.
b) werden Pläne gemacht, wie man nach seinem Tod das Bett neu belegen kann.
c) muß der Arzt entscheiden, was dem Patienten mitgeteilt werden darf.
d) ordnet der Arzt sofort an, die ganze Behandlung einzustellen.

2. Wenn es mit einem Patienten offensichtlich zu Ende geht,

a) kann der Arzt genau vorhersagen, wann der Tod eintreten wird.
b) verschreibt der Arzt Medikamente und ergreift andere Maßnahmen, um dem Patienten Erleichterung und Schmerzfreiheit zu verschaffen.

c) bittet das Pflegepersonal die Familie, dem
   Patienten fernzubleiben und ihn nicht
   mehr zu besuchen, da ihn das nur aufregen würde.
d) wird an die Tür des Zimmers ein Schild
   mit der Aufschrift „Bitte Ruhe – Patient
   liegt im Sterben" gehängt.

3. Der Sterbende braucht

a) weniger Aufmerksamkeit als andere Patienten.
b) zweimal täglich ein Bad.
c) keine Nahrung; sie wäre in diesem Fall
   reine Verschwendung.
d) jemanden, der bei ihm bleibt; entweder
   eine Pflegekraft oder einen Angehörigen,
   damit er sich nicht während der letzten
   Zeit seines Lebens allein und verlassen
   vorkommt.

4. Der sterbende Patient leidet häufig unter Depressionen, da

a) ihn sein Arzt mit vielen neuen Behandlungsmethoden traktiert hat.
b) er sich ärgert, die ganze Zeit im Bett liegen zu müssen.
c) er fühlt, daß ihn die Mitglieder des Pflegepersonals meiden und nur kommen, wenn
   Not am Mann ist.
d) er eine andere Kost als andere Patienten
   bekommt.

5. Die Angehörigen des Sterbenden

a) reagieren gegenüber dem Krankenhaus
   und dem Pflegepersonal oft feindselig und
   unverständlich.
b) sollten keine Erlaubnis erhalten, den Patienten zu diesem Zeitpunkt zu besuchen.
c) sollten den Patienten wenigstens einige
   Minuten täglich sehen können.
d) sollten es übernehmen, dem Patienten mitzuteilen, daß sein Ende nahe ist.

6. Die Mitglieder des Pflegepersonals

a) verbringen meist mehr Zeit am Bett eines
   Sterbenden als am Bett anderer Patienten.
b) haben dem Sterbenden gegenüber oft ein
   Gefühl des Versagens; aus diesem Grund
   verbringen sie weit mehr Zeit mit anderen
   Patienten, die auf dem Weg der Besserung
   sind und ihre gute Pflege erkennen lassen.
c) haben mit dem Sterbenden kein Mitgefühl;
   schließlich sterben im Krankenhaus täglich Menschen. Das gehört sozusagen zur
   Routine.
d) ziehen die Pflege Todkranker der von
   nicht so schwerkranken Patienten vor.

Praktische Übungen

1. Üben Sie das Herrichten des Leichnams
   an einem Phantom.
2. Versuchen Sie, einem Schwerkranken zuzuhören oder bleiben Sie schweigend ein
   paar Minuten bei ihm, damit er weiß, daß
   er mit seinen Ängsten nicht allein ist.

Themen für das Unterrichtsgespräch

1. Diskutieren Sie Ihre Gefühle dem Tod gegenüber: Fürchten Sie den Tod? Oder
   fürchten Sie sich vor einem Sterbenden?
   Oder davor, ihn zu pflegen? Können Sie
   ohne ein Gefühl des Unbehagens zu einem
   Sterbenden gehen? Können Sie sich vorstellen, ein paar Minuten neben dem Bett
   eines Sterbenden zuzubringen, selbst
   wenn der Patient mit Ihnen darüber sprechen will, was es heißt zu sterben und wie
   er sich davor fürchtet?
2. Sprechen Sie nach dem Tode eines Patienten nochmals über dieses Thema. Ist es
   Ihnen schwer gefallen, diesen Patienten
   zu pflegen? Haben Sie jetzt Fragen und
   Gefühle, die einer Antwort und einer Erklärung bedürfen? Zum Beispiel: Haben

Sie diesem Patienten wirklich helfen können? Hat der Patient oder haben seine Angehörigen, der Arzt oder das Pflegepersonal während der letzten Stunden und Minuten im Leben des Patienten in einer Art gehandelt, die Sie verwirrt hat? Formulieren Sie Ihre Fragen und sprechen Sie mit Ihrer Unterrichtsschwester darüber, damit Sie besser verstehen, wie Sie einem Sterbenden durch Ihre pflegerischen Maßnahmen helfen können.

Allgemeine Fragen

1. Was bedeutet der Begriff Rehabilitation?
2. Kann durch Rehabilitation immer eine vollständige Wiederherstellung aller körperlichen Funktionen erreicht werden?
3. Sind alle Patienten gleichermaßen einfach oder schwierig zu rehabilitieren?
4. Wie wird ein Patient durch seine Behinderung beeinträchtigt?
5. Wie wirkt sich die Behinderung eines Patienten auf seine Familie aus?
6. Wann ist der beste Zeitpunkt, um die Rehabilitation eines Patienten zu planen?
7. Warum ist es für einen Patienten gut zu wissen, daß die Rehabilitation bereits Teil seines Behandlungsplans ist, wenn er das Krankenhaus betritt?
8. Wie können Sie einen Patienten ermutigen, an seiner Rehabilitation aktiv mitzuarbeiten?
9. Was gehört zu den „Aktivitäten des täglichen Lebens"?
10. Werden Rehabilitationsmaßnahmen nur von den Spezialisten durchgeführt, die dem Patienten die entsprechende Behandlung verordnet haben?
11. Warum bedarf es, besonders während des Frühstadiums der Rehabilitation beim schwerbehinderten Patienten, eines großen Maßes an Ausdauer und Geduld?
12. Warum ist es wichtig, Behinderte soviel wie möglich für sich selbst tun zu lassen und ihnen nicht alles abzunehmen, selbst wenn dadurch alles leichter und schneller erledigt wäre?

Merke folgende neue Begriffe und ihre Bedeutung

Rehabilitation
körperliche Behinderung
geistige Behinderung
Beweglichkeit von Muskeln und Gelenken
aktive und passive Bewegungsübungen
Krankengymnastik
Physiotherapie
Physiotherapeut
ATL (Aktivitäten des täglichen Lebens)
Feststellung des Behinderungsgrads der ATL
Hilfsmittel
Blasentraining
Mastdarmtraining
Wiegemesser
Essenshalter

Quiz

Lesen Sie jeden angefangenen Satz und ergänzen Sie ihn mit dem entsprechenden Nachsatz. (Für jeden angefangenen Satz gibt es nur eine richtige Ergänzung.)

1. Rehabilitation eines Patienten

a) wird nur durchgeführt, wenn der Patient danach verlangt.
b) ist davon abhängig, ob der Patient bereit ist, dafür die Kosten zu übernehmen.
c) wird am besten begonnen, wenn der Patient ins Krankenhaus aufgenommen wird.
d) wird nur versucht, wenn nichts anderes zu helfen scheint.

2. Ein durch seine Krankheit hilflos gewordener Patient kann depressiv werden, weil

a) er von anderen abhängig ist, die alles, was er selbst tun möchte, für ihn tun müssen, und er befürchtet, daß dieser Zustand für immer bestehen bleibt.
b) die Schwestern seinen Wünschen nur ungern und zögernd nachkommen.
c) die Familie des Patienten, wie immer in solchen Fällen, mit ihm nichts mehr zu tun haben will.

3. Wenn mit der Rehabilitation eines Patienten früh begonnen wird,

a) besteht die Möglichkeit, daß der Patient Komplikationen entwickelt und dadurch länger bis zur vollständigen Genesung braucht.
b) ist das eine zusätzliche Belastung, die sich für den Patienten als nachteilig erweisen kann.
c) könnte sich die Familie beschweren, da die Rehabilitation genauso gut später, zum Beispiel zu Hause, hätte beginnen können.
d) hat er die besten Aussichten, die normalen Körperfunktionen und alle seine durch die Erkrankung verloren gegangenen Fähigkeiten wiederzugewinnen.

4. Die Rehabilitation des Patienten wird geplant

a) vom Verwaltungsdirektor.
b) vom behandelnden Arzt, den Schwestern und Spezialisten, die die Bedürfnisse des Patienten hinsichtlich seiner Rehabilitation besonders gut beurteilen können.
c) von *einer* Person — meist vom behandelnden Arzt oder von der Stationsschwester. Wenn mehr Personen konsultiert würden, würde nur Verwirrung gestiftet werden.
d) damit sie bei seiner Entlassung abgeschlossen ist. Wenn dies nicht der Fall ist, ist das bedauerlich, aber nicht zu ändern; die Entlassung geht vor.

5. ATL

a) ist eine Abkürzung für: „*A*cht *Tee*löffel täglich".
b) wird von der Hauswirtschaftsabteilung verwendet.
c) wird getestet, um die Fähigkeiten und die Behinderung eines Patienten bei den Aktivitäten des täglichen Lebens beurteilen zu können.
d) wird angewandt, wenn die Schmerzen eines Patienten medikamentös nicht zu beherrschen sind.

6. Wenn ein Patient bei einigen Verrichtungen, wie Haare kämmen oder Fleisch schneiden, Hilfe braucht,

a) kann ein Hilfsmittel benützt werden, das die Durchführung solcher Verrichtungen erleichtert und auch von einem ungeschickten und langsamen Patienten benützt werden kann, der sich damit seine Unabhängigkeit bewahren kann.
b) ist es am besten, alles schnell und gründlich für ihn zu erledigen.
c) empfiehlt es sich, ihm rechtzeitig klarzumachen, daß es täglich eher schlechter als besser geht.
d) bittet ihn die Schwesternhelferin freundlich, sich nächstes Mal etwas mehr anzustrengen.

Praktische Übungen

1. Befassen Sie sich, wenn an Ihrem Krankenhaus ein Formblatt (in dem die täglichen Aktivitäten aufgezeichnet sind) verwendet wird, mit einem solchen Formblatt und stellen Sie fest, wieviele Aktivitäten dort verzeichnet sind.

2. Nehmen Sie an Übungsbehandlungen in der Krankengymnastik teil und beobachten Sie, wie die Krankengymnastin die Patienten unterweist und mit ihnen arbeitet. Bitten Sie die Krankengymnastin, Ihnen den Unterschied zwischen aktiven und passiven Übungen zu demonstrieren.
3. Stellen Sie fest, welche Hilfsmittel in der Rehabilitationsabteilung Ihres Krankenhauses zur Verfügung stehen. Üben Sie sich in ihrem Gebrauch, damit Sie ihre Funktionen begreifen lernen und verstehen, wie sie dem Patienten helfen, unabhängiger zu sein.

Themen für das Unterrichtsgespräch

1. Diskutieren Sie, wie man sich fühlt, wenn man als Erwachsener gefüttert wird. Wird es ein Patient vorziehen, ohne Hilfe zu essen, selbst wenn er sich eines Hilfsmittels bedienen muß und es lange dauert, bis er fertig ist?
2. Beratschlagen Sie, wie man einen Patienten für Übungen interessieren und zur Mitarbeit anregen kann.
3. Diskutieren Sie, warum Geduld und ständige Ermunterung wichtig sind, um einen Patienten, besonders zu Beginn der Rehabilitationsmaßnahmen, wenn sich Ergebnisse nur zögernd einstellen, zur Mitarbeit zu gewinnen.

Besonderheiten der Altenpflege (der Pflege des geriatrischen Patienten)

Allgemeine Fragen

1. Warum benötigt man bei einem älteren Patienten längere Zeit, um eine Diagnose zu stellen?
2. Warum ist ein älterer Patient oft besorgter und ängstlicher als ein junger Patient, wenn er ins Krankenhaus aufgenommen wird?
3. Warum ist es für einen älteren Patienten oft schwierig, selbst einfachste Anweisungen des Pflegepersonals zu verstehen?
4. Warum hat ein älterer Patient bei Hospitalisierung oft Verwirrtheitszustände?
5. Warum sind ältere Patienten oft unterernährt, selbst wenn sie nicht ernsthaft krank sind?
6. Was sind die Hauptsorgen und -ängste, die viele ältere Patienten bei ihrer Ankunft im Krankenhaus bedrücken?
7. Warum ist eine *ständige* Zuwendung und Pflege für die Sicherheit des älteren Patienten eine absolute Notwendigkeit?
8. Warum ist Aufstehen, ständige Bewegung im Bett und regelmäßiges Umlagern beim älteren Patienten besonders wichtig?
9. Ist ein älterer Patient, der sich über das Krankenhausessen beklagt, obwohl es nahrhaft und gut zubereitet ist, unvernünftig, verschroben und launisch oder kann er berechtigte Klagen haben?
10. Warum ist die Haut eines älteren Patienten besonders zart und empfindlich?
11. Warum entwickeln ältere Patienten, wenn sie bettlägerig sind, leicht Dekubitalgeschwüre?
12. Wie können Sie einen alten Patienten dazu bringen, Dinge selbständig zu tun, sich zu bewegen, selbst zu essen und

das Bett zu verlassen, wenn er sich solchen Aktivitäten widersetzt?

Merke folgende neue Begriffe und ihre Bedeutung

geriatrischer Patient
verwirrter (desorientierter) Patient
Hospitalisierung
Verlust der Unabhängigkeit
Depression
(Verlust der) Gewebselastizität
Gleitmittel
Fehlernährung
schlechte Durchblutung
Neigung zum Dekubitus

Quiz

Lesen Sie jeden angefangenen Satz und ergänzen Sie ihn mit dem entsprechenden Nachsatz. (Für jeden angefangenen Satz gibt es nur eine richtige Ergänzung.)

1. Der alte Patient hat gewöhnlich _______

a) weniger ernste Erkrankungen, da er weniger aktiv ist als ein junger Mensch.
b) Geschwüre.
c) nur wenig körperliche Beschwerden, solange er seinen Arzt regelmäßig besucht.
d) hat meist zahlreiche Krankheitssymptome, die alle einer Diagnose und entsprechender Behandlung bedürfen.

2. Der ältere Patient ist bei seiner Ankunft im Krankenhaus meist sehr ängstlich, da _______

a) er alt ist, sich sehr krank fühlt und sich

vor bleibender Behinderung und vielleicht vor dem Tode fürchtet.

b) er fürchtet, daß seine Wohnung in seiner Abwesenheit arg verstauben wird.

c) ältere Personen sich vor Injektionen und Behandlungen mehr fürchten als jüngere.

d) er das Gefühl hat, daß nur junge Leute ins Krankenhaus gehören, das für ältere Menschen kein empfehlenswerter Aufenthaltsort ist.

3. Alte Patienten zeigen im Krankenhaus oft Verwirrtheitszustände, da

a) ihnen das Essen nicht schmeckt.

b) sich ältere Menschen darin schwer tun, sich einer neuen Umgebung anzupassen und sich auf einmal an die vielen neuen Gesichter zu gewöhnen.

c) sie im Krankenhaus zu viel schlafen.

d) die meisten älteren Menschen bereits vor ihrer Aufnahme ins Krankenhaus verwirrt sind und sich im Krankenhaus ihr Zustand nur noch verschlimmert.

Kapitel 1	Kapitel 2	Kapitel 3	Kapitel 4
1. d	1. c	1. d	1. d
2. b	2. c	2. b	2. b
3. d	3. a	3. b	3. d
4. c	4. c	4. a	4. a
5. c	5. a	5. d	5. d
		6. c	6. b

Kapitel 5	Kapitel 6	Kapitel 7	Kapitel 8
1. c	1. c	1. b	1. b
2. a	2. a	2. d	2. a
3. b	3. c	3. b	3. c
4. c	4. b	4. a	4. d
5. a	5. a	5. d	5. b
6. d	6. c	6. b	6. c
			7. a

Kapitel 9	Kapitel 10	Kapitel 11	Kapitel 12
1. b	1. c	1. c	1. c
2. a	2. d	2. d	2. a
3. c	3. a	3. b	3. d
4. c	4. c	4. a	4. b
5. a	5. b	5. d	5. c
6. b	6. a	6. d	6. d
	7. d		
	8. b		

Kapitel 13	Kapitel 13	Kapitel 15	Kapitel 16
1. c	1. c	1. d	1. b
2. a	2. d	2. a	2. d
3. b	3. a	3. c	3. c
4. d	4. b	4. d	4. a
5. b	5. d	5. b	5. c
6. a	6. c	6. a	6. a

Kapitel 17	Kapitel 18	Kapitel 19
1. c	1. c	1. d
2. b	2. a	2. a
3. d	3. d	3. b
4. c	4. b	4. c
5. a	5. c	5. d
6. b	6. a	6. b

Glossar

Verzeichnis der in diesem Buch vorkommenden Ausdrücke der medizinischen
Fachsprache

Abdomen	Bauch, Unterleib
adipös	fettleibig, übergewichtig
agglutinieren	verkleben, sich zusammenballen
Allergie	Überempfindlichkeit gegenüber bestimmten Reizstoffen
Antibiotikum, Antibiotika	Medikamente, die sich gegen lebende Krankheitserreger richten
antiseptisch	keimwidrig; Erreger von Wundinfektionen hemmend oder vernichtend
Anus	After
Aphten	Bläschen an der (Mund)schleimhaut
aspirieren	ansaugen
Atrophie	Abmagerung, Schwund eines Organs oder Muskels
atrophieren	abmagern (von Organen oder Muskeln)
Autoklav	Hochdrucksterilisator
autoklavieren	mittels Autoklav sterilisieren
Autopsie	Sektion, Leichenöffnung, Leichenschau
Biopsie	Untersuchung von Material, das dem Lebenden entnommen ist
Bronchialsekret	Absonderung der Luftröhre und ihrer Äste
Chemotherapeutikum, Chemotherapeutika	chemisch reine, synthetisch gewonnene Medikamente
cholerisch	aufbrausend
Defäkation	Stuhlentleerung
Dekubitus	Wundliegen, Druckbrand
Depression	(traurige) Verstimmung
depressiv	traurig gestimmt, mit Verstimmung verbunden
Diabetes (mellitus)	Zuckerkrankheit
Diabetiker	Zuckerkranker
Diarrhoe	Durchfall, dünnflüssiger (reichlicher) Stuhl
Diät	Krankenkost
Drain	Abzugsrohr, Ableitungsrohr
Drainage	Ableitung von Wundabsonderungen oder Flüssigkeitsansammlungen aus Körperhöhle
drainieren	ableiten von Sekreten oder Flüssigkeiten
elektiv	auswählend
Elektrolyte	im Blut vorhandene chemische Verbindungen, die in wäßriger Lösung (in Ionen) zerfallen
Embolie	Verstopfung eines Blutgefäßes durch einen Pfropf (meist aus geronnenem Blut)
Emotion	Gemütsbewegung
emotional	gefühlsbetont
Faeces	Faekalien, Kot, Stuhl
fraktionieren	unterteilen, in mehrere Teile (Fraktionen) trennen

Gastroenterologie	die Lehre/Wissenschaft von den Magen- und Darmkrankheiten
Gastrointestinaltrakt	Magendarmkanal
Geriatrie, geriatrisch	Altersheilkunde, zur ... gehörig
hämorrhagisch	mit Blutung zusammenhängend
Hämorrhoiden	gestaute und erweiterte Blutgefäße am After (innen oder außen)
Hämorrhoidektomie	operative Entfernung von Hämorrhoiden
Hospitalisierung	Einweisung bzw. Verbringung in ein Krankenhaus
Hypothermie	Unterkühlung des Körpers (natürlich oder künstlich)
Ileostomie	operative Anlegung eines Dünndarmausganges; oder: künstlicher Dünndarmausgang
Immunität	spezifische Unempfindlichkeit gegen Infektionen
immunisieren	immun machen
Injektion	Einspritzung
injizieren	einspritzen
Inkontinenz	Unvermögen zum willkürlichen Zurückhalten von Harn oder Stuhl
inkontinent	unfähig, Harn und/oder Stuhl zurückzuhalten
Intubation	Einführung eines Rohres (speziell in den Kehlkopf)
intubieren	einführen eines Rohres
irreparabel	nicht wiederherstellbar, unheilbar
Kanüle	Hohlnadel
Katheter	röhrenförmiges Instrument zum Einführen in die Harnblase (oder auch in Venen, in das Herz oder andere Körperhohlräume)
Katheterisierung	mittels Katheter Harn aus der Blase ablassen
Klistier	Darmeinlauf
Kolostomie	operative Anlegung eines künstlichen Dickdarmausganges zur Ableitung von Stuhl; oder: künstlicher Dickdarmausgang
kompatibel	verträglich
kontagiös	ansteckend, ansteckungsfähig
Kontamination	Verseuchung, Verunreinigung
kontaminieren	verseuchen
Kontrakturen	Zusammenziehung, muskuläre Verkürzung
Labien	Schamlippen
Laxans, Laxantien	Abführmittel
Lotio	Lösung, flüssiges Pflegemittel
Miktion	Harnlassen
Nekrose	örtlicher Gewebstod, Absterben von Organen, Organteilen oder Geweben
nekrotisch	abgestorben
Obstipation	(Stuhl)verstopfung
Perineum, Perinealgegend	Damm, Dammgegend (Gegend zwischen After und äußeren Geschlechtsteilen)
Peristaltik	wurmförmige, fortschreitende Bewegung von Magen, Darm, Harnleiter u. a.
Physiotherapeut	Angehöriger eines Heilberufes, der mit natürlichen Mitteln behandelt (z. B. Wasser, Wärme, Massage, Gymnastik)

Prämedikation	medikamentöse Vorbereitung der Narkose bzw. der Operation
Prophylaxe	Verhütung von Krankheiten, Vorbeugung
Prothese	künstlicher Ersatz fehlender Körperteile (z. B. Arm, Auge, Gebiß)
pulmonal	zur Lunge gehörig
Reanimation	Wiederbelebung
Rehabilitation	die Gesamtheit der Maßnahmen zur Wiedereingliederung (körperlich oder geistig) Behinderter in ihre Umwelt
Rekonvaleszenz	Genesender
Rekonvaleszent	Genesung
resistent	widerstandsfähig gegenüber Infektionen oder Giften
Respirator	Apparat zur künstlichen Beatmung
Sekret	Absonderungsprodukt einer Drüse oder Wunde
sezernieren	absondern
Sektion	siehe Autopsie
sezieren	kunstgerechtes Öffnen einer Leiche, um die Todesursache festzustellen
Spasmus, Spasmen	vermehrter Spannungszustand, Krampf
Sphygmomanometer	Blutdruckmeßgerät
Sputum	Auswurf (aus den Atemwegen)
steril	keimfrei
Sterilisation	1. Maßnahme, die völlige Keimfreiheit bezweckt; 2. Unfruchtbarmachung
sterilisieren	1. keimfrei machen; 2. unfruchtbar machen
Stethoskop	Hörrohr zum Abhorchen (z. B. des Herztones, der Atemgeräusche u. a.)
Thrombose	Entstehung oder Vorhandensein eines Pfropfes in einem Blutgefäß
Transfusion	Blutübertragung
transfundieren	Blut (oder andere Ersatzflüssigkeit) übertragen
Tumor	Geschwulst
virulent	giftig, ansteckend
Zyanose	blaurote Verfärbung, vor allem an den Lippen und Fingernägeln erkennbar

Sachregister

Fachschwester − Fachpfleger

Sektion Anaesthesie − Intensivmedizin

Weiterbildung 1: Richtlinien. Lehrplan. Organisation
Von F.W. Ahnefeld, W. Dick, M. Halmágyi,
T. Valerius
1975. XIII, 204 Seiten
DM 24,−; US $ 12.00
Mengenpreis ab 20 Exempl.: DM 19,20; US $ 9.60
ISBN 3-540-07115-6

Inhaltsübersicht: Richtlinien über die Weiterbildung. − Richtlinien zur Anerkennung als Weiterbildungsstätte. − Richtlinien über die Förderungsfähigkeit. − Einteilung des Gesamtlehrplanes. − Anmeldung und Zulassung. − Durchführung der Weiterbildung. − Leistungsnachweise. − Durchführung von Prüfungen.

Sektion Anaesthesie − Intensivmedizin

Sektion Innere Medizin − Intensivmedizin

M. Halmágyi, T. Valerius
Weiterbildung 2: Praktische Unterweisung. Intensivbehandlungsstation-Intensivpflege
1975. 67 Abbildungen. VIII, 120 Seiten.
DM 24,−; US $ 12.00
Mengenpreis ab 20 Exempl.: DM 19,20; US $ 9,60
ISBN 3-540-07213-6

Inhaltsübersicht: Intensivbehandlungsstation: Wichtige Anhaltspunkte für den Pflegedienst über die Eigenart der Arbeitsorganisation einzelner Berufsgruppen in der Intensivbehandlung. Hygiene, Desinfektion und Sterilisation in der Intensivbehandlung. Mittel und Materialausstattung in der Intensivbehandlung. Wichtige Anhaltspunkte für den Pflegedienst bei der Organisation der mittelbaren Patientenversorgung. − Intensivpflege: Das Intensivtherapiebett. Grundpflege bei Intensivtherapiepatienten. Aufgaben des Pflegedienstes bei der Tracheotomie und Handhabung der Trachealkanüle. Behandlungspflege bei tracheotomierten Patienten.

M. Halmágyi, T. Valerius
Weiterbildung 3: Praktische Unterweisung. Punktion. Injektion-Infusion-Transfusion. Gefäßkatheter
1976. 60 Abbildungen. VII, 120 Seiten.
DM 28,−; US $ 14.00
Mengenpreis ab 20 Exempl.: DM 22,40; US $ 11.20
ISBN 3-540-07723-5

Inhaltsübersicht: Punktion: Venenpunktion. Arterienpunktion. Punktion der Trachea. Punktion des Spannungspneumothorax. Punktion des Pneumothorax. Punktion des Hydro-Hämato- und Pyothorax. Punktion des Herzbeutels. Aszitespunktion. Douglaspunktion. Punktion der Harnblase. Knochenmarkpunktion. Leberpunktion. Lumbalpunktion. − Injektion-Infusion-Transfusion. − Gefäßkatheter: Vena cava-Katheter. Katheter in herznahen Venen und peripheren Gefäßen. − Sachverzeichnis.

Sektion Innere Medizin − Intensivmedizin

S.M. Brooks
Fortbildung 1: Grundlagen des Wasser- und Elektrolythaushaltes
Deutsche Bearbeitung von H.P. Schuster, H. Lauer
Übersetzt aus dem Amerikanischen von G. Kaiser, M. Kaiser
1978. 27 Abbildungen, 13 Tabellen. XIII, 67 Seiten.
DM 18,−; US $ 9.00
Mengenpreis ab 20 Exempl.: DM 14,40; US $ 7.20
ISBN 3-540-08429-0

Inhaltsübersicht: Warum Bestimmung des zentralen Venendrucks? − Einführung. − Welche Voraussetzungen muß der Lernende erfüllen? − Lernziele. Instrumentarium: Venenkatheter. Nanomether. Infusionssystem. Dreiwegehahn. − Theoretische Grundlagen: Definition des zentralen Venendrucks. Beurteilung der Meßergebnisse. − Durchführung der Messung: Prüfung des ZVD-Systems. Meßvorgang. Mögliche Fehlerquellen. − Weiterführende Literatur.

J.M. Krueger
Fortbildung 2: Überwachung des zentralen Venendrucks
Übersetzt aus dem Amerikanischen von G. Kaiser, M. Kaiser
1978. 80 Abbildungen. Etwa 50 Seiten.
DM 9,80; US $ 4.90
Mengenpreis ab 20 Exempl.: DM 7,80; US $ 3.90
ISBN 3-540-08574-2

Inhaltsübersicht: Wasser. − Ionen. − Osmolarität. − Wasserstoffionenkonzentration. − Störungen des Wasser-, Elektrolyt-, Säure-Basen-Haushaltes. − Therapeutische Prinzipien. − Infusionslösungen. − Praktische Anwendung. − Säugling und Kleinkind.

Sektion Operative Medizin

J. Hamer, Ch. Dosch
Neurochirurgische Operationen
1978. 80 Abbildungen. Etwa 130 Seiten.
DM 28,−; US $ 14.00
Mengenpreis ab 20 Exempl.: DM 22,40; US $ 11.20
ISBN 3-540-08631-5

Springer-Verlag
Berlin Heidelberg New York

Literatur für medizinisches Asisstenzpersonal

Eine Auswahl

**Anaesthesiologie und Intensivmedizin
für Schwestern und Pfleger**
Redaktion: D. H. G. Keuskamp
Deutsche Bearbeitung: D. Kettler
1977. 143 Abbildungen, 17 Tabellen.
XIV, 395 Seiten
DM 38,–; US $ 19.00
Mengenpreis ab 20 Exemplare:
DM 30,40; US $ 15.20
ISBN 3-540-07706-5

C. Burri, F. W. Ahnefeld
Cava-Katheter
Unter Mitarbeit von K. H. Altemeyer,
B. Gorgass, O. Haferkamp, D. Heitmann,
G. Krischak, P. Lintner, A. Ott, H. H. Pässler,
E. Plank, D. Spilker, W. Stotz
1977. 54 Abbildungen, 18 Tabellen.
IX, 86 Seiten
DM 28,–; US $ 14.00
ISBN 3-540-08190-9

H. Fass
Lehrbuch der Chirurgie
Für Unterricht und Praxis in der Kranken-
pflege. Unter Mitarbeit von C. Simon-Opper-
mann
3., korrigierte Auflage. 1976. 127 Abbildun-
gen. XVIII, 441 Seiten
Gebunden DM 38,–; US $ 19.00
Mengenpreis ab 20 Exemplare:
Gebunden DM 30,40; US $ 15.20
ISBN 3-540-07714-6

R. Gädeke
**Diagnostische und therapeutische Techniken
in der Pädiatrie**
2., neubearbeitete Auflage. 1976. 267 Ab-
bildungen. XIII, 191 Seiten
DM 48,–; US $ 24.00
Mengenpreis ab 20 Exemplare:
DM 38,40; US $ 19.20
ISBN 3-540-07595-X

R. Janker
Röntgen-Aufnahmetechnik
Teil 1: Allgemeine Grundlagen und
Einstellungen
Von A. Stangen, D. Günther
10., überarbeitete Auflage. 1977. 292 Abbil-
dungen, zahlreiche Tabellen. 438 Seiten
Gebunden DM 48,–; US $ 24.00
ISBN 3-540-08329-5

R. Janker
Röntgenbilder
Atlas der normierten Aufnahmen
Röntgen-Aufnahmetechnik Teil 2
Bearbeitet von H. Hallerbach, A. Stangen
9., unveränderte Auflage. 1976. 222 Abbil-
dungen. 238 Seiten
Gebunden DM 48,–; US $ 24.00
ISBN 3-540-07664-6

L. Wille, M. Obladen
Neugeborenen-Intensivpflege
Grundlagen und Richtlinien
Unter Mitarbeit von H. E. Ulmer
1978. 39 Abbildungen, 68 Tabellen.
XVIII, 300 Seiten
DM 29,80; US $ 14.90
(Kliniktaschenbücher)
ISBN 3-540-08484-3

E. A. Zimmer, M. Brossy
**Lehrbuch der röntgendiagnostischen
Technik**
Für Röntgenassistentinnen und Ärzte
2., neubearbeitete Auflage. 1974. 680 Einzel-
abbildungen. XVI, 474 Seiten
Gebunden DM 118,–; US $ 59.00
Mengenpreis ab 20 Exemplare:
Gebunden DM 94,40; US $ 47.20
ISBN 3-540-06427-3

Preisänderungen vorbehalten

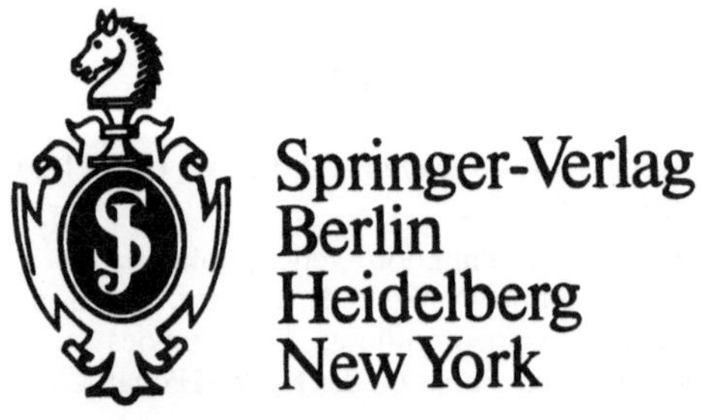

Springer-Verlag
Berlin
Heidelberg
New York